U0098026

展讀文化出版集團
flywings.com.tw

展讀文化出版集團
flywings.com.tw

展讀文化出版集團
flywings.com.tw

中醫臨床經典㉘

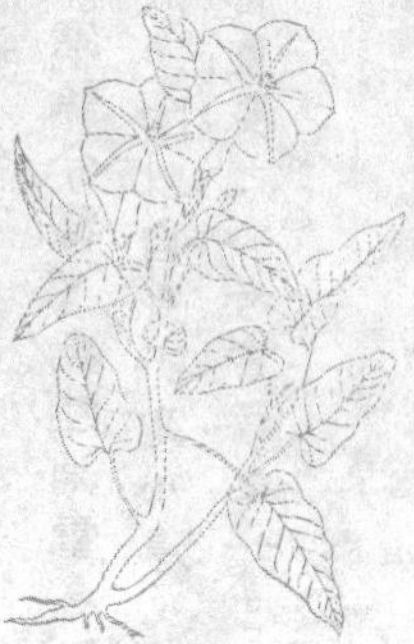

傷寒論今釋

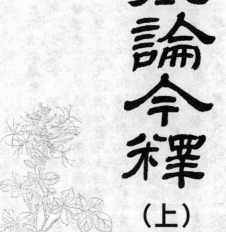

（上）

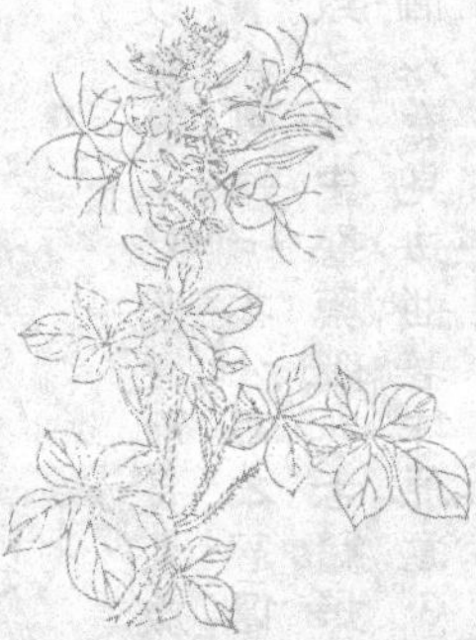

陸淵雷 撰

文興出版事業

【出版序】

中國醫藥博大精深，先賢為其所撰典籍數以萬計，然因經歷長久歲月侵蝕，或有潮濕以致字跡難辨，或有文字脫漏不可考者，實為可惜。本公司本著傳承中國固有文化精髓之理想，以發揚中國傳統醫學為己志，致力於中醫藥經典古籍推廣，於各處找尋珍貴古書出版，且為保持原著完整，避免因個人意見扭曲著作原意，編排時僅將古籍版面美化以利閱讀，並不加以增減文字，供諸位同好先進於研究時有所依據。

自從本公司發行中醫臨床經典系列以來，受到許多中醫藥同好之肯定與好評，也得到不少專家的寶貴意見，在此特向諸位先進表示感謝之意。而本公司為了積極回饋讀者們的熱情支持，更於二〇〇六年成立了「中醫藥典籍編輯委員會」，希望能透過專責單位的推動，使此書系的內容更加完美，更增其「可看性」與「收藏性」。

《傷寒論今釋》為陸淵雷為醫校講授所作，全書共分八卷，集先賢與各醫家之觀點於大成，附以自身研究心得，並結合西方醫學之說，融會貫通，為近代研究《傷寒論》相當重要之參考書籍之一。

主編 陳冠婷

丁亥年

傷寒今釋序

傷寒今釋者。陸子淵雷爲醫校講授作也。自金以來解傷寒論者多矣。大氏可分三部。陋若陶華。妄若舒詔。僻若黃元御。弗與焉。依據古經。言必有則。而不能通仲景之意。則成無己是也。才辯自用。顛倒舊編。時亦能解前人之執。而過或甚焉。則方有執喻昌是也。假借運氣。附會歲露。以實效之書。變爲玄談。則張志聰陳念祖是也。去此三繆。能卓然自立者。創通大義。莫如浙之柯氏。分擘條理。莫如吳之尤氏。嗟乎。解傷寒者百餘家。其能自立者。不過二人。斯亦悕矣。自傷寒論傳及日本。爲說者亦數十人。其隨文解義者。頗視中土爲審愼。其以方術治病。變化從心。不滯故常者。又往往多效。令仲景而在。其必曰吾道東矣。陸子綜合中土諸師說。參以東方之所證明。有所疑滯。又與遠西新術校焉。而爲今釋八卷。陸子少嘗治漢儒訓故之學。又通算術物理。其用心精。故於醫術。亦不敢率爾言之也。書成示余。余以爲通達神恉。療治必效。使漢師舊術。褎然自成爲一家。今雖未也。要以發前修之錮惑。使後進者得窺大方。亦庶幾近之矣。抑余謂治傷寒論者。宜先問二大端。然後及其科條文句。二大端者何。一曰傷寒中風溫病諸名。以惡寒惡風惡熱命之。此論其證。非論其因。是仲景所守也。今遠西論熱病者。輒以細菌爲本因。按素問言。人淸靜則腠理閉拒。雖有大風苛毒。勿能害。依說文。苛爲小艸。毒爲害人之艸。小艸害人者。非細菌云何。宋玉風賦。以爲庶人之雌風。動沙堁。吹死灰。駭溷濁。揚腐餘。故其風中人。毆溫致溼。生病造熱。中脣爲胗。得目爲蔑。是則風非能病人。由風之所挾者以病人。溷濁腐餘。是卽細菌。沙堁死灰。卽細菌所依。風則爲傳播之。以達人體。義至明白矣。而仲景亦不言。蓋邇之不言病起于風寒熱。遠之又不言病起于苛毒腐餘。獨據脈證以施治療。依其術卽投杯而臥者。何也。病因之說不必同。其爲客邪則同。仲景之法。自四逆白通諸方急救心臟而外。大氏以汗吐下利小便爲主清之則有白虎方中知母。亦能宣泄。則下法之微也。和之則有小柴胡。使上焦得通。津液得下。身濈然而汗出。則汗法之變也。要之。諸法皆視病之所在。因勢順導。以驅客邪于體外。使爲風寒熱之邪。固去也。使爲細菌之邪。亦去也。若者爲眞因。固可以弗論也。二曰太陽陽明等六部之名。昔人拘于臟腑。不合則指言經絡。又不合則罔以無形之氣。卒未有使人厭服者。近世或專以虛實論。又汗漫無所主。夫仲景自言撰用素問。必不事事背古自有素問。以至漢末。五六百歲。其閒因革損益亦多矣。亦甯有事事牽于舊術哉。余謂少陰病者。心病也。心臟弱。故脈微細。血行懈。故不能排逐客邪。而爲厥冷。偶有熱證。亦所謂心虛者熱收於內也。若太陽病。則對少陰病爲言。心臟不弱。血行有力故能排其客邪。外抵孫絡肌膚。而爲發熱。此不必爲膀胱小腸也。（篇中唯桃核承氣證爲熱結膀胱抵當湯丸證爲小腸瘀熱然祇其一端）陽明病者。胃腸病也。胃家實之文。仲景所明著。其極至于燥屎不下。若太陰病。則對陽明病爲言。以胃腸虛。故腹滿而吐。自利益甚。此不必爲脾也。（篇中有胃氣弱之文又有脾家實之文知脾本胃之通稱）少陽病者。三焦病也。津液搏于邪而不能化。故口苦咽乾。其自太陽轉入者。則上中二焦皆腫鞕。故乾嘔脇滿。津液與邪相結。邪熱被阻。不得外至孫絡。故往來寒熱。

若厥陰病。則以進于少陽爲言。消渴。甚于口苦咽乾也。吐蚘。甚于乾嘔也。
熱厥相閒。甚于往來寒熱也。或在上。則氣上撞心。心中疼熱。甚于脇滿也。
或在下。則下利膿血。是爲下焦腐化。甚于上中二焦腫鞕也。此不必爲肝
與心主也。然則少陰陽明少陽三者。撰用素問。不違其本。太陽太陰厥陰
三者。但以前者相校。或反或進。名之。又不規規于素問之義也。醫者。以療
病爲任者也。得其療術。即病因可以弗論。療病者以病所爲據依者也。得
其病所。則治不至于逆。隨所在而導之可矣。前一事。余始發其凡。後一事。
柯氏已略見大體。其論亦尚有支離。故爲之整齊其說。隱括以親繩墨焉。
陸子讀中東書。皆甚精博。以余言格之。其無有齟齬不調者乎。余耄矣。願
後起者益發憤以求精進也。民國二十年八月。章炳麟序。

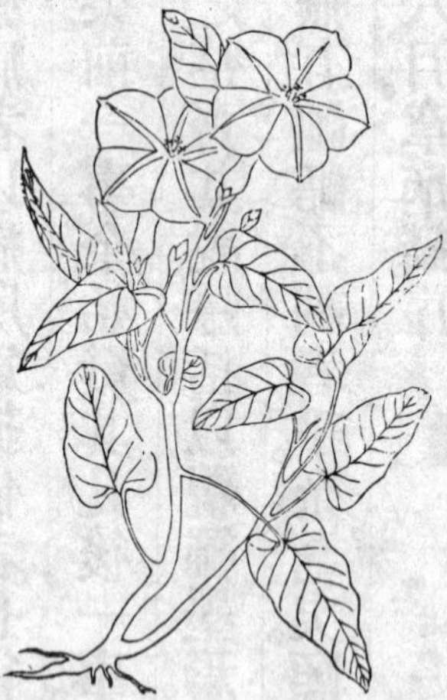

開卷有益・擁抱書香

傷寒論今釋敍例

七略敍方技爲四種。醫經。經方。房中。神僊。仲景書蓋經方之流也。房中神僊。非疾醫所守。其事亦隱曲怪迂。君子弗道。醫家所講肄者。惟醫經經方二種。醫經之書見存者。黃帝內經十八卷。原人血脈經絡骨髓陰陽表裏以起百病之本。死生之分。若是而冠於方技之首。誰曰不宜。雖然。血脈經絡骨髓。深藏而不可見也。陰陽表裏。闇昧而難徵驗也。今有病腦者。嘑笑無節。舉措失常。而醫經家指爲心病。其持之有故。其言之成理。聞者則以爲心病矣。有病內分泌者。肌膚黯淡。支體罷敝。而醫經家指爲腎病。其持之有故。其言之成理。聞者則以爲腎病矣。心腎之不能言。夫孰與發其誣妄。故醫經之論。其言可聞。其效不可得見也。經方以草石湯藥療病。視證候以投方。投方中則覆杯而瘉。不中。則不死爲劇。豈若醫經之大而無當者哉。七略著錄經方十一家。今盡佚不存。皇甫士安云。伊尹以元聖之才。撰用神農本草。以爲湯液。漢張仲景論廣湯液。爲十數卷。用之多驗。案七略有湯液經法三十二卷。在經方十一家中。蓋卽士安指爲伊尹所作。而後人推衍其法者。然則仲景書者。經方湯液之遺。湯液不可得見。得見仲景書。斯可矣。余少壯之年。棄儒學醫。受傷寒論於武進惲鐵樵先生。又請益於餘杭章太炎先生。家君亦宿尙方術。過庭之訓。不僅詩禮。以爲傷寒論。經方之冠首。治療之極則。學醫所必由也。是以沈潛反覆。探索獨勤。自遠西科學發明。國醫之爲世詬病也久矣。金元已後醫家。困守內經。莫能自拔。單詞隻義。奉爲金科。馳騖空言。不驗實效。其繆於科學也亦宜。夫科學豈能反乎事實哉。大論用藥之法。從之則愈。違之則危。事實也。其必有科學之理存焉。余雖短淺。持科學以尋大論之旨。往往砉如解牛。動中骨肎。乃知國醫取戾之道。固在醫經。不在經方也。會諸醫校延講大論。乃申科學之理以說之。爲今釋八卷。蓋大論方藥之驗。古今無二。若其憑證用方之故。非科學則莫得其眞。猶有用之驗而求之未得其理者。則余淺陋之過。抑亦今世科學所未及知也。用古人之法。釋以今日之理。故曰今釋。不然。成氏而降。注者百餘家。豈無善本。而猶待余嘵嘵爲哉。教學三年。屬稿粗定。自惟急就。多疵。未敢問世。而友朋馳書偪迫。不容或緩。因加董理。以付手民。而發其凡如次。

傷寒論傳世者兩本。一爲宋本。一爲金成無己注解之本。成本輾轉飜刻。已非聊攝之舊。如明理論所引論文。與正文或異。本草綱目謂人蔘柴胡。惟張仲景傷寒論作人薓茈胡。今所見傷寒論本。未有作薓作茈者。惟成本釋音有薓音參。茈音柴之文。則知成本多存古字。李氏所見猶爾。今爲淺人改易盡矣。宋本者。治平中高保衡孫奇林億等校定國子監雕印。然今世藏家書目。殊不概見。蓋原本絕矣。今所見者。爲明趙開美覆刻之本。文字端好。當不失治平舊面。別有金匱玉函經。乃傷寒論別本而異名者。文字編次。與宋本成本小異。與脈經千金翼本事方所引頗同。此書中土罕見。東邦猶有傳本。今正文用趙刻本。若他本文字有異。涉及辭義者。於說解中著其校。文字雖異。辭義猶同者。不悉校。趙刻本有顯然錯誤者。則據他本改正。仍於說解中注明。又有俗書譌體。如鍼作針。脈作脉。卻作却之類。則逕爲改正。不復注明。

原文中細注或作字。皆林億等校勘所記。可見古本異文。今故一仍其舊。原文用方諸條下又有數目字。每篇自爲起迄。蓋亦林億等所沾。卽林序所謂證外合三百九十七法。除複重定有一百一十二方者也。今既不用林說。概從刪剟。

原本自六經及霍亂陰陽易差後病諸篇外。先之以辨脈平脈傷寒例痙濕暍諸篇。終之以汗吐下可不可。及汗吐下後諸篇。今案傷寒例。有搜采仲景舊論之語。明是叔和撰集之文。辨脈平脈。辭氣頗類叔和。義理乖張亦甚。痙濕暍本在金匱中。汗吐下諸篇。又皆與六經篇複重。注家自方有執以降。皆棄置不釋。今亦但釋六經霍亂陰陽易等十篇。釐爲八卷。

大論精粹。在於證候方藥。其有論無方諸條。多蕪雜不足取。且辭氣參錯。不出一人。此等不知仲景所撰用。抑叔和所補綴也。自來注家。遵漢唐義疏之例。注不破經。疏不破注。隨文敷飾。千載沈翳。坐令學術不進。今悉爲辨正。惟求心安理得。非敢立異也。又論中厥陰病篇最難審。首條提綱。上熱下寒。卽烏梅丸證。舊注既是矣。下文寒熱勝復諸條。截然與首條不類。且臨病紬書。胥無徵驗。篇末下利嘔噦諸條。既非上熱下寒。亦非寒熱勝復。其爲雜湊。顯然可見。又如所謂合病。成氏釋爲二經俱受邪相合病。諸家相承無異說。然論中凡稱合病者。皆無二經已上俱見之證。有俱見之證者。又皆不稱合病。愚以爲陰證太少而外。更無所謂厥陰。合病則別派古醫家之術語。仲景沿而用之。其本義已不可知。凡此皆傷寒家所未言。今不避專輒悍然言之。知吾罪吾。所不敢知。

說解雖以科學爲主。舊注不背科學者。仍多采用。集注通例。必先引前賢。後申己意。今不爾者。或順原文之次。或取講授誦覽之便。無定例也。凡所援引。輒於初見處著其姓氏書名。便檢索也。其後再見。或單稱氏。或單稱書。取文省也。惟雉閒子炳之書。慓巇乃師之類聚方。小丹波之書。紹述厥考之輯義。故二子獨稱名。父前子名。師前弟名也。

援引舊注。多删其繁蕪。取其精要。雖剪裁銜接。不敢竄易舊文。又有本非逐條注釋。別立論以闡經義者。如小丹波之述義等。其原書。大書細字。相閒而行。今就其文勢。

剪裁聯系。悉作直行大書。仍不竄入字句。又如湯本之書。和文甚繁。尤不宜直譯。則意譯爲多。

說解中多有引本論條文相印證者。則細字注明條目。以便檢對。惟山田之說解。多自舉條目。而其分條。與本書稍異。則改從本書之條目。使歸一律。

仲景自序。雖云撰用素問。今攷論中用素問者。百僅一二。又皆沿其名而不襲其實。舊注援素問爲釋者。回曲穿鑿。捉襟見肘。甚無謂矣。今於首卷傳經諸條下。一發其覆。使無惑人。自謂有功後學不尟。又有舊說通行已久。習焉而不知其非者。則略引數端。辨駮以示例。所用舊注。有瑕瑜相雜。不可刪節者。亦略爲辨正。其餘小疵易知者。不復辨。不欲毛舉細故也。

前賢述作。說理雖多逞臆。其憑證用藥。則經驗所積。有足多者。今於湯丸散諸方下。廣引諸家用法。學者沈潛玩索。不特有裨實用。亦可觸發巧思。其有臆決病情。不舉證候者。仍不采錄。用法之後。繼以方解。則因醫藥之本始。先有療法。後乃尋其理解故也。前賢治驗。可以見活用之法。世有畏仲景方不敢用者。得此亦堪壯膽。今以附於方解之後。驗案有與本論某條之證相對者。則以類相從。附於本條之後。惟鄙人一己之治驗。概不附入。嫌標榜也。用法治驗中多有兼用後世方者。則細字注明藥味。其有不知。則從蓋闕。

說解文辭。務取淺顯。惟白話俚語。概不闌入。一以便學者。一以矯時弊也。至於訓詁考據之處。仍宗漢學家矩矱。範我馳驅。不敢詭遇。

此書本爲講授醫校諸生而作。首卷成於上海中醫專門學校。次兩卷成於中國醫學院。後數卷成於上海國醫學院。爾時專校諸生。不習生理病理諸課。藥物課又但用張秉成之本草便讀。余授大論。乃如魯濱孫入荒島。萬端日用。事必躬親。往往講一條之文。累數千言而未已。中院課目堪相表裏者。亦但有章君次公之藥物。余書猶未得簡要適當也。至上海國醫學院。則諸課配置。指臂相聯。余書始得專力於治療。書成自讀。乃覺首尾重輕。删補再三。猶未惬意。雖然。讀書爲學。亦如破竹。數節之後。迎刃而解。則後半正不妨稍簡耳。歲在上章敦牂。十有二月壬辰。陸淵雷記。

陽明篇轉失氣字。玉函並作轉矢氣。今釋二百一十八條。因用愈弁山田正珍之說。讀失爲矢。書成。乞序於太炎先生。幷請擿發疵繆。先生指此條云。案失氣。卽今言放屁。此乃漢人常語耳。太平御覽八百四十六引風俗通。巴郡宋遷母。往阿奴家飲酒。遷母坐上失氣。奴謂遷曰。汝母在坐上。何無宜適。遷曰。腸痛誤耳。此語傳至宋時尚在。有戲作失氣賦者云。視之不見名曰夷。聽之不聞名曰希。不啻若自其口出。人皆掩鼻而過之。明以來語言變遷。遂有欲改失氣爲矢氣者。日本人所見玉函。亦康熙時刻本。妄改失爲矢。不可從也。淵雷謹案。霍亂篇三百八十九條云。欲似大便而反失氣。失氣上無轉字。與應劭語同。若讀失爲矢。則不可通矣。時陽明篇製版已成。不及追改。附正於此。

傷寒論今釋目錄

卷一
太陽上篇 起第一條迄三十二條 二五
桂枝湯 五三
桂枝加葛根湯 六一
桂枝加附子湯 七三
桂枝去芍藥湯 七七
桂枝去芍藥加附子湯 七八
桂枝麻黃各半湯 八二
桂枝二麻黃一湯 八六
白虎加人參湯 九〇
桂枝二越婢一湯 九八
桂枝去桂加茯苓白朮湯 一〇四
甘草乾薑湯 一〇九
芍藥甘草湯 一一一
調胃承氣湯 一一三
四逆湯 一一九
卷二
太陽中篇之上 起三十三條迄七十九條 一二五

葛根湯　一二六　葛根加半夏湯　一三四
葛根黃芩黃連湯　一三六　麻黃湯　一四〇
大青龍湯　一五〇　小青龍湯　一五六
桂枝加厚朴杏子湯　一六三　乾薑附子湯　一八三
桂枝加芍藥生薑人參新加湯　一八五　麻黃杏仁甘草石膏湯　一八九
桂枝甘草湯　一九二　茯苓桂枝甘草大棗湯　一九三
厚朴生薑半夏甘草人參湯　一九七　茯苓桂枝白朮甘草湯　二〇〇
芍藥甘草附子湯　二〇四　茯苓四逆湯　二〇七
五苓散　二一一　茯苓甘草湯　二一七

卷三

太陽中篇之下（起八十條迄百三十四條）　二三一
梔子豉湯　二三二　梔子甘草豉湯　二三五

梔子生薑豉湯 二二六 梔子厚朴湯 二二八
梔子乾薑湯 二三〇 小柴胡湯 二四五
小建中湯 二六一 大柴胡湯 二七三
柴胡加芒硝湯 二八六 桃核承氣湯 二九二
柴胡加龍骨牡蠣湯 三〇九 桂枝去芍藥加蜀漆牡蠣龍骨救逆湯 三二二
桂枝加桂湯 三二八 桂枝甘草龍骨牡蠣湯 三三一
抵當湯 三四二 抵當丸 三四七

卷四

太陽下篇之上 起百三十五條 迄百六十六條 三五一
大陷胸丸 三五七 大陷胸湯 三六二
小陷胸湯 三六九 文蛤散 三七九
白散 三八二 柴胡桂枝湯 三九五

柴胡桂枝乾薑湯 四〇〇
半夏瀉心湯 四一三
十棗湯 四二二
大黃黃連瀉心湯 四二八
附子瀉心湯 四四〇
生薑瀉心湯 四四四
甘草瀉心湯 四四七

卷五

太陽下篇之下 起百六十七條迄百八十六條 四五三
赤石脂禹餘糧湯 四五四
旋復代赭湯 四五九
桂枝人參湯 四六三
瓜蔕散 四七三
白虎加人參湯 複出 四八一
黃芩湯 四八七
黃芩加半夏生薑湯 四八九
黃連湯 四九一
桂枝附子湯 四九七
去桂加白朮湯 四九八
甘草附子湯 五〇〇
白虎湯 五〇三

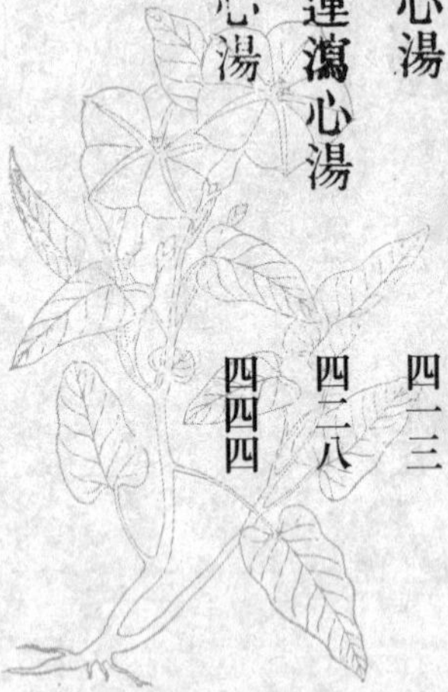

炙甘草湯　五一〇

卷六

陽明篇 起百八十七條 迄二百六十七條　五一七

大承氣湯　五四四
小承氣湯　五五六

猪苓湯　五八七
蜜煎　六〇一

茵蔯蒿湯　六〇八
吳茱萸湯　六二二

痲子仁丸　六二九
梔子蘗皮湯　六四三

痲黃連軺赤小豆湯　六四五

少陽篇 起二百六十八條 迄二百七十六條　六四七

卷七

太陰篇 起二百七十七條 迄二百八十四條　六五三

桂枝加芍藥湯　六六二
桂枝加大黃湯　六六三

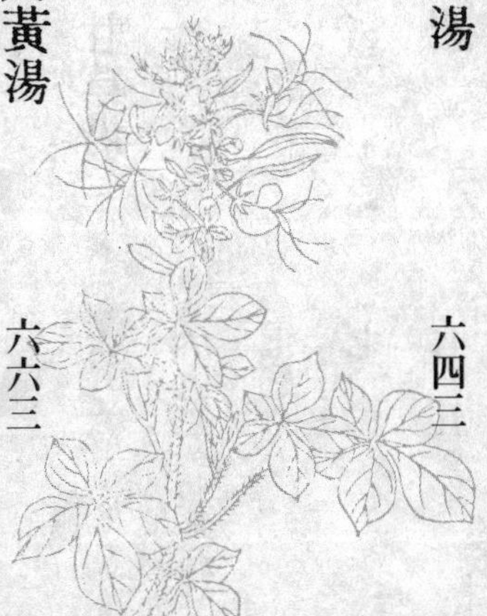

少陰篇 起二百八十五條 迄三百二十九條 六六七
麻黃附子細辛湯 六八二 麻黃附子甘草湯 六八六
黃連阿膠湯 六八八 附子湯 六九二
桃花湯 六九八 猪膚湯 七〇六
甘草湯 七〇八 桔梗湯 七一〇
苦酒湯 七一二 半夏散及湯 七一五
白通湯 七一七 白通加猪膽汁湯 七二〇
眞武湯 七二三 通脈四逆湯 七二九
四逆散 七三一

卷八

厥陰篇 起三百三十條 迄三百八十六條 七四五
烏梅丸 七六三 當歸四逆湯 七七四

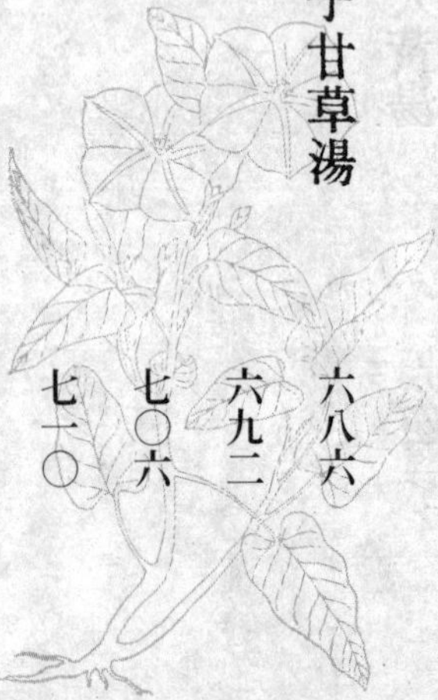

當歸四逆加吳茱萸生薑湯 七七九　麻黃升麻湯 七八七
乾薑黃芩黃連人參湯 七九〇　白頭翁湯 八〇〇
霍亂篇 起三百八十七條 迄三百九十六條 八一一
四逆加人參湯 八一六　理中丸 八一九
通脈四逆加猪膽汁湯 八二九
陰陽易差後勞復篇 起三百九十七條 迄四百三條 八三三
燒裩散 八三五　枳實梔子湯 八三七
牡蠣澤瀉散 八四二　竹葉石膏湯 八四六

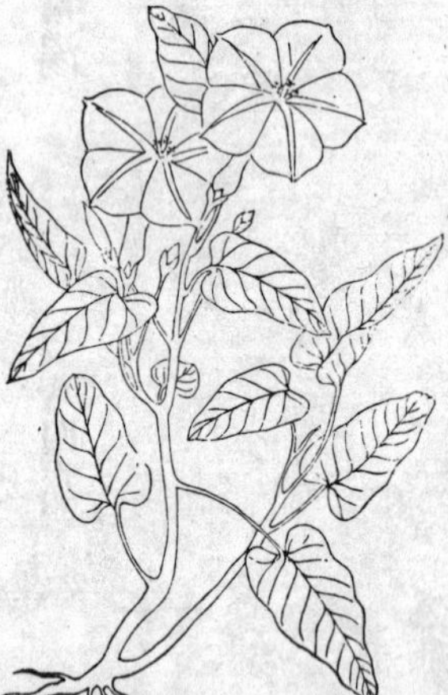

開卷有益・擁抱書香

傷寒論今釋卷一

川沙　陸彭年淵雷　撰述

辨太陽病脈證并治上

太陽之爲病。脈浮。頭項强痛而惡寒。

病之名曰太陽。驟聞之。頗覺荒誕不合理。然辨別陰陽。爲診斷治療之大綱。亦爲國醫之特長。五行可廢。陰陽不可廢也。凡病之熱者爲陽。寒者爲陰。實者爲陽。虛者爲陰。易以西醫之名詞。則病之屬於進行性者爲陽。屬於退行性者爲陰。機能亢盛者爲陽。機能衰減者爲陰。醫書所稱陰陽。其意義不過如此。自金元以後。多穿鑿附會之說。而陰陽之意義。轉覺幽渺不可究詰矣。太陽病者。機能亢盛於肌表及上部之謂。淺層動脈之血液充盈。故脈浮。頭部充血。三叉神經受壓迫。故頭痛。項部亦因充血而凝滯。項背之神經肌肉麻痺。故項强。頭項强痛。猶言頭痛項强也。病由抵抗風寒之刺激而起。故惡寒。徵之實驗。太陽病未發熱者。脈則不浮。

熱發乃脈浮。故知脈浮二字。包括發熱在內。惡寒發熱爲太陽之主要證。但惡寒而不發熱。不必定是太陽病。頭痛項强。亦非太陽獨有之證。若發熱之後。漸以不惡寒。則謂之太陽已罷。發熱惡寒。而又見脈浮頭項强痛者。斯爲太陽病無疑。故仲景舉此以爲太陽病之徵驗。細察太陽諸證。皆因氣血向外向上所致。可知是自然療能欲驅病毒於肌表。使從汗腺而出。故發汗爲太陽病之正常治法。

本論中太陽少陰等六經之名。源雖出於內經。意義已非內經之舊。不宜以彼釋此。蓋中國之學術政治。秦以前漢以後截然不同。內經多秦以前文字。傷寒論則漢末文字。雖沿用六經名目。實際固自不侔。譬猶漢世關內侯。徒存爵級。非復秦以前之君臨一方。自我作古者矣。學者心知此等沿革。則於六經名目。不當逐字誅求。轉失穿鑿。愚但釋陰陽。不及太少明厥等字。正以此故。鐵樵先生釋太陽爲最外。其說亦辨。第恐仲景本意。未必便爾。山田正珍傷寒論集成云。太陽指表而言。蓋傷寒以六經言之。古來醫家相傳之說。不可遽易者也。夫人之常情。每信於其所習見而疑於其所未嘗習見者。故仲景氏亦不得已而襲其舊名。實則非經絡之謂也。借此配表裏脈證已。故論中無一及經絡者。可見此書以六經立名。猶數家者流以甲乙爲記號。註家不察。解以素靈經絡之說。可謂不解事矣。

天元紀大論云。太陽之上。寒氣治之。中見少陰。釋之者曰。太陽本寒而標陽。蓋以其發熱。故謂之標陽。以其惡寒。故謂之本寒。誤治太陽而虛其正氣者。其變常爲少陰。故謂之中見少陰。又以其頭痛項强。故靈樞經脈篇云。足太陽之脈。上額交巓。從巓入絡腦。還出別下項。循肩髆內。俠脊抵腰中也。乃醫家之沈迷於運氣者。從而爲之說曰。天有六氣。人有六經。在天爲寒。在地爲水。在人身爲太陽。太陽之氣。運行於週身之膚表。以寒爲本。以熱爲標。傷太陽之標陽。故發熱。動本氣之寒水。故惡寒。病在表而涉於太陽經脈所循之分部。故頭項强痛。一派虛無玄妙之論。似人身眞有本寒標陽之氣。眞有十二經絡者。張志聰陳念祖以下。滔滔皆是。時至今日。尚有挾此等囈說以教學。牢不可破者。國醫安得不受非難。安得不遭破滅哉。要知國醫之長處。在於積古相傳之驗方。國醫之短處。在於陳陳相因之謬論。仲景書所以可貴者。以其敎人憑脈證以用藥。實事求是。不尙空論。具國醫之長處。無國醫之短處故也。注家以五運六氣釋仲景書。捨其長而加以短。意欲尊之。適以誣之。吾人以生理病理釋仲景書。表彰其所長。補苴其所闕。必如是。然後國醫有進步。必如是。然後西醫可緘口。愚學力苦淺。所得於師友者。未能聞一知二。觸類旁通。繼起而光大之。所望於同志諸君矣。

太陽病。發熱汗出。惡風脈緩者。名爲中風。

太陽病。或已發熱。或未發熱。必惡寒。體痛嘔逆。脈陰陽俱緊者。名爲傷寒。

此兩條。言太陽病又分中風傷寒兩種也。此所謂中風。絕非猝然倒地口眼喎邪之中風。此所謂傷寒。亦非書名傷寒論之傷寒。猝然倒地之中風。是腦病。此中風是肌表之病。猶俗所謂傷風耳。書名傷寒論之傷寒。是廣義的。包括多數急性熱病而言。此傷寒是狹義的。亦是肌表之病。故難經五十八難云。傷寒有五。有中風。

有傷寒。有濕溫。有熱病。有溫病。難經雖係僞書。然傷寒之中又有傷寒。卽是廣義狹義之別。可見傷寒之名。自古相傳有廣狹二義也。夫俱名中風。而有迥然不同之兩種病。俱名傷寒。而有廣狹不同之兩意義。從科學的眼光觀之。固似漫無準則。但此等名稱。有長時間之歷史沿革。若欲率然重爲釐定。則僕病未能。中風與傷寒。皆是太陽病。故皆見脈浮發熱惡寒之證。太陽旣必脈浮。可知中風之脈緩。是浮而緩。傷寒之脈緊。是浮而緊也。抑緩之與緊。是脈象。是指端之觸覺。初學者驟難辨析。凡鑑別診斷。當取顯然易見之證候。故中風傷寒之鑑別法。不在脈之緩緊。不在熱之已發未發。不在惡風惡寒之異。不在體痛嘔逆與否。而在病人之有汗無汗。且緩脈常與自汗並見。緊脈常與無汗並見。中風條固明言汗出。傷寒條則未言無汗。然而知其無汗者。以其言脈緊也。凡無汗之病人。其皮膚必乾燥。若皮膚略覺潮潤。或時時微汗出。卽爲有汗。今當進而言傷寒中風之病理矣。傷寒爲多數急性熱病之總名。所謂熱病。乃指發熱之病。賅寒熱虛實而言。非專指實熱之病也。故發熱爲傷寒之主要證。發熱之病理。爲傷寒之主要病理。苟能明乎發熱之故。不但惡風惡寒有汗無汗脈緊脈緩。可以迎刃而解。卽全部傷寒論。亦已通其泰半矣。

人身內外。本自溫暖而不涼。所謂體溫也。健康人之溫體。無論冬夏。常爲攝氏表三十七度。雖有上下。不過半度而止。若昇至三十八度以上。卽爲發熱。故發熱者。體溫過高之謂也。欲知體溫何故過高。則當先明體溫之來源與去路。人自有生之後。無日不以食飲養身。然所需者是肌肉藏府之組織。而所食者是蔬穀魚肉。欲變蔬穀魚肉爲組織。必經幾次化學作用而後成。日日食飲。卽日日增加新組織。若使有增而無損。則人體之長大將無已時。於是除去其老廢成分。使從小便汗液中排泄於體外。然所去者是組織。而所泄者是尿汗。欲變組織爲尿汗。亦須經化學作用而後成。此等化學作用。謂之新陳代謝作用。陳新代謝時。皆發燃燒而生熱。是爲體溫之大來源。藏府肌肉之運動。血液淋巴之流行。皆因摩擦而生熱。是爲體溫之小來源。名此兩來源曰造溫機能。新陳代謝之作用。藏府肌肉之運動。血液淋巴之流行。皆無時或已。則體溫之來源亦無時或已。而體溫亦將繼長增高。不能保其三十七度之常度矣。於是乎不能不爲之籌去路。空氣之平均溫度。常低於體溫。人身處於較冷之空氣中。則因放射而消散體溫。此其一。人體內部之體溫。比肌表尤高。血液從體內大動脈。挾高溫以達於肌表之淺層動脈。淺層動脈之血行暢盛。則高溫由皮膚放射於空氣而消散。此其二。汗之出也。常藉皮膚之熱。以蒸發成汽。汗多則蒸汽盛。而體溫之消散亦多。此其三。凡此三者。爲體溫之大去路。呼吸及大小便。亦帶少量之體溫以俱出。是爲體溫之小去路。名此兩去路曰散溫機能。空氣之冷熱。冬夏懸殊。人體欲保持其三十七度之常溫。即不能無調節之法。故夏日氣溫高。則造溫機能衰減。散溫機能亢盛。冬日氣溫低。則造溫機能亢盛。散溫機能衰減。散溫機能亢盛之法。一則皮膚弛緩。使與空氣接觸之面積大。二則淺層動脈擴張。使內部高溫達於皮膚。三則汗出加多。

使蒸發加盛。反是則散溫機能衰減矣。造溫機能亢盛之法。一則新陳代謝盛。使燃燒作用增二則血液流行速。使摩擦作用增。反是則造溫機能衰減矣。體溫增減之理。屬於生理課。今爲便於講授計。述其大略。

旣知體溫之來源與去路。則發熱之故。可以不繁言而解。蓋不外乎造溫機能之亢盛。與散溫機能之衰減也。二者有一於此。卽足以致發熱。若復兼之。熱則更壯。今之所當推究者。太陽病之發熱。爲造溫機能之亢盛歟。抑散溫機能之衰減歟。將二者兼而有之歟。且中風與傷寒。皆必發熱。其發熱之故。同歟異歟。

人當驟遇冷氣之際。必凜然而寒。肌膚起粟。皮色蒼白。此乃不隨意神經之反射作用。所以應付外界氣溫驟落之變化者也。因皮膚收縮。汗孔結閉。故肌膚起粟。因淺層動脈收縮。血液不達肌表。故皮色蒼白。此等機轉。幸而自復則已。不幸不能自復。卽爲太陽傷寒之始病矣。所以不能自復。因體質環境年齡營養之不同。原因固有多端。而病原菌之毒素。當亦爲原因之一。因皮膚縮而汗孔閉。體溫已不能照常放散。然司血行之神經。初不因此失職。反因肌表感覺寒冷之故。血液愈挾高溫以向外。故脈浮而發熱。是時皮膚上寒冷之感覺猶在。且傷寒多病於天氣寒冷之時。雖已發熱。反因皮膚與空氣之冷熱相差愈甚。故愈覺惡寒。而皮膚愈縮。汗孔愈閉。體溫愈不得放散。熱則愈高。如此迭爲因果。遂成發熱惡寒無汗之證。其時淺層動脈之神經。隨皮膚汗腺同時收縮。血液復繼續充盈不已。遂緊張而爲緊脈。體溫鬱積愈高。熱血愈益向外向上。以求放散。此殆因上半身易於出汗之故。於是神經受充血之壓迫而體痛。胃氣因向上之趨勢而嘔逆。學者讀吾書至此。對於太陽傷寒發熱之故。必已渙然冰釋。心領神會。知其爲散溫機能之衰減。非關造溫機能之亢盛矣。惟其是散溫機能衰減。故治之之法。但須弛其皮膚。開其汗孔。使體溫得充分放散而熱退。熱既退。則病理機轉復於生理機轉。抗毒力自然充足。縱有病菌。爲患亦僅矣。此條卽麻黃湯之證治。可參看第二卷三十七條之解釋。

以上所釋。爲太陽傷寒之發熱。至於中風則不然。中風之異於傷寒者。在於汗出。在於不惡寒而惡風。在於脈之緩而不緊。夫既汗出。則知散溫機能亢盛而不衰減。汗出而仍發熱。則知體溫之來源多於去路。是造溫機能亦已相當的亢盛矣。此殆因司造溫之神經中樞受刺激而興奮所致。體溫之來源多。且淺層動脈不收縮。故不惡寒。汗出而肌腠疏。故惡風。淺層動脈雖亦充血。然血管之神經。則隨皮膚汗腺同時弛緩。故脈緩弱而不緊張。此條卽桂枝湯之證治。可參看下文第十三條之解釋。成無己明理論云。惡風則比之惡寒而輕也。惡寒者。嗇嗇然增寒也。雖不當風而自然寒矣。其惡風者。謂常居密室之中。帷帳之內。則舒緩而無所畏也。一或用扇。一或當風。淅淅然而惡者。此爲惡風也。

丹波元簡傷寒論輯義云。人之感邪氣。其表虛泄而汗出者。名爲中風。其表實閉而無汗者。名爲傷寒。其實受邪之風寒。不知果何如。只就其表虛表實有汗無汗。而立其目。以爲處療之方耳。故不曰此傷寒也。此中風也。而下名爲二字。其意可自知也。淵雷案。風與寒爲六淫之二。古人以爲外感病之病原。考其實際。風乃空氣流動之現像。寒乃人體之感覺。初非眞有一種物質名風名寒者。入而客於人體也。所以名爲中風。名爲傷寒。亦自有故。內經之法。以寒屬冬。以風屬春。春主舒散。冬主斂藏。此固徵諸外界事物而可信者也。熱病之無汗者。肌腠收縮。有似乎冬之斂藏。且大多數發於冬日。故名之爲傷寒。其有汗者。肌腠疏緩。有似乎春之舒散。且大多數發於春日。故名之爲中風。古人命名之意如此。其實傷寒中風之病理。不過造溫散溫之變化。乃人體調節機能不能適應氣候之劇變所致。調節機能者。卽古人所謂眞氣。內經云。邪之所湊。其氣必虛。謂眞氣虛而後邪從之也。後人誤以爲眞有風寒之邪。入而客於人體。生出種種議論。如風性舒緩。寒性勁急等。雖亦取類比象。然去實際遠矣。

山田氏云。陰陽俱三字。王叔和所攙入。宜刪。原夫脈之動於周身也。唯是一血氣之所貫。是以人迎氣口太衝趺陽。靡適不齊一。豈復有陰陽尺寸之可分別者哉。

故其分陰陽論尺寸者。皆未知脈之所以爲脈者耳。故論中言脈者百五十許條。未嘗分陰陽尺寸也。可見其間稱陰陽尺寸者。皆是王叔和所攙。決非仲景氏之本色也。淵雷案。仲景之書。經永嘉喪亂而散佚。王叔和蒐輯撰次。復顯於世。宋臣林億等校刋。以傳於今。王所撰次。是否仲景舊觀。林所校刋。是否叔和舊觀。皆不可知。書中詞義。時有可疑之處。然欲質言若者爲仲景舊文。若者爲叔和攙入。若者爲後人沾益。皆無確據。前賢注釋。一律隨文曲說。固屬不分涇渭。山田氏概以爲叔和所攙。亦未免厚誣古人。今茲所釋。但審其理之是非。弗辨其文之眞僞矣。脈分陰陽尺寸。理不可通。誠如山田所說。然一部分脈管變鞕。或脈管神經有病理變化時。各部動脈亦不能齊一也。

傷寒一日。太陽受之。脈若靜者。爲不傳。頗欲吐。若躁煩。脈數急者。爲傳也。

傷寒二三日。陽明少陽證不見者。爲不傳也。

此兩條論傳與不傳。劉棟中西惟忠山田諸君。皆以爲後人之言。非仲景所論。今仍依理釋之傳者傳經也。此處傷寒包括中風而言。亦是廣義的傷寒。下文依此類推。不備釋。欲知何謂傳經。當先知傷寒六經之大略。六經者。太陽陽明少陽太陰少陰厥陰也。發熱而惡寒者。無論有汗無汗。皆爲太陽病。寒熱往來如瘧者。爲少陽病。發熱汗出。不惡寒。反惡熱者。爲陽明病。見機能衰弱之證。或誤治而虛其正氣者。爲少陰病。吐利而屬於虛寒者。爲太陰病。發熱若干日。熱退若干日。或消渴。或吐蚘。或下利。或舌捲囊縮者。爲厥陰病。此六經病狀之大略也。發熱惡寒之太陽病。六七日後。變爲寒熱往來。則惡寒時熱不壯。熱壯時不惡寒。是謂太陽傳於少陽。又過若干日。則不復惡寒而反惡熱。是謂少陽傳於陽明。此三陽經相傳之大略也。然有太陽逕傳陽明。而不經過少陽者。又有兩經三經之證同時俱見者。有後一經之證已見。而前一經之證未罷者。則謂之合病併病。至於三陰經。則事實上不相傳變。不得與三陽經等視。

國醫以風寒爲傷寒之原因。近百年來。西人發見病原細菌。西醫乃以病菌之感染爲原因。而以風寒爲誘因。要之。無論孰爲原因。孰爲誘因。假令僅有一因。其人體質復壯實者。則天賦之抵抗力自能應付。不致遂成疾病。不然。感染病菌與感受風寒。皆爲人生不可避免之事。然而病者常少。不病者常多。則又何也。若既染病菌。又感風寒。或更有食積喜怒等雜於其間。其人體質復不甚壯實者。卽不免於病。病且傳變而不易速愈矣。故原因單純之太陽病。僅僅微熱微惡寒。病輕而脈不變。可以不藥自愈。故曰脈若靜者爲不傳。頗欲吐是胃病。亦卽少陽陽明證。躁煩因裏熱盛。亦卽陽明證。脈數急因交感神經興奮而心搏動加速也。若是者。其原因必複雜。其病勢必重篤。不藥則不能自愈。且有服藥猶不能卽愈者。故爲傳。

一日太陽。二三日陽明少陽云云。出於素問熱論。本論之說。與素問本多不同。注家不知此義。以爲軒岐是聖人。仲景亦聖人。先聖後聖。其揆當一。於是以素問釋傷寒。而傷寒之義晦。以傷寒釋素問。而素問之義亦晦。心知其難通。則作回曲附會之詞。以求素問傷寒之相合。眞如衣敗絮行荊棘中。無一步不罣礙。今錄熱論原文。前賢注釋。而明揭其誤。欲使學者胸有主宰。讀古人書不致眩惑爾。

熱論云。巨陽者。諸陽之屬也。其脈連於風府。故爲諸陽主氣也。人之傷於寒也。則爲病熱。熱雖甚。不死。其兩感於寒而病者。必不免於死。傷寒一日。巨陽受之。故頭項痛。腰脊强。二日陽明受之。陽明主肉。其脈俠鼻。絡於目。故身熱目疼而鼻乾不得臥也。三日少陽受之。少陽主骨。骨字依全元起本 其脈循脅絡於耳。故胸脅痛而耳聾。三陽經絡皆受其病。而未入於藏者。故可汗而已。四日太陰受之。太陰脈布胃中。絡於嗌。故腹滿而嗌乾。五日少陰受之。少陰脈貫腎。絡於肺。繫舌本。故口燥舌乾而渴。六日厥陰受之。厥陰脈循陰器而絡於肝。故煩滿而囊縮。三陰三陽五藏六府皆受病。榮衞不行。五藏不通。則死矣。其不兩感於寒者。七日巨陽病衰。頭痛少愈。八日陽明病衰。身熱少愈。九日少陽病衰。耳聾微聞。十日太陰病衰。腹減如故。則思飲食。十一日少陰病衰。渴止不滿。不滿二字衍文也甲乙經傷寒例皆無之 舌乾已而嚏。十二日厥陰病衰。囊縱。少腹微下。大氣皆去。病日已矣。治之各通其藏脈。病日衰已矣。其未滿三日者。可汗而已。其滿三日者。可泄而已。

以上熱論之文。節去帝曰岐伯曰等語句。巨陽卽太陽也。兩感於寒。謂表裏俱受邪。卽熱論下文所云。一日則巨陽與少陰俱病。二日陽明與太陰俱病。三日少陽與厥陰俱病。是也。嗌乾。咽乾也。煩滿。讀爲煩懣。懣與悶音義俱近。張介賓云。人身經絡。三陽爲表。三陰爲裏。太陽爲陽中之陽。陽明居太陽之次。少陽居陽明之次。太陰居少陽之次。少陰居太陰之次。厥陰居少陰之次。邪之中人。自外而內。所以邪必先於皮毛。經必始於太陽。（張氏類經）然臨牀實驗上。未有一日傳一經。如熱論所云者。方有執知其不可通。乃云。一日二日三四五六日者。猶言第一第二第三四五六之序次也。大要譬如計程。如此立箇前程的期式約模耳。非計日以限病之謂。（傷寒條辨）高世栻知其不可通。乃云。一日受二日受者。乃循次言之。非一定不移之期日也。會悟聖經。當勿以辭害意。（素問直解）此皆以一日二日爲第一期第二期。蓋心知傷寒無日傳一經之理。故爲此彌縫之說也。無如熱論於三日少陽下云。可汗而已。下文又云。未滿三日者可汗。已滿三日者可泄。是熱論之意。明明計日以限病。明明謂一定不移之期日。雖欲掩蓋。不可得已。且卽如方氏高氏之說。而臨牀實驗。亦未有陽明傳少陽少陽傳太陰。如熱論所云者。倪沖之知其不可通。乃云。素問言其常。而常中有變在焉。張氏素問集註引 薛雪知其不可通。乃云。傷寒一證傳變無窮。此不過言傳經之常。而未及於變。自仲景而後諸大家。俱有名言可法。學者所當盡讀而精思之。醫經原旨 此皆以常變二字敎人勿泥熱論。蓋心知熱論傳經之序不合事實。故爲此彌縫之說也。然因不敢指斥素問之故。以事實之絕無者爲常。反以臨牀實驗爲變。顚倒重輕。欲蓋彌章。且卽如倪氏薛氏之說。無如三陽非皆可汗之證。三陰尤非可下之證。而熱論則云。未滿三日可汗。滿三日可泄。吳崐知其不可通。乃云。若其寒邪傳不以次。與夫專經不傳。表裏變易。則隨證脈處治。吐下汗和。蚤暮異法。素問註 丹波元簡知其不可通。乃云。本經所論三陰病者。卽仲景所謂陽明胃家實之證。仲景所論三陰病者。乃陰寒之證。本經所未言及。素問識吳氏知汗下之不可拘日數。而以傳不以次。表裏變易爲言。其失與倪氏薛氏等。惟丹波氏能知素問與傷寒論不同。識見自卓。由是言之。若將素問傷寒論併爲一談。則胃家實之證名三陰。陰寒之證亦名三陰。虛寒實熱。病勢迥殊。一劑誤投。死生立判。而乃立義不分。標名無別。豈非疑誤後學之甚乎。諸家多爲曲說。强作解人。而捉襟見肘。窘態畢露。其故在下筆時但求貫通二書。反不敢將臨牀實驗直捷說出。致令後之學者。讀書治病。截然分爲兩事。諺云讀書十年。天下無可治之病。治病十年。天下無可讀之書。誠有慨乎言之。至如醫宗金鑑張志聰傷寒集註諸書。以爲傷寒傳變。眞如熱論之次。其誤固不待言。而三百年竟無一人直揭其謬。國醫學之衰落。甯可免乎。

太陽病。發熱而渴。不惡寒者。爲溫病。

若發汗已。身灼熱者。名風溫。風溫爲病。脈陰陽俱浮。自汗出。身重。多眠睡。

鼻息必鼾。語言難出。若被下者。小便不利。直視失溲。若被火者。微發黃色。劇則如驚癇。時瘛瘲。若火熏之。一逆尚引日。再逆促命期。

此兩條。言太陽病中有不惡寒之證。別於傷寒中風。名之爲溫病風溫也。趙刻本連接爲一條。今從成本析爲兩條。山田氏云。若發汗以下。王叔和所加。較之傷寒例。其贋自彰彰矣。況其曰灼熱。曰陰陽俱浮。曰一逆尚引日。曰再逆促命期。皆非仲景氏之辭氣乎。淵雷案。此條卽不論辭氣。理亦難通。今從鐵樵先生所校。先爲改正文字如下。再說明其理。

若自汗出。身灼熱者。⋯⋯脈陰陽俱浮。身重。⋯⋯鼻息必鼾。若發其汗。語言難出。小便不利。若被下者。直視。⋯⋯

太陽病。發汗已。當熱退身和。今反灼熱。必因不當汗而誤汗之也。故程應旄遂以風溫爲溫病之壞證。然仲景書中未有壞證而特立名目者。則程說非是。且觀風溫爲病云云。語氣與太陽之爲病同。可知風溫者。別是一種病。下文被下被火後種種見證。乃風溫之壞病耳。風溫既別是一種病。則當與溫病對立。如中風之與傷寒對立。然而溫病風溫。亦當有顯著之鑑別證。今乃必待發汗後觀其灼熱與否。方能鑑別。則是以藥試病之庸醫耳。曾謂仲景之聖而教人以藥試病乎。故知若發汗已一句。必係傳寫之譌也。風字之取義。如上文所述。取象於春令之舒散。故太陽傷寒之有汗者。名爲中風。以彼例此。則風溫必是溫病之有汗者。故知若發汗已一句。原文當爲若自汗出也。此處既以自汗出爲鑑別。則下文不當再言自汗出。故刪之。小便不利者。不當同時失溲。語言難出。亦是壞證。故知語言難出。小便不利。皆是誤汗之變。文字既正。可釋其病理矣。

仲景之法。熱病之惡寒者。名太陽。其惡熱者。名陽明。溫病者不惡寒而未至於惡熱。以其未惡熱。故不謂之陽明。以其不惡寒而病屬初起。故謂之太陽溫病。然則溫病者。介在太陽陽明之間。其病理治法。亦不離乎太陽陽明矣。神經易於興奮之人。一受風寒刺激。造機溫能之亢盛甚速。故始病卽不惡寒。然乍感風寒之片刻間亦必惡寒。惟爲時甚暫。病人不以爲意。故以爲不惡寒耳。考之西醫書。急性熱病絕對不惡寒者。惟全身粟粒結核一種。此是危惡稀有之病。非仲景所謂溫病也。

溫病風溫。均爲造溫機能亢盛。故皆發熱不惡寒而渴。無汗者爲溫病。自汗者爲風溫。風溫灼熱而汗出。則津液蒸鑠。神經缺於濡養。運動知覺爲之遲鈍。故身重多眠而鼻息鼾。病旣自汗出。不當復發其汗。誤發之。則津液愈涸。於是舌咽神經失養。則語言難出。水分悉從汗液中排泄。則小便不利。此誤汗風溫之壞證也。病在太陽。不可攻下。病屬溫熱。不宜艾焫。若復誤施。諸變蠭起矣。直視是腦病。失溲是膀胱不能約束。微發黃色之微字。與下句劇字相應。謂壞證之輕重也。被火而發黃。卽西醫所謂溶血性黃疸。釋在第二卷百一十七條。瘈字或作瘛。或作掣。瘲字或作縱。玉機眞藏論云。筋脈相引而急。病名曰瘈。成無己傷寒論注解云。瘈者筋急而縮也。瘲者筋縱而伸也。案瘈瘲卽搐搦。乃運動神經受病也。引。延也。

傷寒溫病之辨。為近世醫家之大爭端。自秦景明創江南無正傷寒之說。俗醫不能讀仲景書者。有所藉口。益以溫病條辨為枕中鴻祕。桑菊銀翹。十方而九。謂平淡可以寡過。而病之愈不愈不問也。吾家九芝先生痛斥吳塘。誠非無的放矢。然以葛根芩連為溫病主方。猶未得為定論。觀溫病風溫之證候。舍麻杏甘石及白虎。殆無的當之方矣。又近世市醫所指為風溫者。以喘欬為主證。乃呼吸器病與本條之風溫亦異。學者持市醫之觀念以讀傷寒論。則終身不得入仲景之門矣。

病有發熱惡寒者。發於陽也。無熱惡寒者。發於陰也。發於陽七日愈。發於陰。六日愈。以陽數七。陰數六故也。

陽謂三陽病。陰謂三陰病。然病屬始發而有惡寒證者。在陽病惟有太陽。在陰病惟有少陰。然則此條之意。謂始發病時。發熱惡寒者為太陽。無熱惡寒者為少陰耳。發熱惡寒之太陽病。中風傷寒是其例。無熱惡寒之少陰病。少陰篇三百八條三百九條附子湯證是其例。太陽之惡寒。始則由於驟遇寒冷。繼則由於熱血不達肌表之故。少陰之惡寒。則因造溫機能衰減。體溫來源不足之故。是以等是惡寒。在太陽則發熱。在少陰則無熱也。然發於陰之病。殊非絕對不發熱者。少陰篇三百五條麻黃細辛附子湯證。三百六條麻黃甘草附子湯證。皆發於陰而發熱之例。蓋傷寒六經。不過就病變上分作六箇段落。身體機能之亢盛衰減。中間階級正多。非可截然分畫。學者勿執定少陰無熱可也。凡發於陰之少陰。皆屬直中。至臨牀上所見少陰病。則多由傳變而來。詳少陰篇中。

七日愈。六日愈。陽數七。陰數六。皆不可强解。傷寒傳變。大多數固六七日而一經。然必謂太陽七日愈。少陰六日愈。已非事實。陽數七陰數六。尤涉附會。注家以水火之成數爲說。愚殊未敢從同。

山田氏云。此條三陰三陽大綱領。寒熱虛實之原本。不可不明也。但其發於陽七日愈以下。王叔和所補。今不取也。按玉函經以此一節爲太陽篇開卷第一章。可謂仲景氏眞面目也。後人不知。妄次之溫病章後。遂遺全編大法。不復明於世。悲哉。

太陽病頭痛至七日以上自愈者。以行其經盡故也。若欲作再經者。鍼足陽明。使經不傳則愈。

熱論云。七日巨陽病衰。頭痛少愈。此條亦據熱論爲說。故云頭痛至七日以上自愈。其實卽第五條不傳之病。太陽病不傳者。至六七日。頭痛項强。惡寒發熱。皆以漸自退。獨舉頭痛者。省文也。

柯琴傷寒論注云。舊說。傷寒日傳一經。六日至厥陰。七日再傳太陽。八日再傳陽明。謂之再經。自此說行。而仲景之堂。無門可入矣。夫仲景未嘗有日傳一經之說。亦未有傳至三陰而尙頭痛者。曰頭痛者。是未離太陽可知。曰行。則與傳不同。曰其經。是指本經而非他經矣。發於陽者七日愈。是七日乃太陽一經行盡之期。不是六經傳變之日。龐安常傷寒總病論云。鍼足陽明。補三里穴。淵雷案。三里。足陽明經之穴。經。卽靈樞所言經脈。靈樞之意。以血管爲經脈。然經脈之徑路。與解剖上所見血管迴異。或謂經脈實係神經纖維。亦未能證實。無論神經血管。要之。經脈必是蜿延細長之物。無論行其本經。傳變他經。要之。傷寒所病。多屬全身證狀。決非遊行於人身細長之物。如經脈者。且仲景書中本無六經字面。其單言經者。亦非專指經脈。如百九條及百三十條云。太陽病過經十餘日。百一十一條云。過經譫語。百二十條云。到經不解。二百二十六條云。過經乃可下之。此皆借以名病狀之段落。與靈樞經脈之經自異。惟本條云。行其經盡。百三十一條云。太陽隨經瘀熱在裏。則似指經脈耳。仲景蓋分傷寒病狀爲六類。而借用內經太陽少陰等名目。又因太陽少陰等本是手足十二經之名。遂以太陽證已罷爲過經。此皆沿其名而不襲其實。後人注仲景書者。必欲糅合內經。竟謂傷寒之邪。循經脈而傳變。則失之遠矣。

太陽病欲解時。從巳至未上。

六經皆有欲解時。太陽從巳至未。陽明從申至戌。少陽從寅至辰。太陰從亥至丑。

少陰從子至寅。厥陰從丑至卯。其理難通。事實亦無所徵驗。讀古醫書。當分別觀之。不可一概盲從。凡理論合事實亦合者。當以科學證明之。凡理論合而事實不合。或理論不合而事實合者。當存以待考。凡理論事實俱不合者。卽當剪闢。無使徒亂人意。六經病之欲解時。理論事實俱不合者也。

時令與疾病。固有甚大關繫。重病痼疾。多發於二分二至。死於二分二至。老人遇節氣。常骨楚罷憊。此四季之關繫疾病者也。通常熱病。多日輕夜重。其死。多在黎明薄暮日中夜半之時。陽明病之日晡潮熱。肺勞病之日晡骨蒸。此晝夜之關繫疾病者也。其事固信而有徵。其理則頗難索解。

風家表解而不了了者。十二日愈。

風家。謂病中風之人。表解。謂太陽病解。太陽病。係機能亢盛於肌表。故稱太陽證爲表證。後凡言表者放此。不了了。謂尚未復元。巢源寒食散發候云。了者是瑟然病除。神明了然之狀也。柯氏云。七日表解後。復過一候。而五藏元氣始充。故十二日精神慧爽而愈。此雖舉風家傷寒概之矣。

劉棟云。右三條後人之所記也。（山田氏引後放此）

病人身大熱。反欲得衣者。熱在皮膚。寒在骨髓也。身大寒。反不欲近衣者。寒在皮膚。熱在骨髓也。

此條詞旨淺薄。故汪琥傷寒辨注。以爲叔和所增入。山田氏以爲仲景采古語以錄之。皮膚謂表。骨髓謂裏。表熱裏寒。爲虛性興奮。少陰病。身反不惡寒。其人面色赤。（三百十一條）是其例。表寒裏熱。是熱聚於裏。體溫不得外達。傷寒脈滑而厥（三百五十四條）是其例。表熱裏寒者。當溫其裏。故前賢謂之眞寒假熱。表寒裏熱者。當淸其裏。故前賢謂之眞熱假寒。程應旄傷寒後條辨云。寒熱之在皮膚者。屬標屬假。寒熱之在骨髓者。屬本屬眞。本眞不可得而見。而標假易惑。故直從欲不欲處斷之。情則無假也。不言表裏。言皮膚骨髓者。極其淺深。分言之也。

太陽中風。陽浮而陰弱。陽浮者。熱自發。陰弱者。汗自出。嗇嗇惡寒。淅淅惡

風。翕翕發熱鼻鳴乾嘔者。桂枝湯主之。

陽浮陰弱。指脈也。脈之陰陽。有指部位者。有指脈象者。有指按法者。人迎爲陽。寸口爲陰。（此寸口包寸關尺而言）寸口爲陽。尺中爲陰。皆指部位也。大浮動數滑爲陽。沈濇弱弦微爲陰。指脈象也。輕按爲陽。重按爲陰。指按法也。此處陰陽。注家多以爲按法。今從之。中風之脈。輕按之。卽覺浮於指下。是因淺層動脈充血之故。淺層動脈充血。則體內高溫隨血行以達肌表。故陽浮者。知其熱自發。中風之脈。重按之。則覺緩弱而不緊張。是因淺層動脈之神經弛緩之故。淺層動脈之神經弛緩。則肌膚汗腺亦弛緩。與傷寒之收縮緊閉異。故陰弱者。知其汗自出。嗇嗇慳吝怯退之貌。淅淅。猝然凜冽之貌。翕翕。輕附淺合之貌。鼻鳴。因鼻粘膜發炎之故。乾嘔。因胃氣上逆之故。鼻鳴乾嘔。皆兼見證。然亦可見正氣驅病向上。有上衝之勢也。

山田氏云。此條王叔和攙入之文。非仲景氏語也。先輩諸醫皆不知其所以然。奉爲金科玉條。抑何不達於辭義之甚。蓋仲景有仲景之辭義。叔和有叔和之辭義。

其辭其義斷然不同。若彼辨脈平脈及傷寒例。人皆能知其爲叔和。苟能知其爲叔和。則此條之非仲景氏言。亦不竢辨而得矣。

桂枝湯方

桂枝三兩去皮　芍藥三兩　甘草二兩炙　生薑三兩切　大棗十二枚擘

右五味。㕮咀三味。以水七升。微火煑取三升。去滓。適寒溫。服一升。服已須臾。歠熱稀粥一升餘。以助藥力。溫覆令一時許。遍身漐漐微似有汗者。益佳。不可令如水流離。病必不除。若一服汗出病差。停後服。不必盡劑。若不汗。更服依前法。又不汗。後服小促其間。半日許令三服盡。若病重者。一日一夜服。周時觀之。服一劑盡。病證猶在者。更作服。若汗不出。乃服至二三劑。禁生冷粘滑肉麵五辛酒酪臭惡等物。

總病論云。凡桂枝湯證。病者常自汗出。小便不數。手足溫和。或手足指稍露之則微冷。覆之則溫。渾身熱。微煩。而又憎寒。始可行之。若病者身無汗。小便數。或手足逆冷。不惡寒。反惡熱。或飲酒後。愼不可行桂枝湯也。

柯琴傷寒附翼云。此爲仲景羣方之魁。乃滋陰和陽。調和營衞。解肌發汗之總方也。凡頭痛發熱。惡風惡寒。其脈浮而弱。汗自出者。不拘何經。不論中風傷寒雜病。咸得用此。惟以脈弱自汗爲主耳。愚常以此湯治自汗盜汗。虛瘧虛痢。隨手而愈。因知仲景方可通治百病。與後人分門證類。使無下手處者。可同年而語耶。

吉益爲則方極云。桂枝湯。治上衝頭痛發熱汗出惡風者。雉間煥類聚方集覽云。芍藥甘草大棗三味。雖有小異。其所主治。則攣急也。桂枝湯有此三味。而方極不言攣急證者。以不待其言而可知故也。方極桂枝加芍藥湯下云。本方證而拘攣劇者。桂枝去芍藥湯下云。本方證而不拘攣者。桂枝加芍藥生薑人參湯證云。或拘攣。可以見已。

吉益爲則方機云。頭痛發熱汗出惡風者。正證也。頭痛一證。亦當投此方矣。若由欬嗽嘔逆而頭痛者。非此方之所治也。

又云。惡寒鼻鳴乾嘔者。外邪之候也。此方主之。脈浮弱。或浮數。而惡寒者。證雖不具。亦用此方。浮數浮弱。蓋桂枝湯之脈狀也。

又云。汗吐下後。更湊一證。又發熱汗出而身疼痛者。此方猶爲可用。若脈浮緊而疼痛者。則非此湯之所治也。

湯本右衛門皇漢醫學云。余之經驗。凡用芍藥大棗甘草之證。必診得筋肉攣急。而於直腹筋最爲明確。易觸知。故診得此筋肉攣急。卽可爲應用三藥之目標。然則此筋肉之攣急。可爲三藥之腹證。桂枝湯中有此三藥。其直腹筋亦當攣急。三藥之腹證。亦可爲此方之腹證也。又桂枝湯證之直腹筋攣急。非屬於瘀血性。故其攣急。必現於右側。而左側全不現。或左側稍攣急。比之右側則甚輕。其氣上衝之際。亦必沿右側而發。不沿左側也。以上純屬理論。於實際上本方之應用。當隨師論。（案謂傷寒金匱也）準據脈證外證。可以不問腹證也。

淵雷案。桂枝富有揮發油。其氣芳香。能刺激神經。攝歛其弛緩。用於上衝之證。最著奇效。芍藥能緩和組織神經之攣急。能助組織之吸收。故王好古謂其入肝脾血分。肝謂神經。脾指吸收作用也。桂枝氣厚爲陽。陽者向上向外。故所主多上部外部之證。芍藥氣薄爲陰。陰者向下向內。故所主多下部內部之證。此二味爲桂枝湯之主藥。蓋中風之病。有頭痛鼻鳴乾嘔等上衝之證。又因肌表之組織血管弛緩。有脈緩汗出惡風之證。故治之以桂枝。天下事物。盈於此者。必絀於彼。肌表及頭面弛緩而充血。則內部臟器。及下部肢體。必有攣急而貧血者。故治之以芍藥。桂芍相協。則全身無偏急偏緩之患。血運亦因而停勻。故前賢謂桂枝湯調和營衞。營謂血漿。衞謂體溫。血運停勻。則體溫之分布亦平也。生薑健胃。能降水毒之上逆。故協桂枝以治上衝。大棗甘緩。協芍藥以舒攣急。至於甘草。前賢以爲調和諸藥。然經方不用甘草者亦多。豈無須調和乎。西醫則以爲調味藥。然經方味惡而不用甘草者亦多。豈無須調味乎。惟吉益氏藥徵以爲主治急迫。庶幾近之。」

凡急性傳染病。多有秩然一定之經過。謂之病型。自傳染至發病。曰潛伏期。始見病證。猶未能斷定其所染是何種病菌。此時曰前驅期。更進而至進行期。乃見該病特有之證狀焉。前驅期之證候。常爲惡寒發熱頭痛骨楚等。是卽仲景所謂太陽病也。西醫於前驅期殊無治法。不得不聽疾病自然進行。必待確知其所染是何種病菌。乃施行其所謂根治法。然而傳染病之無法根治者。十猶八九。國醫固不知病菌爲何物。然病在太陽時。卽有種種治法。桂枝湯是其一也。病之較輕者。卽可愈於太陽期。古人有言。上工治未病。西醫不得不讓吾高出一頭。且由此可知病菌非絕對的病原。殺菌亦非治傳染病之惟一方法。何以言之。若使前驅證因菌毒而發。何以但解太陽。菌毒卽不復爲害。若使傳染病因病菌而生。何以不殺菌亦能愈病。夫國醫不殺菌而愈病是事實。雖西醫不能加以否認。然則病菌也者。必先病而後菌肆其毒。病解則菌亦不足爲患。故曰病菌非絕對的病原。殺菌非治傳染病之惟一方法也。

漢晉權量。與今不同。諸家考據。亦甚有出入。林億以古三兩爲一兩。古三升爲一升。李平湖謂古之一兩。今用一錢可也。古之一升。即今之二合半也。張景岳以古一兩爲六錢。古一升爲三合三勺。徐洄溪謂漢晉升斗權衡。以今較之。不過十分之二。王樸莊謂古方凡云一兩。準今七分六釐。凡云一升。準今六勺七抄。吉益東洞謂古之一兩。不過今之二錢。目古之一升。今一合五勺也。小島學古謂仲景之一兩。當今之三分四釐八豪。一升。今之一合一勺強。章太炎先生平諸漢錢而計之。武帝三銖錢最重。一兩當今之五錢一釐一豪。王莽貨泉最輕。一兩當今之三錢四釐八豪。又以王莽大泉寸法。計漢之一斗。當今之一升四合六勺強。以王莽貨泉寸法。計漢之一斗。當今之一升八合三勺強。今從章先生所考而折取其中。則漢之一兩。當今之四錢二釐九豪半。漢之一斗。當今之一升六合五勺也。唐新本草。蘇恭曰。古秤皆複。今南秤是也。後漢以來。分一斤爲二斤。一兩爲二兩。古方惟張仲景。而已涉今秤。若用古秤。則水爲殊少矣。然則桂枝湯桂芍薑各三兩。分爲三服。今當每服用各二錢。三服之水七升。今分三次煮。則每次用水三合八勺半也。桂枝去皮。謂去其外層虛軟甲錯之皮耳。若內層赤色堅實之皮。則氣味俱出於此。不可去。去之卽無用矣。陶氏本草序例云。凡湯酒膏藥舊方皆云㕮咀者。謂秤畢擣之如大豆。又使吹去細末。張景岳云。古人以口嚼藥碎如豆粒而用之。後世雖用刀切而猶稱㕮咀者。其義本此。山田氏云。服法中若病重者。一日一夜服周時觀之。十三字蓋叔和註文誤入正文中也。觀傷寒例可見矣。食禁十五字。後人所加。古無五辛之目。其說蓋出釋氏。酪者獸乳所製。其法本出胡貉。古昔中國人之所不食者。魏晉以來。其法漸入中國。若夫禮記所謂醴酪鹽酪之酪。皆指酢酨言之。非乳漿也。

太陽病。頭痛發熱。汗出惡風。桂枝湯主之。

柯氏云。此條是桂枝本證。辨證爲主。合此證卽用此湯。不必問其爲傷寒中風雜病也。今人鑿分風寒。不知辨證。故仲景佳方置之疑窟。四證中頭痛是太陽本證。

頭痛發熱惡風。與麻黃證同。本方重在汗出。汗不出者。便非桂枝證。淵雷案。柯說是也。統觀仲景書。但教人某證用某方。論中有桂枝證柴胡證之名。可知意在治療。不尙理論。國醫之治療有特長。其理論則多憑空臆造。仲景不尙理論。正是識見勝人處。後人斷斷於風邪寒邪傷衞傷營之辨。而不於病證藥方上著眼對勘。皆非善讀仲景書者。

太陽病。項背强几几。反汗出惡風者。桂枝加葛根湯主之。

成氏云。几几者。伸頸之貌也。動則伸頸搖身而行。項背强者。動則如之。明理論云。几音殊。几。引頸之貌。几。短羽鳥也。短羽之鳥。不能飛騰。動則先伸引其頸爾。項背强者。動亦如之。淵雷案。說文有几字。讀如殊。云。鳥之短羽。飛几几也。此成氏之所本。自後醫家。皆從成讀。然說文之几。所以狀短羽之飛。非所以狀項背之强。且項背强者。不得伸搖。成氏乃謂伸頸搖身。伸引其頭。非也。豳風赤舄几几。毛傳云。几几。絇貌。釋文不出音。則當讀如几案之几。絇者。履頭飾。鄭注士冠禮云。絇之言拘也。以爲行戒。狀如刀衣。鼻在履頭。然則豳風之几几。所以狀絇之强。傷寒論之几几。亦所以狀項背之强。其讀皆當如几案矣。

仲景之法。有一證用一藥。太陽病汗出惡風。桂枝湯證也。而有項背强几几之證。故於桂枝湯中加葛根以治之。項背何故强。因肌肉神經拘急故也。肌肉神經何故拘急。因津液不達。失於濡養故也。肌肉神經遍於全身。津液不達而失養。何故獨見於項背一部。因項背之神經本自稀少。平時津液達於項背者本自不多故也。反汗出惡風之反字當無深意。本條云。項背强几几。反汗出惡風。葛根湯條云。（中篇三十三條）項背强几几。無汗惡風。似項背强者多無汗。故於汗出上著反字。然本論及金匱痙濕暍篇之剛痙條。皆云發熱無汗。反惡寒者。則知反字隨文便。非義例所存。或云反係而字之誤。

桂枝加葛根湯方

葛根（四兩）　麻黃（三兩去節）　芍藥（二兩）　生薑（三兩切）

甘草二兩炙　大棗十二枚擘　桂枝二兩去皮

右七味。以水一斗。先煑麻黃葛根減二升。去上沫。內諸藥。煑取三升。去滓。溫服一升。覆取微似汗。不須啜粥。餘如桂枝法將息及禁忌。臣億等謹按仲景本論太陽中風自汗用桂枝傷寒無汗用麻黃今證云汗出惡風而方中有麻黃恐非本意也第三卷有葛根湯證云無汗惡風正與此方同是合用麻黃也此云桂枝加葛根湯恐是桂枝中但加葛根耳

此方不當有麻黃。林說是也。太陽病汗出者。麻黃在所當禁。成無已本及金匱玉函經並無麻黃。爲是。方中既去麻黃。則煑服法中七味當作六味。先煑下當去麻黃二字。二升下當去去上沫三字。仲景用麻黃葛根。皆先煑。煑麻黃有沫。煑葛根則無沫。又芍藥二兩。可發汗篇作三兩。桂枝二兩。玉函及仲景全書亦作三兩。水一斗。玉函作九升。並是。

方極云。桂枝加葛根湯。治桂枝湯證而項背強急者。淵雷案。項背之肌肉神經強急。由於津液不達。津液卽營養液也。其來源在消化器官。葛根能攝取消化器官之營養液。而外輸於肌肉。故能治項背強急。本草經言葛根能起陰氣。卽輸送津

液之謂。張潔古謂葛根升陽生津。李東垣謂葛根之氣輕浮。鼓舞胃氣上行。生津液。皆體驗有得之言。

葛根與桂枝。皆能發表解肌。惟桂性溫。葛性涼。病之性質。太陽屬寒。陽明屬熱。熱者宜涼。寒者宜溫。故太陽解肌用桂枝。陽明解肌用葛根。東垣以葛根爲陽明經藥。說尚可通。潔古謂太陽初病。不可便服葛根。反引邪氣入陽明。爲引賊破家。則拘迂之論矣。桂枝加葛根湯及葛根湯。皆治項背強。仲景皆言太陽病。是知葛根爲項強之特效藥。太陽病兼見項背強。則於太陽方中加葛根以治之。正如嘔者加半夏。惡寒者加附子。何引賊破家之有。注家有以項背強爲太陽陽明合病者。襲張李之誤也。

太陽病。下之後。其氣上衝者。可與桂枝湯。方用前法。若不上衝者。不得與之。

玉函千金翼。無後字及方用前法四字。得作可。成本亦作可。並是。

凡病證。如桂枝湯之頭痛發熱汗出惡風等。皆非疾病之本體。乃正氣抵抗疾病之現象也。用藥治病。非藥力自能敵病。助正氣以敵病也。正氣者。卽西醫所謂自然療能已。疾病之本體不可知。病證則顯然可知。良醫察其病證。知正氣之欲惡。從而助之以藥力。病證除而疾病去。疾病之本體。雖不問可也。太陽病之證。頭痛項强。鼻鳴乾嘔。可知正氣欲上衝。發熱脈浮。汗出惡風。可知正氣欲外向。欲上衝。則不可抑之使下。欲外向。則不可遏之使內。若用攻下之藥。是爲逆正氣之欲惡。此太陽之所以禁下也。下之而其氣上衝。知正氣驅病之勢。不因下藥而改變。故可仍與桂枝湯。若不上衝者。不可與之。次條云。觀其脈證。知犯何逆。隨證治之可也。

丹波氏云。上衝。諸家未有明解。蓋此謂太陽經氣上衝。爲頭項强痛等證。必非謂氣上衝心也。湯本氏云。氣者。觸於五官而無形。乃一種活動力。此處所謂氣。指神經作用。前條之頭痛是也。淵雷案。古醫書所謂氣。多指臟器之作用。後人有氣分血分之名。氣分謂作用。血分謂實質也。

太陽病三日。已發汗。若吐。若下。若溫鍼。仍不解者。此爲壞病。桂枝不中與之也。觀其脈證。知犯何逆。隨證治之。

三日當活看。非謂二日之後。四日之前也。論中凡言日數者。皆不可泥。太陽病須六七日而罷。若始病三日左右。則猶在太陽時期。本可與桂枝湯。至壞病。則非下後其氣上衝者比。以其桂枝證已罷。故桂枝不中與之。不中與。猶言不當與。不宜與也。

丹波氏云。溫鍼。諸注欠詳。王綸明醫雜著云。問近有爲溫鍼者。乃楚人法。其法鍼於穴。以香白芷作圓餅。套鍼上。以艾蒸溫之。多取效。答古者鍼則不灸。灸則不鍼。未有鍼而加灸者。此後人俗法也。此法行於山野貧賤之人。經絡受風寒致病者。或有效。只是溫經通氣而已。仲景楚人。此豈古溫鍼之遺法耶。

柯氏云。壞病者。卽變證也。若誤汗。則有遂漏不止。心下悸。臍下悸等證。妄吐。則有饑不能食朝食暮吐。不欲近衣等證。妄下。則有結胸痞鞕協熱下利。脹滿淸穀等證。火逆。則有發黃圊血。亡陽奔豚等證。是桂枝證已罷。故不可更行桂枝湯也。桂枝以五味成方。減一增一。便非桂枝湯。非謂桂枝竟不可用。丹波氏云。壞。成氏讀爲古壞切。云爲醫所壞病也。乃似於義不穩。有太陽病爲醫所壞。轉爲少陽。爲陽明者。則不得謂之爲壞病也。巢源云。或已發汗吐下而病證不解。邪熱留於府藏。致令病候多變。故曰壞傷寒。外臺祕要引文仲云。傷寒八九日不差。名爲敗傷寒。諸藥不能消。又引古今錄驗云。傷寒五六日以上不解。熱在胸中。口噤不能言。唯欲飲水。爲敗傷寒。醫所不療。千金方作壞傷寒。所謂敗傷寒。蓋是壞敗之義。卽壞病耳。當互證也。

桂枝本爲解肌。若其人脈浮緊。發熱汗不出者。不可與之也。常須識此。勿令誤也。

此條。趙刻本接上條爲一。今從成本析爲二條。丹波氏云。解肌。解散肌表之邪氣也。言桂枝雖爲解肌之劑。若其人脈浮緊。發熱汗不出者。不可與桂枝湯。當以麻黃湯解散其肌表之邪也。解肌二字。不專屬于桂枝。外臺祕要有麻黃解肌湯葛根解肌湯。名醫別錄麻黃主療云解肌。可以見耳。淵雷案此條言桂枝證麻黃證之鑑別法。在於脈緩自汗與脈緊無汗也。中風汗自出而脈緩。故以桂枝攝歛淺層動脈之弛緩。以芍藥舒放內部之攣急。若汗不出之傷寒。而與桂枝湯。則淺層動脈愈緊張。內部之血管肌肉愈弛緩。又無物以開其汗腺。血液將愈不得達表。汗將愈不得出矣。故脈緊汗不出之傷寒。禁桂枝湯。凡用桂枝葛根之劑。通常謂之解肌。用麻黃者則謂之發汗。然有時麻黃亦稱解肌。丹波氏所引是也。桂枝亦稱發汗。本論云。傷寒發汗解半日許復煩。脈浮數者。可更發汗。宜桂枝湯。又云。太陰病。脈浮者。可發汗。宜桂枝湯。是也。

若酒客病。不可與桂枝湯。得之則嘔。以酒客不喜甘故也。

酒客。謂素常嗜飲之人。病。謂太陽中風也。此條所言。殊不足信。愚嘗治酒客中風。

頭痛發熱。汗出惡風。桂枝證悉具。以本論有酒客不可與桂枝湯之戒。乃書防風蘇葉等俗方與之。明日。病如故。因思本論所以禁用桂枝。謂酒客不喜甘故也。桂枝湯之所以甘。以有甘草大棗故也。甘草大棗旣非桂枝湯之主藥。宜可以斟酌去取。乃於桂枝湯中去草棗。加葛花枳椇子以解酒。應手而愈。其後又遇酒客中風。問其平日是否不喜甘。乃殊不然。遂用桂枝湯原方。仍加葛花枳椇子與之。其病霍然亦愈。又其後遇酒客。則壹用桂枝原方。不復加味。雖愈期有遲速。從無得之而嘔者。因知此條之不足信。不足信。雖仲景亦當刪汰。而況未必仲景原文哉。

喘家作桂枝湯。加厚朴杏子佳。

此條示隨證加藥之例。凡病。有痼疾加以卒病者。當先治其卒病。後乃治其痼疾。此常例也。若因卒病而痼疾加劇。則治卒病時。卽當兼顧痼疾。素常病喘之人。卒病太陽中風。其喘必劇。故於桂枝湯中加厚朴杏子乃佳。

魏荔彤傷寒論本義云。凡病人素有喘證。每感外邪。勢必作喘。謂之喘家。亦如酒客等有一定之治。不同泛常人一例也。淵雷案。喘家與酒客不同。酒客有卒病。多無病酒之證。喘家有卒病。必有喘證。此經驗之事實也。無酒證。則不須加藥。有喘證。然後加厚朴杏子。如其不喘。則猶弗加已。用藥當視證。證不具。則酒客喘家與常人一也。魏氏之說非是。

錢潢傷寒溯源集云。杏子卽杏仁也。前人有以佳字爲仁字之訛者。非也。淵雷案。桂枝加厚朴杏子湯之證。爲桂枝湯證而胸滿微喘。方在太陽中篇。解釋於彼。

凡服桂枝湯吐者。其後必吐膿血也。

此條亦不可信。以實驗言。服桂枝湯。未聞有吐者。以病理言。吐膿血。當爲肺壞疽。肺膿腫。肺結核。胃潰瘍等病。服桂枝湯而吐。絕無造成此等病之理。以是知其不可信矣。

山田氏云。嘔吐二字。因自然使然之分而判。自然者謂之嘔。使然者謂之吐。此古之義也。所謂吐者。有爲而自口內唾棄之之名。如詩大雅柔則茹之。剛則吐之。左傳僖公五年。明德以薦馨香。神其吐之乎。禮記玉藻。父命呼。唯而不諾。食在口則吐之。史記魯世家。周公一飯三吐哺。類可見也。所謂嘔者。有物從腹內黜出之名。如左傳哀公二年。簡子伏弢嘔血。鼓音不衰。漢書嚴助傳。夏月暑時。歐泄霍亂之疾。類可見也。（說文曰歐或作嘔廣韻曰嘔與歐同）故嘔之與吐。猶下之與自下之異。嘔是病證。而吐則非病證也。後世醫家。不學無術。妄謂物出無聲謂之吐。聲物並出謂之嘔。（金鑑）雖然。業既有物而黜出。豈有不爲聲者乎。或謂嘔者有聲無物。吐者吐出食物也。（張介賓景岳全書）果如此說。則嘔與乾嘔。奚以辨之。要之。皆不熟讀古書之故。已古義若斯。然至於仲景氏論中。則既概而混用焉。如腹滿而吐。（二百七十七條）嘔吐而下利。（百七十三條）是也。由此觀之。嘔吐之字。失古義也久矣。雖然。唯謂汗吐下。而不謂汗嘔下。古義猶存耳。再按說文歐字注曰。吐也。或作嘔。漢書西域傳曰。身熱無色。頭痛嘔吐。由是考之。混嘔吐爲一。蓋漢人通爾。不特仲景氏而已。又按方有執注葛根加半夏湯曰。嘔。大吐也。不知如柴胡桂枝湯微嘔。（百五十四條）亦訓爲微大吐乎。哄堂哄堂。

太陽病。發汗。遂漏不止。其人惡風。小便難。四肢微急。難以屈伸者。桂枝加附子湯主之。

發汗之法。當使遍身漐漐微似有汗。不可令如水流離。遂漏不止。即汗出如水流離也。乃發汗太過。或藥不對證之故。凡汗出過多。所致病變有二。曰傷津。曰亡陽。傷津者。血漿被分泌過多。體內營養液因而不足也。亡陽者。體溫放散過多。細胞之生活力因而衰減也。蓋汗液出自血漿。汗出多。則血漿被分泌。而營養液之來源竭矣。細胞之營生活。須賴適當之溫度。故體溫以三十七度爲無病。汗出多。則體溫之蒸散亦多。細胞感溫度不足。其生活力不免衰減矣。然營養液之來源。由於飲食水穀。須經消化吸收分泌種種作用而後成。營此種種作用。仍賴各臟器細胞之生活力。故津傷而陽不亡者。其津自能再生。陽亡而津不傷者。其津亦無後繼。是以良工治病。不患津之傷。而患陽之亡。陽明病之津液乾枯。津傷而陽不亡也。撤其熱。則津自復。少陰病之津液乾枯。陽亡而津不繼也。回其陽。則津自生。

時醫不知此理。一見舌乾。便用石斛養津。可謂不知務矣。（用石斛之弊猶不止此）桂枝加附子湯之證。傷津而兼亡陽也。仲景則囘其陽而已。不養其津。學者當深長思之。汗漏不止。其人惡風者。桂枝證仍在也。小便難。是傷津之證。水分盡泄於皮膚。則無以下輸於膀胱也。四肢微急。難以屈伸。是亡陽之證。而其理稍隱。蓋微急難以屈伸。因四肢之運動神經失養之故。神經所以失養。因津液缺乏。不能輸達於四肢之故。輸達津液。亦須有相當之體溫。以鼓動細胞之生活力。體溫之來源在內臟。四肢距內臟最遠。體溫最難達到。故病至逆冷。必先從四肢之末端始。古人心知此理。故以四肢之溫涼。候體溫之盈絀。而謂四肢爲諸陽之本。其實四肢非體溫之策源地也。今津傷而陽又亡。則體溫最難達到之處。津液亦最難輸達。是以病變不在他處而在四肢。故曰。四肢微急。難以屈伸。是亡陽之證也。又通常所謂亡陽者。其人汗出如雨。脈細如絲。手足逆冷。神色萎悴。急者三四小時可以致命。西醫謂之虛脫。必注射强心劑。若是者。宜四逆湯附子乾薑湯之類。非桂枝加附子湯所治也。愚於此條亦云亡陽。乃因文字上便利。與虛脫之亡陽。實輕重不侔。
嚴格言之。則當曰陽虛。

桂枝加附子湯方

桂枝三兩去皮　芍藥三兩　甘草二兩炙
生薑三兩切　大棗十二枚擘　附子一枚炮去皮破八片

右六味。以水七升。煑取三升。去滓。溫服一升。本云桂枝湯。今加附子。將息如前法。

趙刻本甘草作三兩。今從玉函改。

方極云。桂枝加附子湯。治桂枝湯證而惡寒。或支節微痛者。

淵雷案。此方以桂枝湯暢血運。歛汗漏。以附子恢復細胞之生活力。卽所謂囘陽。所謂溫經也。附子爲興奮强壯藥。能興奮全身細胞之生活力。起機能之衰弱。救體溫之低落。李氏綱目引虞摶云。附子稟雄壯之質。有斬關奪將之氣。能引補氣藥行十二經。以追復散失之元陽。引補血藥入血分。以滋養不足之眞陰。引發散藥開腠理。以驅逐在表之風寒。引溫暖藥達下焦。以祛除在裏之冷濕。案細胞生活力之作用。各隨其所屬臟器而異。附子之效。若非興奮全身細胞之生活力。豈能無所不至。如虞摶所言乎。凡興奮之藥。皆具刺激作用。附子自不能獨異。然西藥之興奮劑。其刺激限於局部。故功效特準確。流弊亦滋多。西醫習用之强心劑。乃專於刺激心臟。使張縮加强加速。不知病至心臟衰弱。脈微欲絕者。其津液無有不涸。細胞之原漿無有不損。是不但陽虛。其陰亦傷矣。今乃刺激心臟。使勉强興奮。譬猶無膏之火。煽之使熖。無源之水。激之使行。雖能取效當前。不旋踵而竭熄耳。故所見注射强心劑者。結果俱不良。惟附子則不然。其刺激普及於全身細胞。使各臟器平均興奮。則津液同時滋生。原漿不致竭絕。故一度刺激之後。絕無衰弱反應。然陰虛之甚者。獨任附子。危險亦甚。蓋原漿雖由生活力以滋生。生活力亦藉原漿以發動。此卽陰陽互根之理。若原漿虧損已甚。遽用附子刺激其生活力興奮一起。陰津未及滋生。先有竭涸之虞。必須大劑養陰藥。引之以附子。或有萬一之望耳。以上所論。因附子而暢發其義。至桂枝加附子湯之證。本不甚劇。不過津液略傷。陽氣微損而已。若眞正傷津亡陽。又非此湯之所主矣。又此條藥證相對。絲絲入扣。汗漏者桂枝芍藥附子所主。惡風者附子桂枝生薑所主。小便難者。桂枝附子所主。四肢微急難以屈伸者。附子芍藥甘草大棗所主。學者於此等處。最宜體味。

本事方云。有一士人。得太陽病。因發汗。汗不止。惡風。小便澀。足攣曲而不伸。予診其脈。浮而大。浮爲風。大爲虛。予曰。在仲景方中。有兩證大同而小異。一則小便難。一則小便數。用藥稍差。有千里之失。仲景第七證云。太陽病。發汗。遂漏不止。其人惡風。小便難。四肢微急。難以屈伸者。桂枝加附子湯。十六證云。傷寒脈浮自汗出。小便數。心煩。微惡寒。脚攣。反與桂枝。欲攻其表。此誤也。得之便厥。咽中乾煩躁吐逆。一則漏風小便難。一則自汗小便數。或惡風。或惡寒。病各不同也。予用第七證桂枝加附子湯。三啜而汗止。佐以甘草芍藥湯。足便得伸。淵雷案。許氏所謂第七證者。卽本條。所謂第十六證者。下文三十一條是也。三十一條當主何方。尙難論定。許氏以小便難。小便數。惡風惡寒。辨其異。亦不足據。至謂脈浮大為風為虛。則因襲陳言。於審證用藥上無所取。則學者但觀其篤守仲景法。取效神速。斯可矣。

太陽病下之後。脈促胸滿者。桂枝去芍藥湯主之。（促一作縱）

本論中言脈促者。太陽中篇云。太陽病桂枝證。醫反下之。利遂不止。脈促者。表未解也。太陽下篇云。太陽病。下之。其脈促。不結胸者。此為欲解也。與此條而三。皆太陽誤下所致。觀乎表未解也。此為欲解也云云。可知促脈雖因誤下。其變壞則不甚也。何謂促。王叔和云。脈來數。時一止復來。名曰促。促為陽盛。（辯脈法脈經同）叔和又言桂枝下咽。陽盛則斃。（傷寒例）然此條脈促而用桂枝。則叔和之說。自相矛盾。於是錢氏顧氏從而彌縫之。錢氏云。脈促者。非脈來數時一止復來之促也。卽急促。亦可謂之促也。顧憲章傷寒溯源集云。促有短促之義。然急性病汗下之後。無論誤治與否。若藥力太暴者。其脈於一日半日間往往有間歇。則汗下後脈促是事實。促仍當爲促結代之促也。凡促結代之脈。或因心臟張縮自有間歇。或因心臟衰弱。不能充分噴射血液於橈骨動脈之故。

誤下而變壞甚者。則爲結胸痞鞕。今但胸滿。知變壞尚輕。惟脈促胸滿。而主桂枝去芍藥湯。似藥證不相對。意者芍藥能擴張內臟間之血管。引起充血。胸滿則胸部業已充血。故不宜芍藥歟。湯本氏云。太陽病。下之後。其氣上衝者。與桂枝湯。太陽病。下之後。脈促胸滿者。桂枝去芍藥湯主之。其間自有差別。蓋雖經誤治。而腹力未至脫弱。直腹筋尚攣急者。與桂枝湯。不去芍藥也。若誤下而腹力脫弱。直腹筋不復攣急者。與桂枝去芍藥湯也。

桂枝去芍藥湯方

桂枝三兩去皮　甘草二兩炙　生薑三兩切　大棗十二枚擘

右四味。以水七升。煑取三升。去滓。溫服一升。本云桂枝湯。今去芍藥將息如前法。

方極云。桂枝去芍藥湯。治桂枝湯證而不拘攣者。方機云。胸滿。無拘急之證者。桂枝去芍藥湯主之。若有喘而胸滿。或痛。或脅下痞鞕等證者。非此湯之所知也。

若微惡寒者。桂枝去芍藥加附子湯主之。

趙刻本無惡字。今據成本玉函補。此承上條而言。若不但脈促胸滿。又微覺惡寒者。則是造溫機能衰減。故於前方加附子。

桂枝去芍藥加附子湯方

桂枝三兩去皮　甘草二兩炙　生薑三兩切　大棗十二枚擘　附子一枚炮去皮破八片

右五味。以水七升。煑取三升。去滓。溫服一升。本云桂枝湯。今去芍藥。加附子。將息如前法。

方極云。桂枝去芍藥加附子湯。治桂枝去芍藥湯證而惡寒者。

太陽病。得之八九日。如瘧狀。發熱惡寒。熱多寒少。其人不嘔。清便欲自可。

一日二三度發。脈微緩者。爲欲愈也。脈微而惡寒者。此陰陽俱虛。不可更發汗更下更吐也。面色反有熱色者。未欲解也。以其不能得小汗出。身必痒。宜桂枝麻黃各半湯。

清便欲自可。玉函千金翼俱作清便自調。本論欲字當衍。釋名云。圊。清也。至穢之處。宜常修治。使潔清也。案圊卽廁所。本論中清便清穀清血。俱係圊字之假借。清便。謂大小便也。此條自條首至二三度發。爲總冒。以下分作三段。脈微緩二句爲第一段。自脈微而惡寒。至更吐也。爲第二段。自面色以下爲第三段。分釋如下。

動脈血管有兩種神經。一司擴張。一司收縮。太陽病之始。淺層動脈收縮而不擴張者。爲傷寒。擴張而不收縮者。爲中風。其後兩種神經交互興奮。則血管時而擴張時而收縮。當其擴張時。熱血達表。則不惡寒而但發熱。當其收縮時。肌表不得血。則復惡寒。是卽往來寒熱之少陽病。今得病八九日。正當少陽期。如瘧狀發熱惡寒。亦似少陽之往來寒熱。然少陽當有嘔證。今其人不嘔。明非少陽也。病亦有不經過少陽。由太陽逕傳陽明者。則八九日正當陽明期。然陽明當惡熱。今則惡寒。陽明當有裏證。今則清便自可。明非陽明也。若是者。皆因桂枝證經日失治。故八九日尚未全愈。又因本屬不傳之病。故始終太陽。不傳爲少陽陽明。其時淺層動脈時時收縮。可知時時閉汗。故不宜專任桂枝。亦須兼用麻黃。病既向愈。故藥劑宜小。若是者。本條之桂麻各半。二十七條之桂二麻一。二十九條之桂枝二越婢一。可以擇而用之。

微脈是起落不甚分明之脈。緩脈是寬輭之脈。雖一日二三度惡寒發熱。而其脈微緩。則知氣血不復外趨於肌表。氣血不外趨。卽太陽不復病。故爲欲愈。可以弗藥。

若脈微而惡寒不已。則知惡寒由於體溫不足。非因淺層動脈收縮之故。凡體溫低落者。同時心臟必衰弱。則知脈微由於心臟衰弱。非因氣血內斂之故。且心臟衰弱者。其血必少。血少爲陰虛。體溫不足爲陽虛。陰陽俱虛。卽不可發汗吐下。宜桂枝加附子湯附子湯之類溫之矣。

若面有潮紅之熱色。則鬱積之體溫。未能自散。故爲未欲解。然其熱已微。汗液亦已分泌而停於汗腺之末稍。但以未能排出皮膚。故令皮下作痒。則宜桂麻各半湯。小發其汗。劉棟删以其至必痒十一字。云語意不通。故删之。

黃炫活人大全云。或問經言用藥。有言可與某湯。或言不可與。又有言宜某湯。及某湯主之。凡此數節。旨意不同。敢問。曰傷寒論中一字不苟。觀是書片言隻字之間。當求古人之用意處。輕重是非。得其至理。而後始可言醫矣。所問有言可與某湯。或言不可與者。此設法禦病也。又言宜某湯者。此臨證審決也。言某湯主之者。乃對病施藥也。此三者。即方法之條目也。淵雷案。凡言某湯主之者。方證相對。決然無疑之詞也。病證萬變。而傷寒金匱所載經方。不過三百首。以有限之方。禦無窮之病變。則方與證有時而不能恰合。於是擇其比較最切近者用之。則曰宜某湯。證候有疑似。方藥有宜忌。權衡決擇。定其去取。則曰可與不可與。黃氏所云。殊不了了。

桂枝麻黃各半湯方

桂枝一兩十六銖去皮　芍藥　生薑切　甘草炙

麻黃各一兩去節　大棗四枚擘　杏仁二十四枚湯浸去皮尖及兩仁者

右七味。以水五升。先煮麻黃一二沸。去上沫。內諸藥。煮取一升八合。去滓。溫服六合。本云。桂枝湯三合。麻黃湯三合。併爲六合。頓服。將息如上法。

臣億等謹按桂枝湯方桂枝芍藥生薑各三兩甘草二兩大棗十二枚麻黃湯方麻黃三兩桂枝二兩甘草一兩杏仁七十箇今以算法約之二湯各取三分之一卽得桂枝一兩十六銖芍藥生薑甘草各一兩大棗四枚杏仁二十三箇零三分枚之一收之得二十四箇合方詳此方乃三分之一非各半也宜云合半湯

方極云。桂枝麻黃各半湯。治桂枝湯麻黃湯二方證相半者。

尾臺榕堂類聚方廣義云。中風傷寒。棄置涉日。或發汗後。邪氣猶纏繞不去。發熱惡寒。欬嗽。或渴者。宜撰用已下三方。案謂桂麻各半湯桂二麻一湯桂枝二越婢一湯也

又云。瘧疾。熱多寒少。支體惰痛者。五七發後。擇桂枝二麻黃一湯。桂枝麻黃各半

湯。先其時溫覆。大發其汗。則一汗而愈。若渴者。宜桂枝二越婢一湯。三方皆截瘧之良劑。

又云。痘瘡熱氣如灼。表鬱而見點難。或見點稠密而風疹交出。或痘起不脹。喘欬咽痛者。宜桂枝麻黃各半湯。

淺田宗伯勿誤藥室方函口訣云。此方可活用於外邪之壞證。類瘧。勿論已。其他發風疹而痒痛者。宜之。一男子。風邪後腰痛不止。醫謂為疝。療之其痛益劇。一夕。服此方發汗。脫然而愈。

淵雷案。漢晉以二十四銖為一兩。藥秤一兩。當今之二錢一釐五毫弱。則一銖當今之八釐四毫弱。此方分三服。則每服用桂枝一錢許。芍藥生薑甘草麻黃各七分許。大棗一枚而強。杏仁八枚。合計不過四錢有零。猶弗藥而已。若用以截瘧。用以治痘瘡。其劑量當加重。否則不效。

太陽病。初服桂枝湯。反煩不解者。先刺風池風府。卻與桂枝湯。則愈。

太陽病。謂中風也。中風服桂枝湯。藥證相對。其病當解。今不解而加煩。故曰反。此非桂枝湯之不當。乃病勢重。藥力輕。杯水不熄車薪故也。太陽病。以氣血上衝。有頭項强痛之證。故先刺頭項部之經穴。平其充血。甲乙經云。風池二穴。在顳顬後。髮際陷中。足少陽陽維之會。風府一穴。在項髮際上一寸。大筋中宛宛中。督脈陽維之會。

此條以刺法助藥力。然不刺而但服桂枝。亦能取效。刺之則效較速而已。吉益氏薈萃仲景之方證。以爲類聚方。於原文之當刪。及可指摘者。皆方矩其外。以域之。類聚方於此條。域先刺風池風府一句。知東洞遇此證時。不用刺法矣。雉間煥云。煩者。苦悶之謂。而是瞑眩也。雖瞑眩。病未得除。故又用桂枝湯也。案以煩爲服藥之瞑眩。亦明其不必刺耳。

服桂枝湯。大汗出。脈洪大者。與枝桂湯。如前法。若形似瘧。一日再發者。汗出必解。宜桂枝二麻黃一湯。

醫宗金鑑云。服桂枝湯。大汗出。病不解。脈洪大。若煩渴者。則爲表邪已入陽明。是白虎湯證也。今脈雖洪大而不煩渴。則爲表邪仍在太陽也。丹波氏云。脈洪大者。玉函作若脈但洪大者。有但字可見其無他證也。淵雷案。汗出是桂枝白虎共有之證。洪大是白虎獨有之脈。惟白虎尙有其主要證煩渴。今汗出脈洪大而不煩渴。與桂枝。則對證不對脈。與白虎則對脈不對證。是二湯者。皆非的當之劑也。仲景竟與桂枝。不從其脈之洪大。而從其證之不煩渴。可知診治之法。證重於脈矣。且煩渴與否。可以問而知。不可以切而得也。近時某名醫治病。不許病人自訴證狀。以示脈法之神。亦異於仲景矣。

桂二麻一湯之證。與各半湯略同。形似瘧。一日再發。卽如瘧狀。發熱惡寒。熱多寒少。一日二三度發也。彼云。其人不嘔。清便自可。此不言者。省文也。惟此條得之大汗之後。則桂枝證多於麻黃證。故增桂枝之量爲桂二。大汗之後而形似瘧。則淺層血管乍張乍縮。當其縮時。必復閉汗。故仍須麻黃以發之。

桂枝二麻黃一湯方

桂枝一兩十七銖去皮　芍藥一兩六銖　麻黃十六銖去節　生薑一兩六銖切

杏仁十六箇去皮尖　甘草一兩二銖炙　大棗五枚擘

右七味。以水五升。先煑麻黃一二沸。去上沫。內諸藥。煑取二升。去滓。溫服一升。日再服。本云桂枝湯二分。麻黃湯一分。合爲二升。分再服。今合爲一方。將息如前法。臣億等謹按桂枝湯方桂枝芍藥生薑各三兩甘草二兩大棗十二枚麻黃湯方麻黃三兩桂枝二兩甘草一兩杏仁七十箇今以算法約之桂枝湯取十二分之五即得桂枝芍藥生薑各一兩六銖甘草二十銖大棗五枚麻黃湯取九分之二即得麻黃十六銖桂枝十銖三分銖之二收之得十一銖甘草五銖三分銖之一收之得六銖杏仁十五箇九分枚之四收之得十六箇二湯所取相合即共得桂枝一兩十七銖麻黃十六銖生薑芍藥各一兩六銖甘草一兩二銖大棗五枚杏仁十六箇合方

方極云。桂枝二麻黃一湯。治桂枝湯證多。麻黃湯證少者。

淵雷案。此湯分爲二服。則每服得桂枝二十銖二分銖之一。麻黃八銖。芍藥生薑各十五銖。甘草十三銖。大棗二枚二分枚之一。杏仁八箇。桂枝麻黃各半湯分爲三服。則每服得桂枝十三銖三分銖之一。麻黃芍藥生薑甘草各八銖。大棗一枚

三分枚之一。杏仁八箇。是二方每次所服。麻杏同量。而此方之桂芍薑草棗。多於桂麻各半湯約各一倍。故彼名各半。此名桂二麻一也。二方藥量本微。其所出入。則微之又微。於此可悟藥量隨證輕重之法。固不必執泥古方定量以禦病也。

服桂枝湯。大汗出後。大煩渴不解。脈洪大者。白虎加人參湯主之。

太陽病。發汗而大汗出。其變不一。遂漏不止。惡風。小便難。四肢微急者。桂枝加附子湯主之。（二十二條）脈但洪大。無他證者。仍與桂枝湯。（二十七條）脈浮數而煩渴者。五苓散主之。（七十四條）脈洪大而大煩渴者。白虎加人參湯主之。白虎湯及白虎加人參湯之證。皆屬陽明病。欲知陽明之病理。須先知二方之證候。欲知人參白虎之證。又須先知白虎之證。顧本論中用白虎湯者三條。（百八十四條二百二十八條三百五十四條）證候殊不完具。用人參白虎者四條。（本條及百七十六條至百七十八條）脈經千金千金翼外臺祕要。俱以為白虎湯。然則本論中之人參白虎證。實為白虎證。而人參白虎證乃不具也。凡白虎證。其人壯熱。汗出。不惡寒。反惡熱。脈洪大滑數。脣舌乾燥。煩渴欲引冷者是也。或有手足冷。背微惡寒者。則爲例外。然按其胸腹。仍必灼熱。若白虎證而心下痞鞕者。人參白虎所主也。

體溫之造成。因體內炭水化物脂肪等。遇養氣而分解化合。發生燃燒故也。分解化合愈亢盛。則體溫之造成愈多。反之。體溫愈高。則分解化合亦愈亢盛。故太陽病發熱不已。必致造溫機能亢盛。造溫機能亢盛之極。皮膚雖盡量放散。而體溫之去路。仍不能敵其來源。於是身熱汗出。不惡寒。反惡熱。是卽所謂陽明病矣。病陽明者。所放散之體溫。比健康人多一倍半。乃至二倍。而造成之體溫。有比健康人多至三倍者。故汗出雖多。身熱反壯。熱壯則心房之張縮强而速。故脈洪而數。淺層動脈擴張。使熱血得充分達於肌表。以放散體溫。故脈大而滑。藏府受高溫之熏灼。故煩。汗出不已。且新陳代謝亢盛。則津液之消耗多。腸胃得高溫。反致消化不良而不能食。則津液之來源少。是卽津傷而陽不亡之病。因其津傷。唾腺粘膜不能如常分泌。故脣舌乾燥而渴。

新陳代謝之機能愈亢盛。則熱度愈高。熱愈高。則新陳代謝愈亢盛。二者迭爲因果。一往不返。是成陽明白虎證。惟胃腸之消化機能。則與新陳代謝不同。須有適當溫度而後可。過寒過熱。皆足以阻滯消化。消化阻滯則不能食。不能食而强食之。則養身之食物。一變而爲害身。然其時消化雖阻滯。不過因體溫過高過低之故。胃腸之本體固不病也。胃腸不病。對於害身之食物。必起救濟作用。思所以排除之。於是在胃則吐。在腸則利。故胃熱則食入卽吐。胃寒則朝食暮吐。腸熱則協熱下利。腸寒則太陰下利。以此知消化機能不因熱高而亢盛也。

以上所論白虎證。爲陽明病之一種。其別一種。有燥屎結於大腸者。須用承氣湯下之。醫家或稱白虎證爲陽明經病。承氣證爲陽明腑病。蓋經病之主證爲壯熱。是全身證狀。腑病之主證爲腹滿痛。不大便。偏重局部證狀。故以經腑分之。經病不愈。往往進而爲腑病。故陽明之經病腑病。是先後二級。非若太陽之中風傷寒。是平列兩種。腑病詳陽明篇中。

白虎加人參湯方

知母六兩　石膏一斤碎綿裹　甘草炙二兩　粳米六合　人參三兩

右五味。以水一斗。煑米熟湯成去滓。溫服一升日三服。

煑服法似有脫文。外臺云。右五味。切以水一斗二升。煑米熟。去米。內諸藥。煑取六升。去滓。溫服一升。日三。

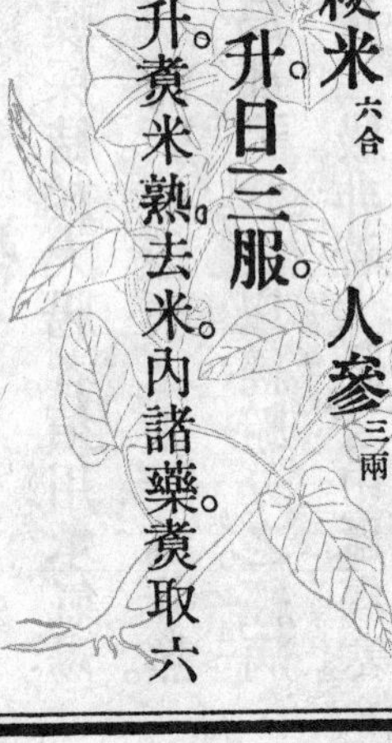

活人辨疑云。化斑湯。即本方 治赤斑口燥煩渴中暍。

徐同知方云。人參白虎湯。治伏暑發渴。嘔吐身熱。脈虛自汗。如伏暑作寒熱未解。宜和五苓散同煎服。

保赤全書云。人參白虎湯。治盛暑煩渴。痘出不快。又解痲痘斑疱等熱毒。

方極云。白虎加人參湯。治白虎湯證而心下痞鞕者。

龜井魯道載病因備考云。消渴經年。雖五十以上。間有得治者。白虎加人參湯主之。世醫多以此病爲難治。畏石膏故也。湯本氏云。糖尿病。多宜石膏劑者。然不必本方之主治也。

類聚方廣義云。白虎加人參湯。治霍亂吐瀉之後。大熱煩躁。大渴引飲。心下痞鞕。脈洪大者。

又云。治消渴。脈洪數。晝夜引飲不歇。心下痞鞕。夜間肢體煩熱更甚。肌肉日消鑠者。

又云。治瘧病。大熱如煆。讝語煩躁。汗出淋漓。心下痞鞕。渴飲無度者。

淵雷案。觀以上諸家之說。則白虎加人參湯。可以治斑疹。可以治日射病。可以治痘瘡痲疹。可以治糖尿病尿崩症。可以治霍亂。可以治瘧。所治之病至不一。然其證候。則壹是皆大熱煩渴。脈洪汗出。心下痞鞕也。抑人參白虎所治。豈特以上數病而已。凡有大熱煩渴。脈洪汗出。心下痞鞕之證者。不問何病。人參白虎悉治之。學者須知病之與證。實不相蒙。研究病理。當從病。或從其病竈。或從其病菌。或從其所中之毒。西醫所論詳矣。商量治療。當從證。有自覺證。有他覺證。望聞問切。及按腹所得。仲景所論是矣。國醫多以證候爲病名。其病名既不當。故古醫書之以病分類者。其說愈煩。則其失愈遠。以其不知病竈病菌。而妄談病理故也。西醫近日之趨勢。似欲每病得一特效藥。然藥之特效於病者。至今絕少。以其不知審證。而妄冀治療故也。愚以爲理論當從西醫之病名。治療當宗仲景之審證。聖人復起。不易斯言。

白虎湯之主藥。爲石膏知母。知母解熱生津。治陽明病陽盛津傷。最爲適當。石膏係硫酸鈣之含水結晶體。有鹼性反應。其治效當與西藥之諸鈣鹽類似。約而言之。胃腸內發生過賸之酸液時。用鈣鹽爲制酸劑。或慢性胃腸加答兒。粘液分泌過多。沈澱而蔽其粘膜。阻礙其消化吸收時。用鈣鹽類溶解之。此皆作用於胃腸。古人以石膏爲淸胃藥。有以也。新陳代謝疾患。如糖尿病等。血液有酸性反應時。用鈣鹽類中和之。勞動過度。亞砒酸及燐之中毒。或熱性傳染病之經過中。體內發生乳酸時。亦爲鈣鹽類之適應症。此外又有止血消炎鎭靜强心强壯諸作用。

惟鹼性土類。內服後最難吸收。西醫嘗以此疑石膏之無用。今則試用而得效。已不持此論矣。國醫用石膏。則以脣舌乾燥。小便赤濁。煩渴引飲。爲標準。若病屬陰證。腹中覺冷。或下利者。忌之。用粳米者。殆因傷津之故。蓋以知母石膏淸其熱。恢復其胃腸之機能。而以粳米滋養之也。合知母石膏粳米甘草。治大熱汗出脈洪煩渴。是爲白虎湯。若因胃機能衰弱。致心下痞鞕者。則加人參。人參主胃機能衰弱。其證候爲心下痞鞕。亦能起新陳代謝機能之衰減。然宜於急性病。不宜於慢性病。俗醫以爲人參大補元氣者。謬也。愚之經驗。凡常用諸方有人參者。如小柴胡瀉心理中等。代以太子參。甚效。用黨參則不效。且反致脹滿。

醫史云。呂滄洲治趙氏子。病傷寒十餘日。身熱而人靜。兩手脈盡伏。俚醫以爲死也。弗與藥。翁診之。三部舉按皆無。其舌胎滑。而兩顴赤如火。語言不亂。因告之曰。此子必大發赤斑。周如錦文。夫脈。血之波瀾也。今血爲邪熱所搏。淖而爲斑。外見於皮膚。呼吸之氣。無形可依。猶溝隧之無水。雖有風。不能成波瀾。斑消則脈出矣。

及揭其衾。而赤斑爛然。卽用白虎加人參湯。化其斑。脈乃復常。繼投承氣下之。瘉。發斑無脈。長沙所未論。翁蓋以意消息耳。淵雷案。此案所敍證候。惟身熱。兩顴如火。似白虎證。其他並無宜用白虎之標準。然用人參白虎而瘉。可知必有白虎證。而呂氏不言。蓋亦幸中耳。其論發斑脈伏。尤臆斷可笑。

病因備考云。一男子。年六十餘。鼻不聞香臭者四年。來請治。余曰。病已積年。藥無益也。翁曰。某自少壯。卽苦氣易上逆。幸得治逆氣足矣。余乃漫然作參連白虎湯（卽人參白虎加黃連）與之。六十餘日。忽聞香臭。既而平復。湯本氏云。鼻疾患多石膏劑之證。宜注意焉。

生生堂治驗云。艸廬先生。年七旬。病消渴。引飲無度。小便白濁。周殫百治。疲瘁日加。舉家以爲莫愈。病人亦囑後事於乃弟矣。會先生（中神琴溪也後放此）診之。脈浮滑。舌燥裂。心下鞕。曰。可治也。迺與白虎加人參湯。百餘貼而全愈。

太陽病。發熱惡寒。熱多寒少。脈微弱者。此無陽也。不可發汗。宜桂枝二越

婢一湯。

山田氏云。無陽當作亡陽。亡字讀爲武夫切。則通有無之無。此所以致斯誤也。夫所謂陽者。指元氣言之。（案即細胞之生活力）人之所藉而運用營爲者。表裏上下左右前後。其活潑溫暖。咸是一元氣之發也。人苟無此氣。則死矣。猶天之有太陽。而四時行焉。百物生焉。體中之物莫貴焉。故謂之陽也。非指表指熱之陽也。故論中唯有亡陽。而無亡陰。素問所謂陽氣若天與日。失其所則折壽不彰者。便是也。後世注家。乃有汗多亡陽。下多亡陰之說。雖然。如桂枝去芍藥加附子湯證。下後微惡寒者。其可謂之亡陰乎。不深考而已。惟過汗則多亡表中之陽。過吐下則多亡裏中之陽。汗吐下俱過。則併亡表裏之陽。若夫所謂陰陽俱虛者。乃表裏之陽俱亡。所以危急也。此條熱多寒少句下。當有一日二三度發脈浮緊者可更發汗也若之十六字。一說云。宜桂枝二越婢一湯八字。宜移至熱多寒少句下而看。非有脫簡。文法乃爾。余謂此誠然。然而詳考全論。凡若此之處。必有分界之可察存焉。桂枝麻黃各半湯條以也字分之。小青龍湯條以服湯字分之。麻黃湯條以服藥字分之。四十八條茯苓桂枝白朮甘草湯條以脈沈緊分之。六十九條當云以發汗則三字分之皆是也。今此條絕無分界之可察。則其爲闕文無疑矣。

丹波元堅傷寒論述義云。桂枝麻黃各半湯。桂枝二麻黃一湯。桂枝二越婢一湯。皆表虛經日不愈。以致邪鬱者也。其證輕重不均。故有三方之設。蓋桂枝證失汗數日。邪鬱肌肉。故熱多寒少。其滯稍深。故如瘧狀。發作有時。但本是表虛。故有嫌麻葛之發。今則鬱甚。有桂枝之力不能及者。是以酌量麻桂二方。言日二三發者。其邪稍重。言日再發者。其邪稍輕。不言發數者。其邪尤重。且桂枝二越婢一。其力緊。桂二麻一。其力慢。桂麻各半。在緊慢之間矣。此三條。其意互發。各半湯其證特審。他二條則文甚略矣。蓋各半湯條。八九日者。約略言之之辭。而二一條亦冒之。發熱惡寒。熱多寒少。三證疊言。而麻一湯省寒熱。但言如瘧狀。越婢一湯言寒熱。而省如瘧狀。其人不嘔。清便自可。亦二條所蘊。如瘧狀。疑于少陽證。故別以不嘔。

熱多疑于陽明證。故別以淸便自可。一日二三度發。與脈微緩者。文勢一串。故似爲愈候。然照麻一湯。實是表鬱所致。宜接面色反有熱色者看。攷面赤證。參二陽併病面色緣緣正赤。（五十條）及陽明病面合赤色。（二百一十五條）當是表鬱兼裏熱者使然。今但表鬱而有之。故下一反字。不得小汗出者。言得病以來。未曾小小發汗。故致此表鬱。且身痒也。桂二麻一湯證。嘗經大汗。亦是失治。然幸無亡陽之變。亦不轉屬陽明。猶纏滯表分。累日不解。但以其既汗。比之二證。則其鬱爲輕。桂二越婢一湯證。其熱最重。猶麻黃之有大靑龍。假石膏之力。以越散鬱陽。脈微弱者不可發汗者。蓋戒此方之不可輕用。與各半湯之脈微而惡寒大靑龍之脈微弱同例。乃係倒筆法。但此條文甚約。故諸家不察。及今以經釋經。非敢好異也。

淵雷案。越婢湯之主藥麻黃石膏。本爲發汗而設。此條既云脈微弱無陽不可發汗。又云宜桂枝二越婢一湯。似自相牴牾。舊注或作强解。或以爲錯誤。與不得已。今得山田氏小丹波氏之說。遂覺怡然理順。東人之子。未可輕視也。合論三複方。

小丹波之説自佳。蓋太陽上篇自十三條以下。俱論桂枝湯一類之證。故知三複方皆桂枝證經日不愈所致。桂枝證本自汗出。今則時時閉汗。故參以麻黃。若不但閉汗。又有熱盛煩渴之證者。則用石膏。爲桂二越婢一。經文雖略。皆從藥測證而可知也。至謂脈微弱三句。係倒筆法。則義雖可通。文理終覺不順。各半湯大青龍湯二條。皆段落分明。文理馴順。此條於不可發汗下。更不著一語。逕接宜桂枝二越婢一湯。以文法論。不當如此倒裝。山田氏以爲有闕文。蓋近是。

桂枝二越婢一湯方

桂枝（去皮）　芍藥　麻黃　甘草（各十八銖炙）

大棗（四枚擘）　生薑（一兩二銖切）　石膏（二十四銖碎綿裹）

右七味。以水五升。煑麻黃一二沸。去上沫。內諸藥。煑取二升。去滓。溫服一升。本云當裁爲越婢湯桂枝湯。合之飲一升。今合爲一方。桂枝湯二分。越婢湯一分。（臣億等謹按桂枝湯方桂枝芍藥生薑各三兩甘草二兩大棗十二枚越婢湯方麻黃二兩生薑三兩甘草二兩石膏半斤大棗十五枚今以算法約之桂枝湯取）

（四分之一。卽得桂枝芍藥生薑各十八銖。甘草十二銖。大棗三枚。越婢湯取八分之一。卽得麻黄十八銖。生薑九銖。甘草六銖。石膏二十四銖。大棗一枚。八分之七棄之。二湯所取相合。卽共得桂枝芍藥甘草麻黄各十八銖。生薑一兩三銖。石膏二十四銖。大棗四枚。合方。舊云桂枝三。今取四分之一。卽當云桂枝二也。越婢湯方。見仲景雜方中。外臺祕要一云起脾湯。）

方極云。桂枝二越婢一湯。治桂枝湯證多。越婢湯證少者。雉間煥云。脚攣急而上衝者。主之。

類聚方廣義云。風濕痛風初起。寒熱休作。支體疼重。或攣痛。或走注腫起者。以此方發汗後。可與加朮附湯。（案卽越婢湯加朮附子也）兼用應鐘散（大黄芎藭本名芎黄散）蕤賓丸（甘遂芒硝芫花商陸吳茱萸本名平水丸）等。

柯氏云。考越婢湯。比大青龍無桂枝杏仁。與麻黄杏子石膏湯同爲涼解表裏之劑。此不用杏仁之苦。而用薑棗之辛甘。可以治太陽陽明合病。熱多寒少而無汗者。猶白虎湯證背微惡寒之類。而不可以治脈弱無陽之證也。

淵雷案。越婢湯見金匱水氣病篇。外臺一名起脾湯。見第十六卷肉極門。彼引千金。有附子。注云。本方無附子。刪繁同。成氏云。胃爲十二經之主。脾治水穀爲卑藏。

若婢。內經曰。脾主爲胃行其津液。是湯所以謂之越婢者。以發越脾氣。通行津液。外臺方一名起脾湯。卽此義也。山田氏云。越婢二字。古來無明解。以予觀之。以其方本得於越國之婢。從而爲名耳。豈有深理耶。白居易詩曰。越婢脂肉滑。奚童眉眼明。又有漢婢燕婢語。並見唐人詩中。可知越婢卽越國之婢矣。

服桂枝湯。或下之。仍頭項强痛。翕翕發熱。無汗。心下滿微痛。小便不利者。桂枝去桂加茯苓白朮湯主之。

成氏云。頭項强痛。翕翕發熱。雖經汗下。爲邪氣仍在表也。心下滿微痛。小便利者。則欲成結胸。今外證未罷。無汗。小便不利。則心下滿微痛。爲停飲也。與桂枝湯以解外。加茯苓白朮。利小便。行留飲也。

徐大椿傷寒類方云。凡方中有加減法。皆佐使之藥。若去其君藥。則另立方名。今去桂枝而仍以桂枝爲名。所不可解。

金鑑云。去桂當是去芍藥。此方去桂。將何以治頭項强痛發熱無汗之表乎。論中有脈促胸滿。汗出惡寒之證。用桂枝去芍藥加附子湯主之。去芍藥者。爲胸滿也。此條證雖稍異。而其滿則同。爲去芍藥可知矣。

吉益猷觀證辨疑云。本作去桂。今從醫宗金鑑去芍藥。歷觀此證。無去桂之理。此因水氣結滯。致心下滿微痛。而頭項强痛。不逐心下之水。則不得外發。故服桂枝湯或下之。而不解也。今加茯苓朮以逐水氣。以桂枝散其滿。去芍藥者。欲令其力專也。凡逐水氣之劑。未嘗有芍藥。以是知其當去矣。

丹波氏云。成注不及去桂之義。但云桂枝湯以解外。則成所注本。無去桂二字歟。若不去桂。而用此方於此證。或有效驗。

尾臺榕堂方伎雜志云。桂枝去桂加茯苓朮湯。去桂二字可疑。太陽篇瓜蒂散條曰。病如桂枝證。頭不痛。項不强。是頭痛項强。本桂枝湯證也。今雖已服桂枝湯。或下之。仍頭項强痛。翕翕發熱不止。是桂枝湯證依然仍在也。何得去桂枝乎。況方劑無去其主藥之理。是故桂枝去芍藥加附子湯。桂枝去芍藥加皂莢湯。桂枝去芍藥加蜀漆龍骨牡蠣湯。柴胡去半夏加栝蔞湯。木防己去石膏加茯苓芒硝湯。此等諸方。其所去加。皆不過臣佐藥。可以證焉。後讀徐靈胎之說。與余意如合符契。益信鄙見之不惑。且觀成無己注。知其所注本必無去桂二字也。

淵雷案。此條去桂之義。前賢辨論甚繁。不能備引。綜而觀之。桂之不當去。諸家無異詞。此外有以去桂爲去芍藥之誤者。金鑑及小吉益氏等是也。有以心下滿微痛爲停飲水氣者。成氏小吉益氏等是也。今考仲景方。凡苓朮並用者。多爲逐水之劑。則心下滿微痛。爲水飲無疑。凡逐水諸方。及汗吐下諸方之駿快者。皆不用芍藥。則芍藥之當去無疑。逐水方多用桂枝。況有頭項强痛。翕翕發熱之表證。則桂枝之不當去。亦無疑。由是言之。此條之證。蓋其人素有水飲。因卒病太陽而引起宿疾。水壅中焦。致令心下滿微痛也。治之以桂枝去芍藥加茯苓朮湯者。蓋臨時禦變。與喘家加厚朴杏子同意。

水飲者。非飲水過多之謂也。生理上毛細動脈管常漏出液狀成分。以滲潤組織。

而供其榮養。是爲淋巴。或名生理的濾出液。此液更吸收組織之代謝產物。自組織腔輸入淋巴管。經淋巴總管。而入大靜脈。還歸血液。有時毛細管之漏出較多。則淋巴管之吸收還流。亦從而亢盛。藉以維持平衡。若毛細管漏出甚多。淋巴管又不能儘量吸收。則停潴於組織或體腔間。此等濾出液所停潴。無論在局部在全身。在內臟。在肌表。西醫統稱爲水腫。其停潴於體腔內臟器間者。卽古人所謂水飲矣。水飲亦有得之出淋巴者。因淋巴管破裂。管內還流之淋巴漏出所致。惟淋巴管中之壓力。遠不及血壓之高。故淋巴管破裂之出淋巴。不若血管破裂時出血之多。破裂處亦較易恢復。

水飲在膈下者。停於骨盈之上。西醫謂之腹水。金匱所謂水走腸間。瀝瀝有聲者也。在膈上者。因膈膜穹起之故。停於膈上四周。西醫謂之胸水。金匱所謂水流在脇下。欬唾引痛者也。此條云心下滿微痛。則是停於膈上也。若水飲之濾出不多。則漸由組織吸收。仍入於淋巴管及毛細血管。其人安然如無病。今無汗而小便不利。則血中水分必充溢。又曾服桂枝湯。則血運暢盛。毛細管之血壓高。其濾出必加多。或經下之。則腸蠕動亢盛。淋巴管被擠壓。管中壓力亦增高。設有破裂之處。淋巴卽漏出不已。而水飲不能自愈矣。

山田氏云。此證本非中風桂枝之證。蓋傷寒麻黃之證。兼停飲者也。稱仍無汗者可見矣。而今不取麻黃。反用桂枝者。何也。心下滿微痛。小便不利。固雖白朮茯苓所得而主。若奪力於發表。則不能專其宣導之功也。

桂枝去桂加茯苓白朮湯方

芍藥三兩　甘草二兩炙　生薑切

白朮　茯苓各三兩　大棗十二枚擘

右六味。以水八升。煮取三升。去滓。溫服一升。小便利則愈。本云桂枝湯。今去桂枝。加茯苓白朮。

從上文所釋。則方名當稱桂枝去芍藥加茯苓白朮湯。方中芍藥。當作桂枝。煮服法中今去桂枝。當作今去芍藥。脈經載此條文。朮上無白字。蘇頌云。古方云朮者。皆白朮也。喜多村傷寒疏義云。朮分赤白。昉見陶弘景本草經集注。所謂赤朮。即蒼朮也。蓋仲景之時。未曾有蒼白之分。素問病能論云。澤瀉朮各十分。本草經亦只稱朮。不分蒼白。此後人所加明矣。

方極云。桂枝去桂加苓朮湯。治桂枝湯證而悸。小便不利。不上衝者。案吉益氏從藥測證。以茯苓主悸。朮主小便不利。桂枝主上衝。故云爾。然與本條之證不相對也。

淵雷案。凡西醫所稱水腫之病。倘不用手術放水。惟有使組織自吸收之。從小便排出體外。然後其病可愈。此本方之所以用苓朮也。別錄云。朮消痰水。逐皮間風水結腫。可知白朮能使組織吸收液體。白朮以吸收之。茯苓以利其小便。則水飲除。而心下滿微痛愈。一面仍用桂枝湯。治頭項强痛。翕翕發熱之表證。去芍藥者。不欲擴張內部之血管也。血管擴張而充血。則水飲之漏出不止矣。

傷寒脈浮。自汗出。小便數。心煩。微惡寒。脚攣急。反與桂枝欲攻其表。此誤也。得之便厥。咽中乾。煩躁吐逆者。作甘草乾薑湯與之。以復其陽。若厥愈足溫者。更作芍藥甘草湯與之。其脚卽伸。若胃氣不和。讝語者。少與調胃承氣湯。若重發汗。復加燒鍼者。四逆湯主之。

金鑑云。是當與桂枝增桂加附子湯。以溫經止汗。今反與桂枝湯。攻發其表。此大誤也。

元堅云。此證不啻表疎。其人陽津素少。故雖桂枝本湯。猶過其當。蓋與少陰直中稍相近似。而不比彼之寒盛。故雖經誤汗。僅須甘薑。而陽回之後。或變胃燥。若其重誤治。則變爲純陰證也。此條本證。次條擬以桂枝增桂加附子者。殊不無疑。何以言之。夫既爲附子所宜。則誤汗便厥之際。不得不逕與四逆。而僅用單味小方。竊恐萬無其理。蓋自汗出。小便數。心煩等證。與傷寒二三日。心中悸而煩。百八條小建中湯證稍同其情。而係從前虛乏。爲邪陵虐者。則亦是小建中所主也。淵雷案。喜多村傷寒論疏義。說與小丹波略同。以爲建中新加六十四條桂枝加芍藥生薑各一兩人參三兩新加湯也之屬所主。
山田氏云。傷寒二字。泛稱疫而言。非太陽傷寒也。脈浮。自汗出。小便數。心煩。微惡寒。脚攣急。卽少陰病。當知其汗出惡寒者。乃與附子瀉心之惡寒汗出者。同爲陽虛之病。故此證雖有脈浮惡寒之似表者。決不可攻表。唯宜以薑附扶陽劑以溫之也。今乃錯認其似表者以發之。故有厥冷咽乾。煩躁吐逆之變。因作乾薑附子湯。以復其陽氣。舊本作甘草乾薑湯。大非也。甘草乾薑湯。治肺痿多涎唾者之方。安能挽囘陽氣將盡者乎。
淵雷案。此條本證。金鑑以爲桂枝增桂加附子湯者。蓋據次條而言。然本宜附子之病。誤表之後。其陽益虛。附子在所必用。今僅用甘草乾薑。復其胃腸局部之陽。乃必無之理。故小丹波喜多村等。以爲本證是建中新加所主。然脈浮。自汗出。小便數。心煩。微惡寒。脚攣急。與二十二條桂枝加附子湯之證。若合符節。何嘗似建中新加之證。且厥冷咽乾。煩躁吐逆。亦非甘草乾薑湯所能勝任。故山田氏改爲乾薑附子湯。由是言之。此條本證。當主桂枝加附子湯。若上衝不劇者。不須增桂。誤表而厥。則與乾薑附子湯。就文字上推求。蓋當如此。惟事實上終有可疑者。桂枝加附子湯之證。誤服桂枝。充其量。不過病不解而已。決不致厥冷咽乾煩躁吐逆耳。蓋桂枝非發汗峻劑。不若麻葛青龍。可以大汗亡陽也。乾薑附子湯方在太陽中篇。

小便數。謂尿意頻數。尿量反少。即二十二條之小便難也。厥。手足冷也。下文云厥愈足溫。可以知矣。咽中乾。陽亡而津不繼也。煩躁吐逆。胃中寒也。凡陰證疊用薑附。陽回之後。往往轉爲胃燥。胃燥。故用調胃承氣湯。譫語本是知識昏蒙之腦病。在急性熱病。則往往因胃不和而譫語。詳見陽明篇。重發汗。則亡其陽。復加燒鍼。則竭其陰。陰陽俱虛。而有四逆證。則用四逆湯。苟無四逆證。雖經發汗燒鍼。不用四逆也。山田氏云。自胃氣不和以下。至四逆湯主之。蓋他條錯亂而入者。删之可也。何以知之。以上文序證。至脚攣急止。而不及胃氣不和等事已。

甘草乾薑湯方

甘草（四兩炙）　乾薑（二兩）

右二味。以水三升。煑取一升五合。去滓。分溫再服。

成本。乾薑下有炮字。

外臺引備急云。療吐逆。水米不下。甘草乾薑湯。

直指方云。甘草乾薑湯。（於本方加大棗一枚）治脾中冷痛。嘔吐不食。

又云。甘草乾薑湯。治男女諸虛出血。胃寒。不能引氣歸元。無以收約其血。

朱氏集驗方云。二神湯。（即本方）治吐血極妙。治男子婦人吐。紅之疾。蓋是久病。或作急勞。損其榮衞。壅滯氣上。血之妄行所致。若投以藕汁生地黃等涼劑治之。必求其死矣。每遇患者。用藥甚簡。每服二錢。水一中盞。煎至五七沸。帶熱呷。空心日午進之。和其氣血榮衞。自然安痊。不可不知。

證治準繩引曹氏必用方云。吐血。須煎乾薑甘草。作湯與服。或四物理中湯亦可。

如此無不愈者。若服生地黃竹茹藕汁去生便遠。淵雷案。吐血有宜溫者。甘草乾薑（須炮黑）湯可也。有宜涼者。朱丹溪葛可久之法可也。今人概用涼潤。固失之。然甘草乾薑亦非一切吐血之特效藥。不可不知。

方極云。甘草乾薑湯。治厥而煩躁。多涎唾者。

方機云。甘草乾薑湯。治足厥。咽中燥。煩躁嘔逆者。吐下後厥逆煩躁。不可如何者。吐涎沫。不欬。遺尿。小便數者。兼用南呂。（即礞石滾痰丸）

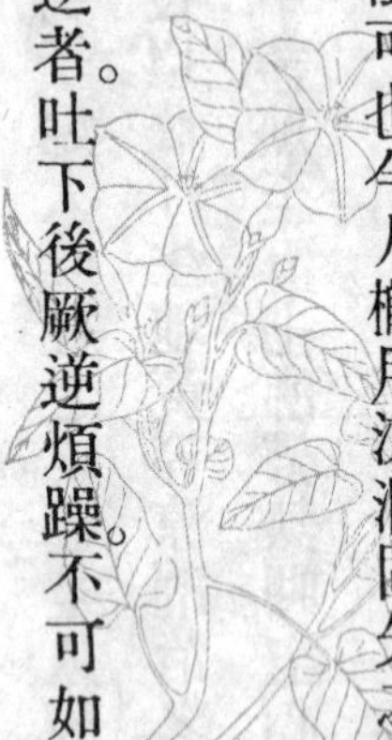

類聚方廣義云。甘草乾薑湯之厥。只是因誤治。一時激動急迫之厥耳。不比四逆湯之下利清穀。四支拘急。脈微大汗厥冷也。甘草倍乾薑者。所以緩其急迫也。觀咽乾煩躁吐逆之證。可以知其病情矣。

淵雷案。乾薑與附子。俱爲純陽大熱之藥。俱能振起機能之衰減。惟附子之效。徧於全身。乾薑之效。限於局部。其主效在溫運消化管。而兼及於肺。故肺寒胃寒腸寒者。用乾薑。體溫低落。細胞之生活力衰減者。用附子。吉益氏藥徵。謂附子主逐水。乾薑主結滯水毒。乃未達一間。蓋機能衰減。則體液之吸收分泌失常。往往結滯而爲水毒。用薑附以振起其機能。則水毒自去。非薑附能逐水也。機能不衰減者。雖有水毒不用薑附。陷胸湯丸十棗湯之屬。最爲逐水峻劑。亦何嘗用薑附哉。

吳遵程方注云。甘草乾薑湯。即四逆湯去附子也。辛甘合用。專復胸中之陽氣。其夾食夾陰。面赤足冷。發熱喘欬。腹痛便滑。外內合邪。難於發散。或寒藥傷胃。合用理中。不便參朮者。並宜服之。眞胃虛挾寒之聖劑也。若夫脈沈畏冷。嘔吐自利。雖無厥逆。仍屬四逆湯。

芍藥甘草湯方

白芍藥　甘草各四兩炙

右二味。以水三升。煑取一升五合。去滓。分溫再服。

玉函。芍藥上無白字。

魏氏家藏方云。六半湯。即本方入無灰酒少許再煎服治熱濕脚氣。不能行步。

朱氏集驗方云。去杖湯。治脚弱無力。行步艱難。友人戴明遠用之有驗。

內科摘要云。芍藥甘草湯。治小腸腑欬。發欬而失氣。

醫學心悟云。芍藥甘草湯。止腹痛如神。脈遲爲寒。加乾薑。脈洪爲熱。加黃連。

古今醫統云。芍藥甘草湯。治小兒熱腹痛。小便不通。及痘疹肚痛。

方極云。芍藥甘草湯。治拘攣急迫者。

方機云。治脚攣急者。兼用應鐘紫圓。（出千金方代赭石赤石脂巴豆杏仁）

類聚方廣義云。芍藥甘草湯。治腹中攣急而痛者。小兒夜啼不止。腹中攣急甚者。亦奇效。

建殊錄云。雲州醫生祝求馬。年可二十。一日忽苦跟痛。如錐刺。如刀刮。不可觸近。衆醫莫能處方者。有一瘍醫。以爲當有膿。刀擘之。亦無效矣。於是迎先生（吉益東洞也建殊錄皆記東洞治驗）診之。腹皮攣急。按之不弛。爲芍藥甘草湯飲之。一服。痛卽已。

生生堂醫談云。城州山崎。一翁。五十餘歲。閒居則安靜。聊勞動則身體痛不可忍。

家事坐廢。殆三十年。醫藥一無驗。來請予。予診之。周身有青筋。放之。迸出毒血甚夥。即與芍藥甘草湯。約十次而復常。任耕稼矣。

痲疹一哈云。赤坂街有伊勢屋喜八者。丙申夏患痲疹。疹後經數十日。自舌本左邊至牙齦。腫痛如刺。又自耳後連左額。痛楚殆不可耐。呻吟發屋。四鄰來進醫。更醫十一人。與芎黃梅肉（梅肉散也梅肉霜梔子霜巴豆輕粉）輩。不知。或緩或急。遷延自若。至戊戌春三月。請予診治。予就診之。舌本强直。且腫痛不能言。妻爲告其苦楚狀。因按其腹。自心下至臍上。腹皮拘急甚。又無它異。迺作芍藥甘草湯飲之。下利日二三行。（案所飲非下劑而下利乃所謂瞑眩也）三日而痛楚減半。二十日所。腫痛全愈。能言語。再詳其腹候。胸腹微滿。時或微痛。時以紫圓下之。每服下利如傾。十日一次。凡五六次。無慮百日所。諸證全治。健食倍故云。

調胃承氣湯方

大黃（四兩去皮清酒洗）　甘草（二兩炙）　芒消（半升）

右三味。以水三升。煮取一升。去滓。內芒消。更上火微煮令沸。少少溫服之。

陽明篇。大黃下無去皮二字。煮服法云。右三味。切。以水三升。煮二物至一升。去滓。內芒消。更上微火一二沸。溫頓服之。以調胃氣。

醫壘元戎云。調胃承氣湯。治實而不滿者。腹如仰瓦。腹中轉矢氣。有燥糞。不大便而讝語。堅實之證。宜用之。

衞生寶鑑云。調胃承氣湯。治傷寒發狂煩躁。面赤脈實。

經驗良方云。調胃承氣湯。治熱留胃中。發斑。及服熱藥過多。亦發斑。此藥主之。

口齒類要云。調胃承氣湯。治中熱。大便不通。咽喉腫痛。或口舌生瘡。

試效方云。調胃承氣湯。治消中。渴而飲食多。

外科樞要云。破棺丹。（卽本方爲末煉蜜丸。）治瘡瘍熱極汗多。大渴便祕。讝語發狂。

玉樞微義云。調胃丸。治齒痛。血出不止。以調胃承氣湯爲末。蜜丸服。

方極云。調胃承氣湯。治大黃甘草湯證而實者。大黃甘草湯治祕閉急迫者類聚方注云。但急迫而大便不通者。主之。

方機云。調胃承氣湯。治因汗吐下讝語者。發汗後。熱而大便不通者。服下劑。下利不止。心煩或讝語者。吐下之後。心下溫溫欲吐。大便溏。腹微滿。鬱鬱微煩者。吐後腹脹滿者。

鼸鼻老人用方經權云。調胃承氣湯。治膏粱太過之徒。其毒釀於腸胃。升降失政。潮熱寢汗。微欬脈數。大便或祕。或作下利狀者。形如虛勞。心氣迫塞。悲笑無時。胸動而行步難。其腹微滿。或裏急拘攣者。凡胃府釀成食毒。發諸症。或下流而鬱結於腸中。小腹微滿。大便不快。月事爲之失政者。視其的證施之。則有萬全之效。

類聚方廣義云。痘瘡痲疹。癰疽疔毒。內攻衝心。大熱讝語。煩躁悶亂。舌上燥裂。不大便。或下利。或大便綠色者。宜調胃承氣湯。

又云。牙齒疼痛。齒齦腫痛。齲齒枯折。口臭等。其人平日。多大便祕閉而衝逆。宜調胃承氣湯。

又云。反胃膈噎。胸腹痛。或妨滿。腹中有塊。咽喉燥者。鬱熱便祕者。消渴。五心煩熱。肌肉燥瘠。腹凝閉而二便不利者。皆宜調胃承氣湯。或爲兼用方。亦良。

淵雷案。大黃係植物性下劑。其作用爲刺激腸粘膜。使腸蠕動亢進。且制止結腸首端之逆蠕動。則腸內容物移運迅速。水分未及吸收。已達直腸。故令糞便中富有液體也。芒消爲硫酸鈉之含水結晶體。係鹽類下劑。內服之後。絕難吸收。故無刺激作用。不過在消化器內。保有其溶解本藥之水分。勿令吸收。故能保持小腸內容物之液狀形態。直至直腸。糞便卽成溏薄。古人謂大黃蕩滌。芒消耎堅。信不誣也。由是言之。臨診上之應用。若欲急速排除腸內容物者。宜大黃。若因腸內容乾燥而便祕者。宜芒消。若二者合用。則瀉下之力尤大。調胃承氣湯是也。又大黃刺激腸管之結果。能引起腹腔內骨盤腔內之充血。爲月經過多子宮出血等症。在孕婦。或致流產早產。故腸及下腹部有充血炎性機轉者。大黃亦須愼用。調胃承氣湯合大黃芒消以攻下。加甘草以治急迫。故能治便祕便難。滌除食毒。其在急慢性腸炎。腸內容物起異常醱酵。產生有害物。刺激腸粘膜。使炎症轉劇時。用此方以助其排除。則腸炎自止。故又能治下利。大便綠色等證。腸蠕動亢進。使腹腔臟器充血。則以誘導方法。能平遠隔臟器之炎症充血。故又能治讝語發狂（腦部充血）。發斑面赤。齦腫出血（患部充血）。疔瘡癰疽（患部炎症）等證。此皆古人所實驗。證之今日之藥理學而符合者也。於此須注意者。消黃俱屬寒藥。宜於陽證。切忌誤施於虛寒證耳。承氣名義。詳陽明篇大承氣條下。

戶田齋非藥選云。難曰。古法藥用上行以酒。下行以鹽。緩寒亦以酒炒。不可謂無其理也。齋答曰。予屢試之。未嘗見其效。且夫鹽酒固不敵於本味十分之一也。況炒過之本味添味俱減乎。又且中世以上。未有用酒醋人溺鹽水薑汁。暨塗酥塗蜜土炒麩炒等制法也。其調胃承氣湯抵當湯下。有大黃酒浸酒洗之事者。乃後人之加也明矣。

十形三療云。一小兒小溲不通。號跳旋轉。下則成砂石。大便祕。肛門脫出一二寸。戴人曰。此下焦塞也。不吐不下。則何以開。不令飲水。小溲何以利。以調胃承氣湯一兩。加牽牛子頭末三錢。河水煎服。又用瓜蒂末糊丸芥子許六十丸。吞下。上吐下瀉。一時齊出。有膿有血。涌泄既定。令飲新水二三十次。每次飲一盞。其病若失。淵雷案。此卽膀胱結石。古人所謂石淋也。調胃承氣湯加牽牛能治之。亦足以廣異聞。

漫遊日記云。一老夫。過經十餘日不解。手足冷。心下滿。口不能食。舌上焦黃。晝間微煩。頭汗出。脈沈細無力。余一診而與調胃承氣湯。得燥屎八九枚。脈變洪遲。乃與竹葉石膏湯。數十日而解。

成蹟錄云。一男子。腹脹。脚以下洪腫。小便不利。不大便十餘日。舌上黑胎。脣口乾燥。心煩嘔吐。飲食如故。先生（謂吉益猷也字南涯東洞之子成蹟錄皆記南涯之治驗）與之以調胃承氣湯。大下穢物。小便快利。諸證悉去。

生生堂治驗云。一娼年二十。大便一滴不通者已三年。飲食動止猶不異常。巴豆大黃芒消。爲之費數斤。皆不應。先生按其腹。雖甚鞕然一無燥屎及塊物應手者。卽作調胃承氣加葱白湯與之。便利遂不失節。

四逆湯方

甘草（二兩炙）　乾薑（一兩半）　附子（一枚生用去皮破八片）

右三味。以水三升。煑取一升二合。去滓。分溫再服。强人可大附子一枚。乾薑三兩。

醫林集要云。乾薑附子湯。（即本方）治傷寒陰證。脣青面黑。身背强痛。四肢厥冷。及諸虛沈寒。

濟生方云。薑附湯。（即本方）治五臟中寒。口噤。四肢强直。失音不語。或卒然暈悶。手足厥冷者。

萬病回春云。凡陰證。身靜而重。語言無聲。氣少難以喘息。目睛不了了。口鼻氣冷。

水漿不下大小便不禁。面上惡寒如刀刮者。先用艾灸法。次服四逆湯。

方極云。四逆湯治四肢厥逆。身體疼痛。下利清穀。或小便清利者。

方機云。四逆湯治手足厥冷者。下利清穀者。腹拘急四肢厥冷下利惡寒者。大汗出。熱不去。拘急。四肢厥冷者。下利。腹脹滿。身體疼痛者。

古方便覽云。世醫所謂中寒中濕。及傷寒陰證。霍亂等諸證。厥冷惡寒。下利腹痛者。皆可用四逆湯。又雖一年二年下利清穀不止。亦可用。

類聚方廣義云。四逆湯治霍亂吐利甚者。及所謂暴瀉症。急者死不崇朝。若倉皇失措。擬議誤策。斃人於非命。其罪何歸。醫人當平素討究講明。以濟急靖難。可參考大汗出熱不去云云（本論厥陰篇三百五十七條）以下諸章。

又云。四逆湯。救厥之主方也。然傷寒熱結在裏者。中風卒倒。痰涎沸湧者。霍亂未吐下。內猶有毒者。老人食鬱。及諸卒病閉塞不開者。縱令全身厥冷。冷汗脈微。能審其證。以白虎瀉心承氣紫圓備急走馬之類。解其結。通其閉。則厥冷不治自復。

若誤認爲脫證。遽用四逆眞武。猶如救經引足。庸工殺人。常坐此。嗚呼。方伎雖小。死生係焉。存亡由焉。自非高才卓識。難探其理致矣。

方函口訣云。四逆湯。陰證正面之治方也。以四肢厥冷。下利淸穀等爲目的。其他有假熱證者。則有此方冷服之法。卽加猪膽汁之意也。（本論三百一十九條三百九十五條）

淵雷案。四逆者。四肢厥冷也。四逆湯爲體溫低落。機能沈衰之主方。以附子振起細胞之生活力。恢復體溫。以乾薑溫其腸胃。以甘草緩其急迫。附子生用。則其力尤峻。今藥肆中生附子。皆以鹽漬。一枚約重今秤八錢至一兩。大者乃至二兩許。時醫但用淡附片淡乾薑。幾經浸淡。等於藥滓。用量又僅數分。苟遇四逆證。惟有坐以待斃耳。

名醫類案云。郭雍治一人。盛年恃健不善養。因極飲冷酒食。內外有所感。初得疾。卽便身涼自利。手足厥。額上冷汗不止。遍身痛。呻吟不絕。偃臥不能轉側。心神俱無。昏憒恍惚。郭令服四逆湯。灸關元及三陰交。未知。加服九鍊金液丹。（硫黃製劑）利厥汗證少止。稍緩藥艾。則諸證復出。再急灸治。如此進退者三。凡三日兩夜。灸千餘壯。服金液丹亦千餘粒。四逆湯一二斗。方能住灸湯藥。陽氣雖復。而汗不出。證復如太陽病。未敢服藥。以待汗。二三日。復大煩躁。飲水。次則譫語斑出。熱甚無可柰何。復與調胃承氣湯。得利。大汗而解。陰陽反覆。有如此者。

問曰。證象陽旦。按法治之而增劇。厥逆。咽中乾。兩脛拘急而讝語。師曰。言夜半手足當溫。兩脚當伸。後如師言。何以知此。答曰。寸口脈浮而大。浮爲風。大爲虛。風則生微熱。虛則兩脛攣。病形象桂枝。因加附子參其間。增桂令汗出。附子溫經。亡陽故也。厥逆。咽中乾。煩躁。陽明內結。讝語煩亂。更飲甘草乾薑湯。夜半陽氣還。兩足當熱。脛尙微拘急。重與芍藥甘草湯。爾乃脛伸。以承氣湯微溏。則止其讝語。故知病可愈。

陽旦。卽桂枝湯之別名。金匱產後門陽旦湯原注云。卽桂枝湯。千金外臺別有陽旦湯。乃桂枝湯加黃芩。名同而實異也。師曰之曰字。玉函無。

山田氏云。凡論中設問答而言之者。皆叔和所附託。非仲景氏之言。何以知之。以其言繁衍叢脞。而與本論所說大相乖戾也。爾淵雷案。此條似設爲問答。申明上條之義。然語無精要。反覺支離。舒馳遠尤在涇等皆以爲非仲景原文。柯氏直刪去之。皆是也。且如脈大何以知是虛。虛何以知其兩脛攣。信如所言。則脈大者。兩脛必攣乎。自病形象桂枝以下序次陵亂。亦與上條不相應。不可從矣。

以上太陽上篇。凡三十二條。自首條至十二條。爲太陽綱領寒熱大要。十三條以下。皆中風一類之治法。諸方皆從桂枝湯加減而來。惟二十八條白虎加人參湯。因桂二麻一湯而連類及之。明大汗後有此一種傳變。末兩條係救逆法。其病亦從中風來。故以此殿焉。

傷寒論今釋卷一

中醫臨床經典系列

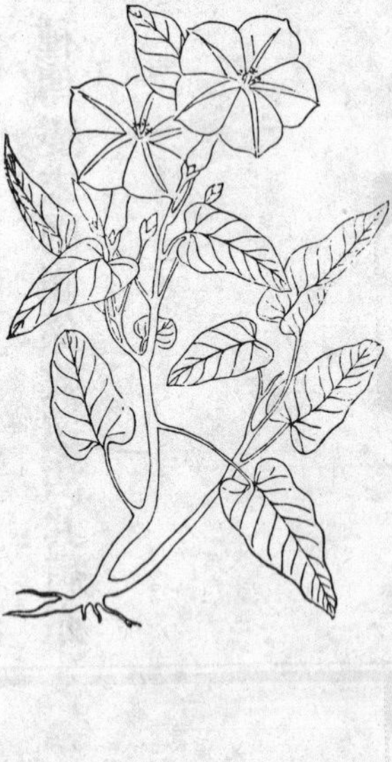

開卷有益・擁抱書香

傷寒論今釋卷二

川沙　陸彭年淵雷　撰述

辨太陽病脈證幷治中

太陽病。項背強几几。無汗惡風。葛根湯主之。

無汗惡風。乃散溫機能衰減之病。本是傷寒麻黃湯證。以其項背強。津液少。不宜麻黃湯大發其汗。故主葛根湯。五十二條云。尺中遲者不可發汗。以榮氣不足。血少故也。彼言不可發汗。謂禁麻黃湯。與此條合看自明。

湯本氏云。余多年之研究。知項背強几几者。謂自腰部沿脊柱兩側。上至後頭結節。其筋肉有強直性痙攣也。故病者若訴肩凝。或訴腰背攣痛時。可以指頭沿上述筋肉之橫徑而強按壓之。倘觸知其凝結攣急。同時病人訴疼痛者。卽可斷爲項背強几几。百無一失。然此證之存在。有不自覺者。亦有自覺而難以明確觸知者。是當詳細問觸。參外證脈象以決之。

葛根湯方

葛根四兩　麻黃三兩去節　桂枝二兩去皮　生薑三兩切

甘草二兩炙　芍藥二兩　大棗十二枚擘

右七味。以水一斗。先煮麻黃葛根。減二升。去白沫。內諸藥。煮取三升。去滓。溫服一升。覆取微似汗。餘如桂枝法將息及禁忌。諸湯皆倣此。

白沫。玉函千金翼外臺俱作上沫。爲是。

方極云。葛根湯。治項背強急。發熱惡風。或喘。或身疼者。

方機云。葛根湯。治項背強而無汗惡寒者。兼用應鐘。二陽合病下利者。痓病無汗。小便反少。氣上衝於胸。口噤不能語言者。兼用紫圓。

又云。痘瘡自初熱至點見。投本方。兼用紫圓下之。一度自起脹至貫膿。葛根加桔梗湯主之。於本方內加桔梗。自落痂以後。葛根加大黃湯主之。於本方內加大黃。若惡寒劇。起脹甚。而一身腫脹。或疼痛者。葛根加朮附湯主之。於本方內加朮附

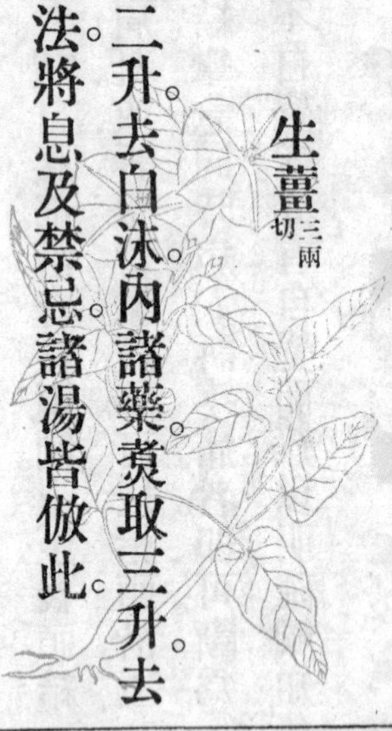

子。兼用紫圓。若腫脹甚者。兼用桃花散。寒戰咬牙而下利者。兼用紫圓。俱加朮附湯。

又云。頭瘡。加大黃湯主之。

又云。小瘡。葛根加梓葉湯主之。於本方內加梓葉。兼用桃花散。以萆痲子擦之。毒劇者。以梅肉攻之。

又云。諸頑腫惡腫。加朮附湯主之。

又云。葛根湯治瘰癧便毒瘍疔之類。瘰癧兼用七寶。（七寶丸有二方一用牛膝輕粉土茯苓大黃丁子又一方用巴豆丁子大黃名後七寶丸）梅肉日投亦可也。便毒疔瘍兼以梅肉攻之。伯州散（蝮蛇蟹鹿角各燒爲霜）朝五分。夕五分。酒送下。

又云。治疳瘡。兼七寶或梅肉之類選用。

又云。凡諸有膿。則加桔梗。若疼劇。則加朮附。

又云。世俗所謂小兒赤遊風丹毒類。皆加朮附湯主之。兼用紫圓攻之。

漫遊雜記云。痙病有太陽證。其手足拘攣。類癱瘓者。以葛根湯發汗表證既去。拘攣癱瘓不休者。與大柴胡湯。

原南陽叢桂亭醫事小言云。夫達表戴毒溫散。桂枝爲上。非桂枝無以達四肢而解肌。或謂桂枝爲溫補藥。主四肢逆冷。則不讀古書之誤也。若欲解肌發表。葛根湯最佳。世醫不識桂枝。懼其實實。乃多不敢用。近者余治發驚。亦單用葛根湯。又用於下利之初期。又云。治毒痘。無定法。若毒內壅。則表氣難達。行且焦枯黑陷。可用黃連解毒湯三黃湯紫圓之類。通其內壅。痘出卽快。仍宜頻服葛根湯。若用多味之複方。則藥力頑鈍。無益於治。淵雷案。凡麻疹猩紅熱痘瘡等病。毒必須排泄於皮膚者。皆當與汗俱出。故葛根湯爲必用之方。惟斑疹傷寒忌發汗。則不用麻黃。而葛根仍所不廢。又東國吉益氏之學派。以桂枝桂心爲一物。故有誤桂枝爲補劑而不敢用者。中土俗醫。則以桂枝爲大熱藥。亦畏懼不敢用。其見解雖不同。其失則一也。

類聚方廣義云。葛根湯。治痲疹初起。惡寒發熱。頭項强痛。無汗。脈浮數。或乾嘔下利者。若熱熾。咽喉刺戟。心胸煩悶者。兼用黃連解毒湯。

又云。疫痢初起。發熱惡寒。脈數者。當先用本方溫覆發汗。若嘔者。以加半夏湯取汗後。撰用大柴胡湯。厚朴三七物湯。大小承氣湯。調胃承氣湯。桃核承氣湯。大黃牡丹皮湯。大黃附子湯。各隨證處之。以疏蕩裏熱宿毒。

又云。咽喉腫痛。時毒痄腮。疫眼焮熱腫痛。項背强急。發熱惡寒。脈浮數者。擇加桔梗大黃石膏。或兼用應鐘散。再造散。瀉心湯。黃連解毒湯等。

又云。癰疽初起。壯熱憎寒。脈數者。以葛根湯發汗後。轉用加朮附湯。促其釀膿。膿成者。可速入針。若心胸煩悶。鬱熱便秘者。兼用瀉心湯。大柴胡湯。

漫遊雜記云。一衲子年三十餘。來寓於浪速之逆旅。卒感外邪。寒熱往來。案當是惡寒發熱頭痛如劈。腰背疼痛。四肢困倦。脈洪數。飲食不進。酷似傷寒。急作大劑葛根湯。一日夜進五劑。溫覆取汗。如此者三日。惡寒僅減。餘證如前。余謂塾生曰。此疫將爲大患。愼勿輕視。是夜五更起診。其脈如轉索。來去不自由。余以爲受邪太深。殆將不起。益進葛根湯。增其銖兩。經五日。塾生來告。病人發紅痘。滿面見點矣。余抵掌曰。有是哉。此衲生矣。翌日。熱去食進。脈亦復常。復二十日而全愈。可知年長患痘者。透出較難。而葛根桂枝。實拯其死。

生生堂治驗云。河原街平野屋淸右衞門之妻。年六十餘。一日。無故覺項背强痛。延及全身。四肢攣踠。不能自轉側。及暮。迎師診之。其脈緊急。卽擧其手指頭。皆札住之。刺取黑血。卽效。又有靑筋一條。結於喉傍。刺之。血大迸。由是四肢得屈伸。因與葛根加大黃湯。三日而復故。湯本氏云。吾於刺絡。未嘗學問。若論處方。則於葛根加大黃湯中。合用桂枝茯苓丸。或桃核承氣湯。爲是。

醫事小言云。一商婦。每至秋間。常苦喘息。動作不自由。無異廢人。求治於予。往診之。見其支臂於鑪架而坐。云已數十日不能動。不能睡。若少變其倚息之狀。立卽喘悸不可耐。問其發時情況。則自脊至頭板鞕痛。不可回顧。一醫勸用八味丸。服之數十兩。喘少減云。乃與葛根湯五貼許。卽得起步再進數貼而全愈。

太陽與陽明合病者。必自下利。葛根湯主之。一云用後第四方

成氏云。傷寒有合病。有併病。本太陽病不解。併於陽明者。謂之併病。二經俱受邪。相合病者。謂之合病。合病者。邪氣甚也。

方有執傷寒條辨云。必定然之詞。自謂自然而然也。傷寒無他故。自然而然下利者。太陽陽明合病。經中之邪熱甚。胃氣弱。不化穀。不分淸濁。迸而走注。所以謂之必也。但以葛根湯瀉經中之寒邪。而以不治治利也。

淵雷案。舊注皆謂。有太陽證又有陽明證者。爲太陽陽明合病。今試之方藥。葛根湯但治太陽證兼下利者。若有陽明證。輒不效。然則合病之說。不足據也。辨在陽明篇二百二十八條。本條殆以下利爲陽明裏證。故謂之合病耳。葛根湯旣治項强。又治自下利者。以葛根能起陰氣。輸達津液故也。津液不達於項背。則爲項背强几几。津液下注於直腸。則爲自下利。葛根湯以芍藥弛內臟組織血管之攣急。

以葛根輸達津液。使消化管中之營養液。吸收於血管。灌輸於肌表。則項强自除。下利自止。至於痲疹痘瘡猩紅熱等。其病毒必須排泄於肌表者。得葛根湯。則疹點亦隨外達之津液而透發。由是言之。東洞創葛根加大黃湯。其未達古人立方之意乎。葛根湯所以吸收津液。灌輸於肌表。大黃所以急速排除腸內容物。使津液不及吸收。仲景方未有葛根與大黃並用者。亦未有發汗與攻下同方者。賢如東洞。不免小疵。甚矣方伎之難也。

下利有寒有熱。葛根湯治熱利之有表證而無汗者。不可以治寒利。明理論云。下利家。何以明其寒熱邪。且自利不渴屬太陰。以其藏寒故也。二百八十一條下利欲飲水者。以有熱也。三百七十八條故大便溏。小便自可者。此爲有熱。似二百三十六條存疑自利。小便色白者。少陰病形悉具。此爲有寒。二百八十六條惡寒脈微。自利清穀。此爲有寒。發熱後重。泄色黃赤。此爲有熱。皆可理其寒熱也。

原注。一云用後第四方者。謂用葛根黃芩黃連湯也。千金翼亦注云。一云用後葛根黃芩黃連湯。蓋二方皆治熱利。無汗惡寒。表熱甚者。宜葛根湯。汗出而喘。裏熱甚者。宜葛根芩連湯。

漫遊雜記云。一兒年五六歲。病天行痢二日。發驚癇。直視攣急。身冷脈絕。醫將用三黃湯。余止之曰。癇發於初病時。腹氣堅實。雖危不死。今外證未散。而用三黃湯。則痢毒鬱積。（案當云表熱內陷）將遷延數十日而不愈。彼時腹氣虛竭。再發癇。則不可救矣。今日之政。唯須發散耳。乃以葛根湯發之。稍加熊膽。經五日而痢愈。癇不再發。

淵雷案。觀於此案。有當注意者二事焉。其一。小兒得急性熱病。熱高者。往往發痙攣。時醫謂之急驚風。其實非眞正腦病。急解其表熱。則痙攣自止。其二。病有表裏證者。當先解其表。表解而裏未和。然後乃攻其裏。此皆治病之大法。學者宜拳拳勿失者也。

太陽與陽明合病。不下利。但嘔者。葛根加半夏湯主之。

積水在腸而不吸收。則爲利。積水在胃而不下降。則爲嘔。嘔與利。皆是裏證。胃與腸。皆稱陽明。故太陽病有嘔證或利證者。皆稱太陽陽明合病也。

葛根加半夏湯方

葛根四兩　麻黃三兩去節　甘草二兩炙　芍藥二兩
桂枝二兩去皮　生薑三兩切　半夏半升洗　大棗十二枚擘

右八味。以水一斗。先煮葛根麻黃減二升。去白沫。內諸藥。煮取三升。去滓。溫服一升。覆取微似汗。

趙刻本生薑作二兩。今據可發汗篇及成本改。白沫。玉函作上沫。葛根湯雖能運輸消化管中之水液。然水在胃而不下降者。因胃無吸收水分之能力。必加半夏以止嘔降逆。使水液下達於腸。然後葛根湯能成其運輸之功也。本草經但言半夏主心下堅。胸脹欬逆。別錄以下。始言主嘔逆。今西醫用爲鎭嘔劑。功效大著。或云。有腦病證者。不宜用。本草謂半夏有毒。得薑則解。故今人皆用薑製半夏。蓋半夏之粘液中。有一種苛澀之味。戟人喉咽故也。古方既多與生薑同用。又有甘草大棗等甘味。包攝其苛澀之味。卽無戟咽之弊。故不用薑製。但洗去其粘液可矣。

太陽病桂枝證。醫反下之。利遂不止。脈促者。表未解也。喘而汗出者。葛根黃芩黃連湯主之。（促一作縱）

太陽病桂枝證。本是肌表充血。熱在於表。當發表解肌。散其表熱。誤用下劑。引起腹腔內之充血。則表熱隨血入裏。而腸熱。腸熱。故協熱下利。利遂不止也。利雖不止。若脈促者。知雖經誤下。爲逆不甚。（參看二十三條之解釋）肌表仍見充血。表證未解。是當於葛根湯。桂枝加葛根湯。桂枝湯諸方中。擇其證候相對者用之。若下利而脈不促。喘而汗出者。則爲熱陷於裏。表證已解。故主葛根芩連湯。淸其裏熱。凡用黃芩黃連之證。病人必自覺心下痞滿。瀉心諸湯可見也。心下何以痞滿。因胸腔充血之故。胸腔何以充血。因誤下而表熱內陷之故。蓋人體對於疾病及有害物。本有抵抗消弭之本能。卽西醫所謂自然療能。古人所謂正氣也。不當下而誤下之。則下藥爲有害物。於是正氣驅氣血向裏。以爲抵抗。裏既充血。則肌表之充血自平。於是表熱內陷。表解而裏熱熾盛。熱在腹。則下利愈益不止。熱在胸。則心下痞滿。喘而汗出。

山田氏云。汗出一證。有屬表者。有屬裏者。此條雖首稱桂枝證。今唯言汗出。而不及其他表證。可見此汗非表不解之汗。而實爲因喘之汗矣。乃知此證者。桂枝證下之後。余熱攻胸中之候也。註家不察。併下利脈促表未解。以爲一病而說之。非也。豈有表未解之病。舍桂枝而用芩連之理乎。果其言之是乎。則喘而汗出一句。當在利遂不止句下也。胡以也字別之乎。又胡特下一者字乎。據文繹義。其判爲二證者。瞭然也。論中往往有此文法。不可不察。淵雷案。葛根芩連湯治熱利甚效。故知喘而汗出一句。承利遂不止說下。山田氏謂喘而汗出與脈促表未解是兩病。是也。謂喘而汗出與下利亦是兩病。非也。

葛根黃芩黃連湯方

葛根半斤　甘草炙二兩　黃芩三兩　黃連三兩

右四味。以水八升。先煑葛根。減二升。內諸藥。煑取二升。去滓。分溫再服。

方極云。葛根黃芩黃連湯。治項背强急。心悸而下利者。方機云。治下利。喘而汗出者。項背强。汗出下利者。並兼用紫圓。淵雷案。吉益氏謂葛根主治項背强。故云爾。然本方之重用葛根。乃取其輸運津液。減少腸中水分以止利。非爲項强而用之。固不必有項强證矣。

方輿輗云。下利初發。用桂枝湯葛根湯之類。表證雖解。脈益促。（案當是急促之促）熱猶盛者。可用葛根芩連湯。小兒痢疾。熱熾而不需下劑者。用此多效。

元堅云。此方移治滯下有表證而未要攻下者。甚效。

類聚方廣義云。葛根黃芩黃連湯。治平日項背强急。心胸痞塞。神思悒鬱不舒暢者。或加大黃。

又云。項背强急。心下痞塞。胸中寃熱。眼目牙齒疼痛。或口舌腫痛腐爛者。加大黃。則其效速。

方函口訣云。此方治表邪內陷之下利。有效。尾洲之醫師。用於小兒疫痢屢有效云。余用於小兒之下利。經驗亦多。此方之喘。乃熱勢內壅所致。非主證也。

淵雷案。黃芩黃連。俱爲苦寒藥。寒能泄熱。所謂熱者。充血及炎性機轉是也。黃連之效。自心下而上及於頭面。黃芩之效。自心下而下及於骨盆。其證候皆爲心下痞。按之濡而熱。或從種種方面。診知有充血炎性機轉者是也。

太陽病。頭痛發熱。身疼腰痛。骨節疼痛。惡風。無汗而喘者。麻黃湯主之。

此卽上篇第三條太陽傷寒之證治。乃散溫機能衰減之病也。身疼腰痛骨節疼痛。皆是神經痛。西醫治神經痛之藥。多有退熱發汗之效。麻黃湯亦惟發汗退熱。而神經痛自愈。故知急性熱病之神經痛。正因汗不出熱不退所致。（惟陰證不在此例）惡風卽惡寒之互文。無汗而喘。最有精理。何以言之。喘爲肺病之證。太陽傷寒。不過皮膚之散溫機能衰減。何得病及於肺。不知肺之所以喘。正因皮膚之無汗也。肺之專職。爲吸收養氣。呼出炭强酸。而皮膚亦能略營呼吸。惟其量甚小。僅得肺呼吸二百分之一。不能變靜脈血爲動脈血。然洗沐之後。每覺精神爽慧。則因皮膚之宿垢滌除。皮呼吸暢利故也。皮膚之專職。爲放散體溫。排泄水毒。而肺之吸氣與冷俱入。其呼氣與熱俱出。故呼吸亦能放泄少量之體溫與水毒。由是言之。人身之吸養排炭。散溫泄水。乃肺與皮膚相助爲理。吸養排炭。則肺爲主。而皮膚副之。散溫泄水。則皮膚爲主。而肺副之。古人謂肺合皮毛。蓋有見於此等機轉也。凡相助爲理之器官。一方面失職。他方面必起救濟代償。故皮膚之散溫泄水失職者。肺則代之。此麻黃證之所以喘也。獨不見夏日之犬乎。犬皮惟不能出汗。故散溫泄水之量甚小。每至夏日。必張口喘息。吐舌流涎。以助體溫之放散。蓋以喘息代皮膚之放射。以流涎代汗液之蒸發也。病太陽傷寒者。肌膜固密。淺層動脈收縮。熱血不達於肌表。體溫水毒。不得從皮膚汗腺以散泄。於是乎呼吸乃不得不喘。肺之喘。所以代償皮膚之失職也。故麻黃證之喘。與夏日之犬同其機轉。正因無汗所致。柯氏謂太陽爲諸陽主氣。陽氣鬱於內。故喘。此言僅得其髣髴。成氏謂榮强衞弱。故氣逆而喘。王樸莊謂寒水上逆。不嘔卽喘。則皆臆測。去實際遠矣。

麻黃湯方

麻黃三兩去節　桂枝二兩去皮　甘草一兩炙　杏仁七十箇去皮尖

右四味。以水九升。先煑麻黃。減二升。去上沫。內諸藥。煑取二升半。去滓。溫服八合。覆取微似汗。不須啜粥。餘如桂枝法將息。

柯氏云。此方治風寒在表。頭痛項强。發熱身痛。腰痛骨節煩疼。惡風惡寒。無汗。胸滿而喘。其脈浮緊浮數者。此爲開表逐邪發汗之峻劑也。若脈浮弱。汗自出者。或尺脈微遲者。是桂枝所主。非此方所宜也。

又云。予治冷風哮。與風寒濕三氣成痺等證。用此輒效。非傷寒一證可拘也。

方極云。麻黃湯治喘而無汗。頭痛發熱惡寒。身體疼痛者。

方機云。頭痛發熱。身疼腰痛。骨節疼痛。惡風。無汗而喘者。是其正證也。又治喘而胸滿者。服發汗劑而不汗。卻衄者。

類聚方廣義云。卒中風。痰涎湧盛。不省人事。心下堅。身大熱。脈浮大者。以白散或瓜蒂取吐下後。有可用麻黃湯者。宜當參考。

又云。初生兒有時時發熱。鼻塞不通。不能哺乳者。用此方卽愈。

又云。治痘瘡見點時。身熱如灼。表鬱難發。及大熱煩躁而喘不起脹者。

又云。治哮喘痰潮。聲音不出。擡肩滾肚而不得臥。惡寒發熱。冷汗如油者。合生薑半夏湯用之。立效。按哮喘症。大抵一年一二發。或五六發。又有每月一二發者。其發必因外感過食。由外感而來者。宜麻黃湯。麻杏甘石湯。大青龍湯等。因飲食或大便不利而發者。先以陷胸丸紫圓等取吐下。疏蕩宿滯後。用對證方爲佳。湯本氏云。余之經驗。由飲食或大便不利而發者。多宜用大柴胡湯。桃仁承氣湯。大黃牡丹皮湯之一方乃至三方者。其需陷胸丸紫圓者。乃極稀有。

淵雷案。麻黃爲發汗藥。金元以前無異說。自張潔古王海藏輩。以爲手太陰藥。李東璧遂謂麻黃爲肺經專藥。謂麻黃湯爲發散肺經火鬱之藥。見本草綱目麻黃條文繁不備引。時醫乃無不謂麻黃肺藥矣。李氏之說雖辨。然其據以立論者。謂肺合皮毛。肺主衞氣耳。肺合皮毛之故。已如上述。衞氣則是體溫。而非呼吸之氣。於肺臟無與。據肺主衞氣以立論。前提旣誤。結論安得不誤。所以致誤之故。則因不知喘之由於無汗也。丁仲祜化學實驗新本章。引日人西尾重之說。謂麻黃發汗。除瞳孔散大。及短時間之視力疲勞外。別無他種不快之副作用。勝於柳酸鈉 Sodii Salicylas 匹羅卡浦 Pilocarpus 等西藥。又引三浦博士之說。以麻黃冷服。頗得利尿之效。而始終不見發汗。使三浦之言而信。則麻黃之效可得而說矣。夫尿與汗。皆所以排泄水毒。而互爲消長者也。溫暖則排泄於汗腺而爲汗。寒冷則排泄於腎臟而爲尿。仲景用麻黃。但取其發汗。故藥皆溫服。而溫覆取汗。溫服則發汗。冷服則利尿。尿汗雖異。排泄水毒則一也。故知麻黃之效。實爲排泄水毒。仲景雖取其發汗。然發汗之目的。有爲放散體溫者。有爲排泄水毒者。爲放散體溫。則協桂枝。麻黃湯。葛根湯。大小青龍湯是也。其證皆有表熱者也。爲排泄水毒。則不協桂枝。甘草麻黃湯麻杏甘石湯越婢湯是也。其證皆無表熱。或雖有表熱而不須放散者也。

藥徵謂麻黃主治喘欬水氣。桂枝旁治發熱。旨哉斯言。得仲景之法矣。

麻黃湯用麻黃以發汗。用桂枝以暢血行。使熱血達於肌表。則熱從汗液以蒸散。用杏仁以定喘。用甘草以緩其急迫。麻桂爲方中主藥。故知方意爲發汗退熱。從藥方以測病情。益知其爲散溫機能衰減。而非所謂寒邪傷榮。榮強衛弱者矣。

方伎雜誌云。昔十三歲時。病家來請診。適長兄蘿齊他出。王父紫峯君曰。汝可診之。因往診而歸。王父問其病證。答曰。傷寒頭痛如裂。惡寒發熱。脈浮數而有力。又問將何以治之。答曰。擬麻黃湯。王父含笑報可。乃作三貼。命使者持歸。溫覆取汗。翌日又診之。則大汗已出。疾痛脫然。尚有餘熱。轉用小柴胡湯。不日而復故。此余之初試爲醫也。

舒氏女科要訣云。會醫一產婦。發動六日。兒已出胞。頭已向下。而竟不產。醫用催生諸方。及用催生靈符。又求靈神爐丹。俱無效。延予視之。其身壯熱無汗。頭項腰背强痛。此太陽寒傷營也。法主麻黃湯。作一大劑投之。令溫覆少頃。得汗。熱退身安。乃索食。食訖。豁然而生。此治其病而產自順。上乘法也。

淺田宗伯橘窗書影云。室街美篤室正八之妻。臨產破漿後。振寒腰痛如折。不能分娩。前醫與破血劑。余診之曰。脈浮數而肌熱。恐是外感。與麻黃湯加附子。溫覆令發汗。須臾腰痛稍寬而發陣痛。余以爲產期已至。卽令坐草。遂產一女。

太陽與陽明合病。喘而胸滿者。不可下。宜麻黃湯。

陽明可下。合病則表證未解。故不可下。陽明病腹滿者可下。今合病而胸滿。則其滿不在腸。故不可下。喘而胸滿者。因汗不得出。熱毒壅迫於肺臟故也。與麻黃湯發汗。則喘滿自除。

太陽病。十日以去。脈浮細而嗜臥者。外已解也。設胸滿脇痛者。與小柴胡湯。脈但浮者。與麻黃湯。

以去。玉函千金翼並作已去。以已古字通。十日以去。猶言十日以上也。脈雖浮而已細。則在表之機能。不復繼續亢盛。嗜臥。因正氣勝邪之後。疲乏之故也。表解而不了了者。十二日愈。今十日以去。脈浮細而嗜臥。無其他證候。則知外證已解。不須服藥矣。設見胸滿脅痛之少陽證。則知浮細是太陽少陽之脈。十日以去。又當少陽時期。故與小柴胡湯。治其少陽。若脈但浮而不細。汗不出。熱不退。則是外證未解。雖十日以去。仍宜麻黃湯發汗退熱也。山田氏云。脈但浮云云八字。恐是後人所加。否則必有闕文。何者。仲景氏之立論。必參合脈證。而后敢言其方。今此文惟云脈而不云證。若非有闕文。則後人之言已。

金鑑云。論中脈浮細。太陽少陽脈也。脈弦細。少陽脈也。脈沈細。少陰脈也。脈浮細。身熱嗜臥者。陽也。脈沈細。身無熱嗜臥者。陰也。脈緩細。身和嗜臥者。已解也。是皆不可不察也。程氏云。脈浮細而嗜臥者。較之少陰爲病之嗜臥。二百八十五條 脈浮則別之。較之陽明中風之嗜臥。二百三十八條 脈細又別之。脈靜神恬。解證無疑矣。

淵雷案。趙刻本此條下載小柴胡湯方。今從成氏本刪之。小柴胡湯方在後文百條。

太陽中風。脈浮緊。發熱惡寒。身疼痛。不汗出而煩躁者。大青龍湯主之。若脈微弱。汗出惡風者。不可服之。服之則厥逆。筋惕肉瞤。此爲逆也。

成氏云。此中風見寒脈也。浮則爲風。風則傷衞。緊則爲寒。寒則傷榮。榮衞俱病。故發熱惡寒身疼痛也。風幷於衞者。爲榮弱衞强。寒幷於榮者。爲榮强衞弱。今風寒兩傷。則榮衞俱實。故不汗出而煩躁也。與大青龍湯發汗。以除榮衞風寒。

柯氏附翼云。蓋仲景憑脈辨證。只審虛實。故不論中風傷寒。脈之緩緊。但於指下有力者爲實。脈弱無力者爲虛。不汗出而煩躁者爲實。汗出多而煩躁者爲虛。證在太陽而煩躁者爲實。證在少陰而煩躁者爲虛。實者可服大青龍。虛者便不可服。此最易知也。大青龍湯。爲風寒在表。而兼熱中者設。不是爲有表無裏而設。故中風無汗煩躁者。可用傷寒而無汗煩躁者。亦可用。蓋風寒本是一氣。故湯劑可以互投。論中有中風傷寒互稱者。如大青龍是也。有中風傷寒兼提者。如小柴胡是也。百六條 仲景但細辨脈證而施治。何嘗拘拘於中風傷寒之別其名乎。如既立麻黃湯治寒。桂枝湯治風。而中風見寒傷寒見風者。曷不用桂枝麻黃各半湯。而更用大青龍爲主治耶。妄謂大青龍爲風寒兩傷榮衞而設。不知其爲兩解表裏而設。請問石膏之設。爲治風歟。治寒歟。營分藥歟。衞分藥歟。只爲熱傷中氣。用之治內熱也。

丹波氏云。外臺祕要引古今錄驗。載本條。方後。張仲景傷寒論云。中風見傷寒脈者。可服之。活人書曰。蓋發熱惡風。煩躁。手足溫。爲中風候。脈浮緊。爲傷寒脈。是中風見寒脈也。大青龍湯治病。與麻黃湯證相似。但病尤重而又加煩躁者。大抵感外風者爲中風。感寒冷者爲傷寒。故風則傷衞。寒則傷榮。桂枝主傷衞。麻黃主傷榮。大青龍主榮衞俱傷故也。此成氏注解所原。其來久矣。然風寒榮衞兩傷。尤不可信據。何則。脈浮緊。發熱惡寒。身疼痛。不汗出者。傷寒之候。煩躁。亦非中風之候。雖曰太陽中風。並無中風之候證。蓋中風二字。諸家紛紜。無有的據顯證。故姑置之闕疑之例而可已。活人云。大青龍湯治病。與麻黃湯相似。但病尤重。而又加煩躁者。此乃用此湯之指南。宜無復異議也。

淵雷案。大青龍湯之證。脈浮緊。發熱惡寒。身疼痛。不汗出。皆同麻黃湯證。可知亦是散溫機能衰減。惟加煩躁一證爲異。煩者。病人自覺心胸煩熱。躁者因內煩而躁擾見於外也。煩躁由於裏熱。裏熱由於造溫機能亢盛。造溫機能亢盛於內。散溫機能衰減於外。其熱尤高。其病尤重。此其所以異於麻黃證也。故造溫微亢盛而散溫不衰減者。桂枝證也。造溫不亢盛而散溫衰減者。麻黃證也。造溫亢盛而散溫衰減者。大青龍證也。造溫散溫俱亢盛者。陽明白虎證也。造溫衰減而散溫亢盛者。少陰證也。急性熱病之因於體溫變化者。盡於此矣。

注家見本論辨脈法篇及可發汗篇。俱有風則傷衛。寒則傷榮之文。遂以桂枝證爲風傷衛。麻黃證爲寒傷榮。又見本條言中風脈浮緊。次條言傷寒脈浮緩。遂以大青龍證爲中風見寒脈。傷寒見風脈。謂是風寒兩傷。榮衛俱病。於是乎論太陽病者。有麻桂青龍三方鼎峙之說。自此說行。而太陽之病理。晦盲而不可曉矣。夫辨脈法可發汗二篇。本係叔和附益。非仲景之文。名爲中風。名爲傷寒。不過審證用藥上借以區別。既不知何者爲風。何者爲寒。更何從知其傷衞傷榮之情狀乎。且傷寒中風之辨。只在無汗有汗。大青龍證既無汗。何從知其兼有風。脈緊脈緩之故。亦因無汗有汗。則無汗之傷寒。安得有緩脈。有汗之中風。安得有緊脈。且安得以大青龍大發其汗乎。是故傷榮傷衞本是虛言。中風脈浮緊。傷寒脈浮緩。必有譌誤。不得據此以立說也。

脈微弱汗出惡風。是散溫亢盛。造溫衰減之病。輕者宜桂枝加附子湯。重者宜附子湯。誤服大青龍。則虛虛而陽益亡。故有厥逆筋惕肉瞤之變。筋惕肉瞤。因筋肉不得煦濡所致。陽亡而津不繼故也。筋惕肉瞤之逆。方氏程氏張氏（張璐傷寒纘論）山田氏等。俱主眞武湯。惟吉益南涯主茯苓四逆湯。湯本氏云。往年偶遇此證。用茯苓四逆湯。一服卽止。則南涯之說優矣。

大青龍湯方

麻黃六兩去節　桂枝二兩去皮　甘草二兩炙　杏仁四十枚去皮尖

生薑三兩切　大棗十二枚擘　石膏如雞子大碎

右七味。以水九升。先煑麻黃。減二升。去上沫。內諸藥。煑取三升。去滓。溫服一升。取微似汗。汗出多者。溫粉粉之。一服汗者。停後服。若復服。汗多亡陽。遂一作逆虛。惡風煩躁。不得眠也。

趙刻本大棗作十枚。今據成本玉函金匱千金改。山田氏云。大青龍湯。乃越婢湯加桂枝杏仁。減大棗者。麻黃甘草生薑三味。分量無異。由是推之。所謂石膏雞子大。乃亦半斤已。

吳綬傷寒蘊要云。大青龍湯。治傷寒。脈浮緊。頭痛。身疼痛。惡寒發熱。不得出汗。煩躁擾亂不安者。以此汗之。古人以傷寒爲汗病。其身熱煩躁。無柰何者。一汗而涼。斯言是也。

方極云。大青龍湯。治喘及欬嗽。渴欲飲水。上衝。或身疼。惡風寒者。

方機云。大青龍湯。治發熱惡寒。身疼痛。不汗出。煩躁者。脈浮緩。發熱身重。乍有輕時者。頭痛劇。四肢惰痛。發熱而汗不出者。

類聚方廣義云。大青龍湯。治痲疹。脈浮緊。寒熱。頭眩。身體疼痛。喘欬。咽痛。汗不出而煩躁者。

又云。治眼目疼痛。流淚不止。赤脈怒張。雲翳四圍。或眉稜骨疼痛。或頭疼耳痛者。

又治爛瞼風。涕淚稠粘。痒痛甚者。俱加芣苡（即車前子）爲佳。兼以黃連解毒湯加枯礬。頻頻洗蒸。每夜臨臥。服應鐘散。每五日十日。可與紫圓五分或一錢下之。

又云。治雷頭風。發熱惡寒。頭腦劇痛如裂。每夜不能眠者。若心下痞。胸膈煩熱者。兼服瀉心湯黃連解毒湯。若胸膈有飲。心中滿。肩背強急者。當以瓜蔕散吐之。

又云。風眼症。（即淋菌性結膜炎角膜炎）暴發劇痛者。不早救治。則眼球破裂迸出。尤爲極險至急之症。急用紫圓一錢或一錢五分。取峻瀉數行。大勢已解之後。可用此方。更隨其腹診。兼用大承氣湯。大黃消石湯。瀉心湯。桃核承氣湯等。

又云。治小兒赤遊丹毒。大熱煩渴。驚惕。或痰喘壅盛者。兼用紫圓。或龍葵丸。（龍葵巴豆）

又云。急驚風。痰涎沸湧。直視口噤者。當先撰用熊膽紫圓走馬湯等取吐下後。大熱煩躁。喘鳴搐搦不止者。宜以此方發汗。

輕粉

淵雷案。大青龍之主藥。爲麻桂石膏。石膏所以制造溫之亢盛。麻桂並用。固爲放散體溫。然麻黃之量。三倍於桂枝。則排除水毒之力亦峻。故金匱以治溢飲。方解治驗。互詳金匱今釋。

山田氏云。溫粉者。熬溫之米粉也。同溫鍼溫湯之溫。劉熙釋名云。粉分也。研米使分散也。字彙粉字注曰。米細末。說文傅面者。古傅面亦用米粉是也。按後漢書華佗傳曰。體有不快。起作一禽之戲。怡而汗出。因以著粉。義與本論同。成無己明理論。載外臺辟溫粉方。以爲溫粉。非也。辟溫粉。乃辟溫疫之粉。非止汗之設也。無已引而混之。可謂鹵莽矣。淵雷案。汗後著粉。恐其漏風耳。非眞能止汗也。今用爽身粉。亦得。

傷寒。脈浮緩。身不疼。但重。乍有輕時。無少陰證者。大青龍湯發之。

金鑑云。乍有輕時。謂身重而有輕時也。若但欲寐。身重無輕時。是少陰證也。今無但欲寐。身雖重。乍有輕時。則非少陰證。

山田氏云。此條承前章。論其有異證者。故唯言其異者。而不言同者。雖則不言乎。其發熱惡寒不汗出而煩躁者。含畜其中。古文之簡乃爾。少陰證者。前所謂脈微弱汗出惡風。是也。

淵雷案。發熱惡寒。不汗出而煩躁者。大青龍之主證也。身疼非必見之證。因汗不出熱不退所致。與麻黃證同理。麻黃證亦有身不疼者矣。雖不疼而重。且有發熱惡寒不汗出煩躁之證。則主證已具。然身重疑於少陰。故別之曰。乍有輕時。又申之曰。無少陰證。所以示辨析疑似之法也。論中多有但言副證。不言主證者。蓋一方必具一方之主證。舉方名則主證可知。故可不言。言副證以辨析疑似而已。前賢或不知此理。以謂病不過脈浮緩身重。何必投大青龍險峻之劑。於是徐大椿疑之。程應旄張璐竟改爲小青龍。疑之固非。是改小青龍。亦豈有一證近似哉。

魏氏云。發字諸家多置議。然不過發汗之義耳。不必深言之反晦也。

傷寒表不解。心下有水氣。乾嘔發熱而欬。或渴。或利。或噎。或小便不利少腹滿。或喘者。小青龍湯主之。

小青龍湯爲急性呼吸器病之主方。其主證爲發熱惡寒。劇欬而頭痛。以其劇欬。故曰心下有水氣。乾嘔則非必見之證。玉函千金翼並作欬而發熱。無乾嘔二字。是也。求之西醫書。有大葉肺炎。枝氣管肺炎。枝氣管螺旋體病。急性枝氣管炎。滲出性胸膜炎等。其證候皆相似。小青龍湯皆主之。此等病之異於尋常傷風欬嗽流行性感冒者。爲病勢重篤。初起皆惡寒戰慄。繼之以高熱。故曰傷寒表不解。發炎之部。常有炎性滲出物。故曰心下有水氣。炎部往往覺刺痛。欬時尤甚。其欬。始則乾澀無痰。繼則有黏厚之鏽色痰。呼吸困難。不能平臥。高熱持久。故曰發熱而欬。病至極期。往往讝妄昏狂。見腦症狀。乃知葉桂吳塘王士雄輩。所謂溫邪上受。首先犯肺。逆傳心胞者。皆卽此等病。當其初病時。急用小青龍湯。解表逐水鎭欬。則曲突徙薪。可以短縮經過。弭患於無形。無如葉氏之徒。謂傷寒方但可施於北地冬月之正傷寒。必欲揭櫫溫熱。自出心裁。於是棄小青龍不用。而以辛涼輕劑。緩緩待之。及其病勢既危。然後一甲二甲。增液定風。則爛額焦頭。無濟於事矣。

周揚俊傷寒三注云。素常有飮之人。一感外邪。傷皮毛而蔽肺氣。則便停於心下。而上下之氣不利焉。錢氏云。心下。心之下。胃脘之分也。湯本右衞門據此。遂以謂平素胃內停水。表熱與停水迫於呼吸器而作欬。何其說之陋也。果使停水在胃內。安得迫及呼吸器乎。湯本氏出身洋醫。以二十年之功力。用漢醫方治病。乃不知水氣爲炎性滲出物。宜其抄撮成書。碌碌無所表見耳。

中西惟忠云。乾嘔。欬。渴。噎。喘。皆心下有水氣之狀也。其云或者。謂有兼證如此者。

又否者。亦皆主之也。丹波氏云。噎。卽是膈噎之噎。

小青龍湯方

麻黃去節　芍藥　細辛　乾薑

甘草炙　桂枝各三兩去皮　五味子半升　半夏半升洗

右八味。以水一斗。先煑麻黃。減二升。去上沫。內諸藥。煑取三升。去滓。溫服一升。若渴。去半夏。加栝樓根三兩。若微利。去麻黃。加蕘花如一雞子。熬令赤色。若噎者。去麻黃。加附子一枚。炮。若小便不利。少腹滿者。去麻黃。加茯苓四兩。若喘。去麻黃。加杏仁半升。去皮尖。且蕘花不治利。麻黃主喘。今此語反之。疑非仲景意。臣億等謹按小青龍湯大要治水又按本草蕘花下十二水若水去利則止也又按千金形腫者應內麻黃乃內杏仁者以麻黃發其陽故也以此證之豈非仲景意也

方極云。小青龍湯。治欬喘。上衝頭痛。發熱惡風。或乾嘔者。

方機云。治乾嘔發熱而欬。或欬且微喘者。以上兼用南呂。喘息者。兼用南呂。或姑

洗（本名控涎丹甘遂大戟白芥子）或太蔟。（本名人參大黃丸大黃黃芩人參）欬唾吐涎沫者。兼用南呂。或時時以紫圓攻之。

柯氏云。此方又主水寒在胃。久欬肺虛。丹波氏云。案金匱要略。本方治溢飲。又加石膏。治肺脹欬而上氣。煩躁而喘。脈浮者。心下有水氣。又本方治欬逆倚息不得臥。外臺祕要古今錄驗沃雪湯。卽本方去芍藥甘草。治上氣不得息。喉中如水雞聲。凡局方溫肺湯杏子湯之類。從此方增損者頗多。

御藥院方細辛五味子湯。（卽本方）治肺氣不利。欬嗽喘滿。胸膈煩悶。痰涎多。喉中有聲。鼻塞清涕。頭痛目眩。肢體倦怠。咽嗌不利。嘔逆惡心。

淵雷案。小青龍湯用麻黃桂枝。亦爲發汗以放散體溫。用芍藥者。喘欬必腹皮攣急故也。細辛乾薑五味子半夏。皆爲治欬而設。乾薑所以溫肺。半夏所以降逆逐水。細辛辛散。主頭痛腦動。（頭腦動脈搏動也）五味子酸歛。主欬嗽而冒。細辛與五味子同用。具開闔相濟之妙。所以爲鎭欬主劑也。小青龍亦治溢飲。互詳金匱今釋。

柯氏云。兩青龍俱治有表裏證。皆用兩解法。大青龍是裏熱。小青龍是裏寒。故發表之藥相同。而治裏之藥則殊也。此與五苓同爲治表不解而心下有水氣。然五苓治水之蓄而不行。故專滲瀉以利水。而微發其汗使水從下而去也。此方治水之動而不居。故備舉辛溫以散水。而大發其汗。使水從外而出也。仲景發表利水諸法。精義入神矣。淵雷案。大青龍治無形之熱。小青龍治有形之寒。何以言之。大青龍證是官能上疾患。無病竈可見。小青龍之外證。雖亦是官能疾患。其裏證則肺臟或胸膜必有病竈。金匱以小青龍治溢飲。治欬逆倚息不得臥。又加石膏治肺脹欬而上氣。是皆有炎竈及炎性滲出物者。此二青龍之所以異也。又。五苓散證是排泄失職。其病變在腎。小青龍證是呼吸器發炎。其病變在肺。五苓散之水。是血中水毒不得排泄。其水不在心下。小青龍之水。是呼吸器之炎性滲出物。故在心下。二方之爲用迴異。不得相提並論也。

錢氏云。詳推後加減法。凡原文中每具諸或有之證者。皆有之。如小青龍湯。小柴胡湯。眞武湯。通脈四逆湯。四逆散。皆是也。愚竊揆之以理。恐未必皆出于仲景也。

惟忠云。加減法。後人補入。不足據矣。

丹波氏云。且蕘花以下二十字。蓋是叔和語。大柴胡方後云。不加大黃。恐不爲大柴胡湯。許氏本事方引爲叔和語。此段語氣。亦與彼條相類。可以證也。且玉函外臺並有此語。可見不出于後人手。

建殊錄云。京師河源街賈人升屋傳兵衞女病。衆醫皆以爲勞瘵。而處方亦皆無效。羸瘦日甚。旦夕且死。賈人素懼古方。然以不得已。來求診治。先生既往診之。知其意之不信。卽謝歸矣。踰月。其女死。其後二年。其妹亦病。賈人謁曰。僕初有五子。其四人者皆已亡。其病皆勞瘵也。蓋齡及十七。則其春正月。瘵必發。至秋八月。必皆死矣。嚮先生所診。此其一也。亦已死矣。而今者季子年十七。亦病之。夫僕固非不知古方有奇效。懼其多用峻藥也。然顧緩補之劑救之。不見一有其效矣。願先生瘳之。縱死。無所復悔矣。先生爲診之。氣力沈溺。四支憊惰。寒熱往來。欬嗽殊甚。

作小青龍湯及滾痰丸雜進。其歲未至八月。全復常淵雷案。此條病狀。似是傳屍勞。乃肺結核之一種。然肺結核。未見有宜麻桂者。存以待考。

傷寒。心下有水氣。欬而微喘。發熱不渴。服湯已渴者。此寒去欲解也。小青龍湯主之。

此條但舉主證。不言或然證。但舉微喘。不言乾嘔。蓋欬劇者必兼喘而乾嘔卻非必見之證。與上條合看。則小青龍之證候益明。服湯已。謂服過小青龍湯也。末句小青龍湯主之。卽注明服湯已句。非謂寒去欲解之時。復主小青龍也。四十八條云。此當發其汗。服藥已微除。其人發煩目瞑。劇者必衄。衄乃解。所以然者。陽氣重故也。麻黃湯主之。文法與本條同。蓋傷寒論本有此等倒筆法。張璐張志聰金鑑等。以小青龍湯主之六字。移於發熱不渴句下。殆不深考耳。

山田氏云。此條不渴二字。對下文渴字言之。非辨熱之淺深也。其服湯已渴者。此寒去欲解故也。勿治之。俟津液回。其渴自止也。寒卽所謂水氣。指心下停飮而言。

理中丸條胃上有寒。四百一條 四逆湯條膈上有寒飮三百二十八條 等皆爾。雖然。論中寒字。又有以痰而言者。如瓜蔕散條胸有寒。百七十四條 卽是也。蓋飮與痰。俱非溫養人身之物也。品字箋寒字注曰。事之棄而不舉。亦可曰寒。左傳哀十二年。若可尋也。亦可寒也。案尋有溫義故與寒對舉 是也。一說以寒爲表邪。非也。

淵雷案。以上十一條。俱論麻黃湯一類證治。

太陽病。外證未解。脈浮弱者。當以汗解。宜桂枝湯。

方氏云。外證未解。謂頭痛項強惡寒等猶在也。浮弱卽陽浮而陰弱。此言太陽中風。凡在未傳變者。仍當從於解肌。蓋嚴不得下早之意。山田氏云。此亦論太陽病發汗後。當解而不解者也。故不言不解而言未解。所以示其經發汗也。浮弱乃浮緩也。對浮緊言之。

淵雷案。趙刻本每篇必重出各方。此條下出桂枝湯方。今從成氏本刪之。他條放此。

太陽病下之微喘者表未解故也桂枝加厚朴杏子湯主之。

成氏云。下後大喘。則爲裏氣大虛。邪氣傳裏。正氣將脫也。下後微喘。則爲裏氣上逆。邪不能傳裏。猶在表也。淵雷案。成說是也。太陽病者正氣上衝外向之現象也。故誤下而表證不變者則爲上衝。十六條爲微喘。上衝與微喘。皆正氣抵抗下藥。不使表熱內陷之故。惟上衝爲太陽本有之證。故仍與桂枝湯。不須加藥。微喘則下後新加之證。故於桂枝湯中加厚朴杏子以治之。若下後表證驟除而大喘。則是正氣暴脫。肺氣垂絶之候。法在不治。內經所謂下之息高是也。

山田氏云。葛根黃芩黃連湯。治太陽病桂枝證。醫反下之之後。喘而汗出。無表證者。麻黃杏仁甘草石膏湯。治太陽病桂枝證發汗後。汗出而喘。無表證者。今此條之證。雖既經誤下。其表猶未解。故以桂枝解外。加杏仁厚朴。以治其微喘也。

張志聰傷寒集註引燕氏曰。此與喘家作桂枝湯加厚朴杏子。同一義也。淵雷案。喘家之喘是宿疾。下後之喘是新病。原因不同而用藥同。可知用藥從證。不從原因也。

桂枝加厚朴杏子湯方

桂枝三兩去皮　甘草二兩炙　生薑三兩切　芍藥三兩

大棗十二枚擘　厚朴二兩炙去皮　杏仁五十枚去皮尖

右七味。以水七升。微火煑取三升。去滓。溫服一升。覆取微似汗。

方極云。桂枝加厚朴杏子湯。治桂枝湯證而胸滿微喘者。湯本氏云。所以追加胸滿二字者。以本方中有厚朴。主治胸腹滿故也。惟厚朴之用量少。故止於胸滿。而不及腹滿。此方之胸滿。異於桂枝去芍藥湯證者。爲比較的實證而恆存的。案去芍藥湯不拘攣此方則仍拘攣其異於人參證之心下痞鞕者。爲普遍的膨滿而非局限的也。

方機云。喘家。桂枝加厚朴杏子湯主之。若喘而身疼痛者。非此湯之所主也。

類聚方廣義云。本有喘症者。謂之喘家。喘家見桂枝湯證者。以此方發汗則愈。若喘因邪而其勢急。邪乘喘而其威盛者。非此方所得治也。宜參考他方以施治。不可拘拘於成法。

傷寒類方云。別錄。厚朴主消痰下氣。本經。杏仁主欬逆上氣。藥徵云。厚朴。主治胸腹脹滿也。旁治腹痛。

本事方云。戊申正月。有一武臣爲寇所執。置舟中艎版下。數日得脫。乘飢恣食。良久。解衣捫蝨。次日遂作傷寒。自汗而鬲不利。一醫作傷食而下之。一醫作解衣中邪而汗之。雜治數日。漸覺昏困。上喘急高。醫者愴惶失措。予診之曰。太陽病下之。表未解。微喘者。桂枝加厚朴杏仁湯。此仲景之法也。指令醫者急治藥。一啜喘定。再啜。漐漐微汗。至晚。身涼而脈已和矣。醫曰。某平生未曾用仲景方。不知其神捷如是。予曰。仲景之法。豈誑後人也哉。人自寡學。無以發明耳。

太陽病。外證未解。不可下也。下之爲逆。欲解外者。宜桂枝湯。

外證謂頭痛惡寒等證。金鑑云。凡表證未解。無論已汗未汗。雖有可下之證。而非在急下之例者。均不可下。柯氏云。外證初起。有麻黃桂枝之分。如當解未解時。惟桂枝湯可用。故桂枝湯爲傷寒中風雜病解外之總方。凡脈浮弱。汗自出。而表不解者。咸得而主之也。卽陽明病脈遲汗出多者（二百四十條）宜之。太陰病脈浮者（二百八十條）亦宜之。則知諸經外證之虛者。咸得同太陽未解之治法。又可見桂枝湯不專爲太陽用矣。

傷寒選錄引張兼善曰。或問。有言汗不厭早。下不厭遲。斯言何如。予曰。凡汗證固宜早。仲景謂不避晨夜（出傷寒例是叔和語非仲景語）者。此也。夫下證須從宜定奪。當急則急。當緩則緩。安可一概而治。假如陽明病已有可下之理。但爲面合赤色。（二百一十五條）其在經之熱猶未斂。又如嘔多雖有陽明證。（二百一十三條）謂熱在上焦。未全入府。皆言不可攻。凡此之類。固宜遲也。若陽明篇中言急下者。（二百五十八至二百六十條）事不可緩。其可遲乎。所言從宜定奪是也。案張氏說與此條金鑑注同意。今人執定傷寒下不厭遲。是執一而無權也。

至眞要大論云。病之從內之外者。調其內。從外之內者。治其外。從內之外而盛於

外者。先調其內。而後治其外。從外之內而盛於內者。先治其外。而後調其內。以上至真要大論

從內之外。謂內傷七情也。從外之內。謂外感六淫也。外感之病。雖盛於內。猶當先治其外。故外證未解者。不可下。西醫治腸窒扶斯。輒先以甘汞下之。於是舌尖苔剝。成所謂三角苔。三角苔由於下之爲逆。而西醫以爲腸窒扶斯之特徵。溫熱家主張伏氣。以爲溫熱自裏達表。乃倡謬說。謂傷寒下不厭遲。溫熱下不厭早。不知溫熱猶是外感。猶當先治其外。且議論則云下不厭早。用藥則猶是豆卷豆豉。適所以成其溫熱家而已。

太陽病。先發汗不解。而復下之。脈浮者不愈。浮爲在外。而反下之。故令不愈。今脈浮。故在外。當須解外則愈。宜桂枝湯。

太陽用汗法。本不誤。汗後病不解。脈仍浮者。當再汗之。桂枝湯有服至二三劑者。正爲表證仍在故也。粗工不知審證。惟以藥試病。一汗不愈。以爲不當汗也。乃改變方鍼。從而下之。不知脈浮者。病勢欲外達之象。今乃下之。則與自然療能相左。

故令不愈。然幸而下後脈仍浮。則桂枝證仍在。不爲壞病。故仍宜桂枝湯解外。成氏云。經曰柴胡湯證具。而以他藥下之。柴胡湯證仍在者。復與柴胡湯。此雖已下之不爲逆。（百五十七條）則其類矣。

劉棟云。此條承上條。而後人之所記也。山田氏云。劉說甚是。決非仲景氏之言也。晰於文辭者自能辨之。

太陽病。脈浮緊。無汗發熱。身疼痛。八九日不解。表證仍在。此當發其汗。服藥已微除。其人發煩目瞑。劇者必衄。衄乃解。所以然者。陽氣重故也。麻黃湯主之。

病雖至於八九日。然麻黃證仍在。則當與麻黃湯發其汗。服湯微除。而反發煩目瞑。甚則鼻衄者。乃所謂瞑眩也。日人和田啟有瞑眩論。節其文如下。

藥劑之有效者。曰汗。曰吐。曰下。曰和。藥得其效。則隨毒之所在。而汗吐下和各有其所。病以大瘉。是曰藥之瞑眩。小病小瞑眩。大病大瞑眩。書曰。若藥不眩瞑。厥疾弗瘳。是千古不滅之論也。或曰。汗劑之效汗。吐劑之效吐。下劑之效下。和劑之效和。此爲自然之藥效。焉足名藥之瞑眩。吾人處方年不下數百千。然未嘗見藥之瞑眩。雖有因多用劇藥與誤用而瞑眩者。是不能瘉病。止能加病。畢竟誤治之所致也。尙書所言。不過漢醫之假詞耳。余答之曰。汗劑之效汗。吐劑之效吐。和下之效和下。乃西醫之對症療法。所謂期待其應效者是也。然此期待多不得好結果。唯與待病勢之自然消退者爲同耳。眞正漢醫。依對原症的療法。所生之應效。汗劑未必爲汗。吐劑未必爲吐。和下劑未必爲和下。易言之。則汗吐下和。非出於醫者之所豫期。乃病毒潛伏之地。爲藥力所攻。全身無餘地可容。隨毒之所在。取最捷之徑以外遯也。故瞑眩爲病毒遯去間所起之一種反應症狀。雖經驗富足者。不能知其取如何之經過。從何道而外遯也。東洞先生曰。夫藥治病。當隨病毒所在而治之。藥中肯。則或汗或吐或下或和。均治。以余驗之。有下劑反吐者。汗劑反下者。以上東洞語不其然乎。由多用劇藥與誤治致瞑眩者。是不可言瞑眩。乃中毒也。

中毒與瞑眩。全異其性質。免死爲幸。尙何治病之足云。故彼等之瞑眩論。根本謬誤。可笑莫過於此。漢醫所謂眞正瞑眩者。細胞由藥力起强烈反應。以驅逐病毒於體外之現象。非中毒症狀也。連用其起瞑眩之藥方。使病毒全行驅盡。則瞑眩消散。尙書藥不瞑眩厥疾弗瘳之言。洵爲千古不磨之論。行醫者其奉爲圭臬也可。

淵雷案。發煩目瞑鼻衄。雖爲瞑眩現象。然其所以致此。亦可得而略言焉。據日人廣瀨天津久保山等之試驗。麻黃能增高血壓。據西尾重之報告。服麻黃後溫覆。則心臟機能亢進。脈搏增加。全身溫暖。顏面及耳邊尤甚。次卽汗出。然則麻黃之發汗。必先血壓亢進而頭面充血。故發煩目瞑。充血之甚。則鼻粘膜破裂而爲衄。經此瞑眩現象。則知久鬱之體溫。已得充分放散。故曰衄乃解。

山田氏云。所以然以下九字。叔和註文。凡論中云所以然者。多爾。五十一條六十二條七十七條九十七條

百三十一條 淵雷案。陽氣重。蓋謂體溫鬱積已久。不得放散也。末句麻黃湯主之。乃注

明上文服藥已句。與四十三條同例。非謂衄後仍主麻黃湯也。

太陽病。脈浮緊發熱。身無汗。自衄者愈。

成氏云。衄則熱隨血散。故云自衄者愈。方氏云。汗本血之液。北人謂衄爲紅汗。達此義也。烏壽云。衄而頭痛微止者。自愈之衄也。世謂之衄汗。衄而病證依然者。不愈之衄也。可發其汗。麻黃湯主之。內藤希哲云。諸本身字下無疼字。蓋脫落也。今補之。山田氏云。希哲補疼字。是也。若無疼字。則與但頭汗出證奚擇焉。

淵雷案。麻黃證不服藥。自衄而愈者。非熱隨血散之謂也。蓋自衄者。頭面之充血必甚。頭面充血甚者。肌表亦必充血。體溫隨血以達肌表。則放散而熱退耳。若如成氏之說。將謂涓滴之衄。足以放散久鬱之體溫乎。斯不然矣。何以知充血於頭面者。必充血於肌表也。太陽病。正氣欲驅病毒向外。而其證候。不但外向。亦且上衝。則知上衝卽所以外向。此其一。徐之才云。輕可去實。麻黃葛根之屬是也。夫麻葛之發汗解肌。欲其外向也。而其性皆輕。輕者上浮。則知上浮者必能外向。此其二。以此觀之。頭面充血者。肌表亦必充血。肌表充血。則體溫隨血達表以放散矣。

二陽併病。太陽初得病時。發其汗。汗先出不徹。因轉屬陽明。續自微汗出。不惡寒。若太陽病證不罷者。不可下。下之爲逆。如此可小發汗。設面色緣緣正赤者。陽氣怫鬱在表。當解之熏之。若發汗不徹。不足言陽氣怫鬱不得越。當汗不汗。其人躁煩。不知痛處。乍在腹中。乍在四肢。按之不可得。其人短氣。但坐以汗出不徹故也。更發汗則愈。何以知汗出不徹。以脈濇故知也。

山田氏云。此條屬陽明以上陽明篇之文。續自微汗出以下。叔和敷衍之文。何以知之。以文義全同乎辨脈平脈二篇。而豪不與本論㤥也。淵雷案。自此以下七條。文辭卑弱。與全書不類。山田氏俱以爲叔和所敷衍。今仍隨文釋之。此條言太陽陽明併病證候重輕。蓋有三等。自條首至小發汗爲一等。其證最輕。自設面色至熏之。爲一等。其證最重。若發汗以下爲一等。其證在輕重之間也。

傷寒何以有二陽併病。蓋因太陽初病時。雖發其汗。病不盡除。因轉爲陽明證也。參看百九十三條初病時本是無汗惡寒之麻黃證。今微汗出而不惡寒。是見陽明證矣。斯時若仍有頭痛身疼脈浮之太陽證。則不可下。何以不可下。以外證未解。則下之爲逆。仍當小發汗。宜桂枝湯。

緣緣。聯緜貌。怫鬱。蘊積也。若面色緣緣正赤。則頭面業已充血。頭面充血而汗仍不出。是爲體溫蘊積於肌表而不得放散。因皮膚汗腺固閉太甚故也。如此者。非小發汗所能愈。當以大青龍輩解其表。以熏法助其汗。此雖但言緣緣正赤。必有表鬱熱盛之證。故解之不足。又當熏之。外臺傷寒門引崔氏方療傷寒阮河南蒸法。薪火燒地良久。掃除去火。可以水小灑。取蠶沙若桃葉桑柏葉諸禾糠及麥麩。皆可取用。易得者牛馬糞亦可用。但臭耳。桃葉欲落時。可益收取乾之。以此等物著火處。令厚二三寸。布席臥上。溫覆。用此發汗。汗皆出。若過熱。當細審消息。大熱者可重席。汗出周身。輒便止。當以溫粉粉身。勿令遇風。又天行病發汗門引張文仲方支太醫桃葉湯熏身法。水一石。煑桃葉。取七斗。以薦席自圍。衣被蓋上。安桃湯於牀簀下。取熱自熏。停少時。當雨汗。汗遍去湯。待歇。速粉之。并灸大椎。則愈。此皆隋唐以前所行熏法。發汗而汗不出者。往往用之。

若服發汗藥而得汗。但汗不透徹。則不可謂之陽氣怫鬱不得越。越卽放散之意也。但因發汗不透徹。故其人躁煩。躁煩之狀。若有所苦痛。忽似在腹中。忽似在四肢。不能按得其苦痛之處。呼吸急促。倚坐而不得平臥。皆因發汗不徹故耳。與麻黃湯更發汗則愈。何以知其汗出不徹。因脈濇也。濇是遲數不勻整。由於血運未暢。故內部高溫未得達表以放散。卽所謂汗出不徹也。

脈浮數者。法當汗出而愈。若下之。身重心悸者。不可發汗。當自汗出乃解。所以然者。尺中脈微。此裏虛。須表裏實。津液自和。便自汗出愈。

脈浮數者。病勢必外向而發熱。當依太陽法發其汗。若誤下後。身重心悸。則陰陽俱虛。不可發汗。當擇用建中新加之屬。待其自汗出而愈也。身重爲陽虛。與眞武湯證之四肢沈重三百二十條同理。心悸爲陰虛與炙甘草湯證之心動悸百八十五條同理。所以然者以下乃後人注語何以知之。上文以身重心悸爲不可發汗之理由。此又以尺中脈微爲不可發汗之理由自相齟齬故也。脈法以尺中主裏故尺中微爲裏虛。須待也。山田氏云。此條云法當云所以然者皆叔和家言且脈分三部。亦仲景氏之所不取。

脈浮緊者法當身疼痛。宜以汗解之。假令尺中遲者不可發汗。何以知然。以榮氣不足血少故也。

浮緊是傷寒脈。當有身疼痛之傷寒證。本宜麻黃湯發汗。若其人榮氣不足血少者。不可逕用麻黃湯。榮氣不足。謂血漿少也。下文八十七條至九十一條。皆因血少不可發汗。然彼有顯著之原因。可以知其血少。此條則因尺中遲而知之。尺中主裏主血。理雖難知。事實則確。

外臺引范汪論。黃帝問於岐伯曰。當發汗而其人適失血。及大下利。如之何。岐伯答曰。數少與桂枝湯。使體潤漐漐汗纔出。連日如此。自當解也。（千金同）淵雷案。脈浮緊。發熱汗不出者。不可與桂枝湯。（十八條）范汪之論。殆不可從。愚嘗遇麻黃證而尺中遲者。與葛根湯得效。

山田氏云。此條言法。當言假令尺中遲。言榮氣不足。皆非仲景氏辭氣。

脈浮者。病在表。可發汗。宜麻黃湯。（法用桂枝湯）

脈浮者。知其病在表。其實非病之本體在表。乃正氣驅病於表。欲使從表解耳。正氣欲從表解。當因其勢而汗之。經文用麻黃。原注用桂枝。（脈經作桂枝湯）本無定法。要不出於發表解肌已。

山田氏云。此條及次條。惟言脈以附主方。非仲景之言明矣。辨已見上。（三十九條）且夫脈之浮者。多雖屬表證哉。主方則隨證區別。豈一麻黃之所總耶。

脈浮而數者。可發汗。宜麻黃湯。

以上兩條。當是叔和可發汗篇之文。否則宜麻黃湯四字。必後人所沾。

病常自汗出者。此爲榮氣和。榮氣和者。外不諧。以衛氣不共榮氣諧和。故爾。以榮行脈中。衛行脈外。復發其汗。榮衛和則愈。宜桂枝湯。

柯氏云。下條發熱汗出。便可用桂枝湯。見不必頭痛惡風俱備。此只自汗一證。卽不發熱者亦用之。更見桂枝方於自汗爲親切耳。丹波氏云。靈樞營衛生會篇云。營在脈中。衛在脈外。又衛氣篇云。其浮氣之不循經者爲衛。其精氣之行於經者爲營氣。正此段之所根柢也。山田氏云。此條及次條。皆以榮衛言之。合於辨脈法中說。而不合於仲景全論之旨。其爲叔和明白。

淵雷案。此條但論桂枝湯治自汗耳。乃說出爾許廢話。榮衛之說。出自靈樞。丹波氏所引是也。靈樞之書晚出。昔賢或謂依傍皇甫謐甲乙經而僞撰。此豈仲景所及見。仲景自序。有撰用素問九卷之語。說者以謂九卷卽靈樞。想當然而已。今考仲景書。同於素問者。十無一二。同於靈樞者。百無一二。惟辨脈平脈傷寒例。及可不可諸篇。多出入靈素。則叔和編次之文。非仲景之舊。已何以知之。數篇者文皆相似。而傷寒例有捜採仲景舊論之語。其爲叔和之文甚明。靈樞所謂榮（營同）衛者。榮指血漿。衛指體溫。體溫之來源在內臟。（肝臟溫度最高）而隨血行以溫及四末。血之行於脈中也可見。故曰營在脈中。體溫之隨血運行也不可見。故曰衛在脈外。血之運行。至靜脈而還流。故曰精氣之行於經者。體溫之隨血運行。至淺層血管而放散於外。故曰浮氣之不循經者。榮衛之故。如是而已。病常自汗出者。由於肌膝疏。汗腺分泌過當耳。何有於衛氣不共榮氣諧和哉。桂枝湯之治自汗。由於收攝淺層血管。弛緩內部組織血管耳。何有於和榮衛哉。後世醫家。好援引靈素以釋經方。其失往往如此。不可從矣。

病人藏無他病。時發熱自汗出而不愈者。此衛氣不和也。先其時發汗則愈。宜桂枝湯。

時發熱自汗出。則有不發熱不汗出時。此非太陽中風。但以發熱汗出。有桂枝證。故桂枝亦治之也。汪氏云。藏無他病者。謂裏和能食。二便如常也。

山田氏云。以上七條。叔和補入之語。宜删。

傷寒脈浮緊。不發汗。因致衄者。麻黃湯主之。

不發汗致衄之理。已於四十八條四十九條釋訖。彼云衄乃解。云自衄者愈。謂衄後得汗而熱退也。此條乃示雖衄不汗出之治法。下文云。衄家不可發汗。亡血家不可發汗。（九十條九十一條）內經亦云。奪血者無汗。蓋衄家亡血家云者。皆謂奪血已多。榮氣不足血少。故不可汗耳。今因不發汗而衄。非屢奪血大奪血之比也。

江瓘名醫類案云。陶尚文治一人傷寒四五日。吐血不止。醫以犀角地黃湯等治而反劇。陶切其脈。浮緊而數。若不汗出。邪何由解。遂用麻黃湯。一服汗出而愈。或問。仲景言衄家不可汗。亡血家不可發汗。而此用麻黃湯。何也。瓘曰。久衄之家亡血已多。故不可汗。今緣當汗不汗。熱毒蘊結而成吐血。當分其津液乃愈。故仲景又曰。傷寒脈浮緊。不發汗。因致衄者。麻黃湯主之。蓋發其汗。則熱越而出。血自止也。

傷寒不大便六七日。頭痛有熱者。與承氣湯。其小便清者。（一云大便青）**知不在裏。仍在表也。當須發汗。若頭痛者必衄。宜桂枝湯。**

此條首句爲總冒。其下有兩種解釋。不大便六七日而頭痛有熱者。可與承氣湯下之。若小便清而不赤。則非陽明裏病。仍是太陽表病。雖不大便。仍宜桂枝湯先解其表。蓋就不大便一證。辨其當下當汗。此一解也。玉函與字上有未可二字。言不大便六七日而頭痛有熱者。未可與承氣湯。何以故。因小便清。知非陽明裏病。仍是太陽表病。當須發汗。宜桂枝湯。蓋示傷寒不大便不可卽下之故。此又一解也。今案經文有其字兩者字。分別段落。以文法論。第一解爲是。然頭痛有熱。（謂表熱也）非承氣證。而爲太陽證。有太陽證者。未可與承氣。以醫理言。第二解爲是。學者苟明乎汗下之宜忌。此等處雖不求甚解可也。山田氏云。若頭痛者必衄六字。文義不貫。疑是前條注文。錯亂入此。宜删焉。

傷寒發汗已解。半日許復煩。脈浮數者。可更發汗。宜桂枝湯。

傷寒發汗。謂服麻黃湯也。已解。謂熱退身和。復煩。猶言復發熱也。脈浮數。則病勢仍欲外解。故可更發汗。宜桂枝湯。以其曾經發汗熱退。表已不閉。故不復用麻黃。

以上十六條。申明解表餘義。以下至本篇之末。俱論太陽傳變之證。

凡病。若發汗。若吐。若下。若亡血。亡津液。陰陽自和者。必自愈。

凡治病。或發汗。或吐。或下。或因他故而亡血。皆足以致亡津液。亡津液即傷津。釋在二十二條。毒藥治病。當汗則汗。當吐下則吐下。雖亡津液。有所不避。何則。病毒既除。則陰陽自和。無所用其補益也。蓋細胞之生活力恢復常態。消化吸收分泌俱無障礙。是爲陰陽自和。陰陽自和。則津液自生。弗藥自愈。

大下之後。復發汗。小便不利者。亡津液故也。勿治之。得小便利。必自愈。

山田氏云。自此以下數條。承上章說陰陽不和者也。其得小便利四字。疑是古註文。或叔和語。已宜删。若有此四字。則必自愈三字。果是何等病證乎。按方有執以勿字管下六字看之。其說雖是。文法不穩。不可從矣。金鑑云。大下之後。復發其汗。

重亡津液。小便當少。以水液內竭故也。勿治之言勿利其小便也。須俟津液囘而小便利。必自愈矣。

下之後。復發汗。必振寒。脈微細。所以然者。以內外俱虛故也。

前兩條是津傷而陽不亡。此條是陽亡而津不繼。卽太陽誤治而成少陰也。振寒脈微爲陽亡。脈細爲津不繼。內外俱虛者。下之虛其內。發汗虛其外也。津傷而陽不亡者。其津自能再生。故前兩條皆云必自愈。陽亡而津不繼者。其津不能自復。故此條不云自愈。然則薑附四逆之輩。當擇用矣。山田氏云。必者十而八九然之謂也。

下之後。復發汗。晝日煩躁不得眠。夜而安靜。不嘔不渴。無表證。脈沈微。身無大熱者。乾薑附子湯主之。

程氏云。晝日煩躁不得眠。虛陽擾亂。外見假熱也。夜而安靜。不嘔不渴。無表證脈沈微。身無大熱。陰氣獨治。內係眞寒也。宜乾薑附子湯。直從陰中囘陽。不當於晝日煩躁一假證狐疑也。

山田氏云。其所謂晝日煩躁。夜而安靜者。乃表裏俱虛之候。如其所以然者。則存而不論。非不論也。不可知也。不嘔不渴者。示其裏無邪熱之辭。蓋對煩躁之似裏熱而言。如桂枝附子湯條不嘔不渴。（百八十二條）桂枝麻黃各半湯條不嘔。（二十五條）皆然。煩躁專屬陽證。而今無少陽主證之嘔。陽明主證之渴。太陽主證之身熱。而其脈沈微。其非陽證之煩躁明矣。此條煩躁。與茯苓四逆湯（七十一條）吳茱萸湯（三百一十三條）之煩躁。皆亡陽虛寒之煩躁。大青龍湯方後所謂。汗多亡陽。遂虛惡風。煩躁不得眠者是也。與梔子豉湯之虛煩不得眠（八十條）者。不可誤混也。

湯本氏云。晝日煩躁不得眠。夜而安靜者。爲非瘀血所致也。

淵雷案。通常熱病。多日輕夜重。此條晝日煩躁不得眠。夜而安靜。則是日重夜輕。其所以然之故。皆不可知。湯本氏以爲非瘀血所致者。因熱入血室條。有晝日明了。暮則譫語如見鬼狀（百五十三條）之證。故推測言之耳。無大熱。又見麻杏甘石湯（六十五條百七十條大陷胸湯百四十三條白虎加人參湯百七十七條諸條。皆謂表熱不壯耳。中西惟忠訓爲大表之大。扁鵲列傳病應見於大表山田氏讀如泰。皆求深反鑿。

乾薑附子湯方

乾薑一兩　附子一枚生用去皮切八片

右二味。以水三升。煑取一升。去滓。頓服。

外臺祕要云。深師乾薑丸。即本方以苦酒丸如梧子療傷寒病啘不止。兼主天行。肘後同。

和劑局方云。薑附湯。即本方治暴中風冷。久積痰水。心腹冷痛。霍亂轉筋。一切虛寒。並皆治之。

三因方云。乾薑附子湯。治中寒卒然暈倒。或吐逆涎沫。狀如暗風。手脚攣搐。口噤。四肢厥冷。或復燥熱。

易簡方云。薑附湯。治陰證傷寒。大便自利而發熱者。尤宜服之。淵雷案。薑附證之自利。必係清淡如米泔。不甚臭穢者。發熱則非薑附主證。或雖熱而不高。或眞寒假熱耳。

名醫方考云。附子散。（即本方為散）治寒痰反胃者。

痘證寶筏云。朱子薑附湯。治痘出傳風。眼直斜視。牙關緊閉。不可用驅風藥。應服此解之。

方極云。乾薑附子湯。治下利煩躁而厥者。方機云。治煩躁不得眠。脈沈微者。

類聚方廣義云。乾薑附子湯者。因汗下誤施。致變此證。與甘草乾薑湯之煩躁略似。然彼因誤治。病勢激動而致急迫。此則為誤治而病加重。又無急迫之證。唯精氣脫甚。是以此用附子。彼用甘草也。

發汗後。身疼痛。脈沈遲者。桂枝加芍藥生薑各一兩人參三兩新加湯主之。

金鑑云。發汗後。身疼痛。脈浮緊。或浮數。乃發汗未徹。表邪未盡也。仍當汗之。宜桂枝湯。今發汗後。身雖疼痛。脈見沈遲。是營衛虛寒。故宜桂枝新加湯。以溫補其營衛也。山田氏云。發汗後。諸證皆去。但身痛未除者。是餘邪未盡之候。其脈沈遲者。過汗亡津液也。故與桂枝以解未盡之邪。增芍藥生薑。加人參。以補其津液。其不用附子者。以未至筋惕肉瞤汗出惡風之劇也。張氏集註云。曰新加湯者。謂集用上古諸方治療表裏之證。述而不作。如此湯方。則其新加者也。亦仲祖自謙之意。

淵雷案。身疼痛。脈沈遲。頗似少陰證。少陰非新加湯所能治。卽藥以測證。知此條乃太陽傷寒發汗太峻。病未解而津已傷也。傷寒本有身疼證。今因大汗傷津。血中液少。血管不得不收縮。以維持血壓。於是肌肉不得榮養而拘攣。故疼痛益甚。血液少而血管縮。循環系統之機能衰減。故脈沈遲。加芍藥者。弛放血管。疏津液之流委也。加生薑人參者。振起胃機能。濬津液之源泉也。用桂枝湯者。治其未解之太陽。卽五十九條更發汗宜桂枝湯之義也。不用附子者。津傷而陽不亡也。

桂枝加芍藥生薑各一兩人參三兩新加湯方

桂枝三兩去皮　芍藥四兩　甘草二兩炙

人參三兩　大棗十二枚擘　生薑四兩

右六味。以水一斗二升。煑取三升。去滓。溫服一升。本云桂枝湯。今加芍藥生薑人參。

方極云。桂枝加芍藥生薑人參湯。治桂枝湯證。而心下痞鞕。或拘攣及嘔者。

方機云。發汗後。疼痛甚。脈沈遲。或痺。或四肢拘攣。心下痞塞者。桂枝加芍藥生薑人參湯主之。兼用太蔟或應鐘。

續建殊錄云。一老父。大便不通者數日。上逆目眩。醫與備急圓。自若也。因倍加分量投之。乃得利。爾後身體痲痺。上逆益甚。大便復閉。更醫。醫診而與之大劑承氣湯。一服得下利。復三貼。下利如傾盆。身體冷痛。不能臥。大便復結。又轉醫。醫作地黃劑服之。上逆尤劇。面色如醉。大便益不通。於是請治於先生。吉益南涯先生診之。心下痞鞕。少腹無力。卽與桂枝加芍藥生薑人參湯。服之三貼。衝氣卽低。大便快通。經二三日。冷痛止而得臥。二旬之後。諸證悉去而復常。

麻疹一哈云。松田部妻。年三十餘。發熱二三日。身熱頓退。口鼻清冷。四肢皆微厥。脈診難以摸索。頭出冷汗。時或嘔逆。按其腹狀。心下痞鞕。臍腹拘急甚。自言經候不來者兩月。因與桂枝加芍藥生薑人參湯。其明。蒸蒸發熱。偏身汗出。雖疹隨汗出而拘急未安。兼與浮石丸。湯本氏云方中有芒消三四日。所經信通利倍常。疹收後。前證復舊。

發汗後。不可更行桂枝湯。汗出而喘。無大熱者。可與麻黃杏仁甘草石膏湯。

張兼善云。余觀仲景凡言發汗後。乃表邪悉解。止餘一證而已。故言不可行桂枝湯。今汗出而喘。無大熱。乃上焦餘邪未解。當用麻黃杏仁甘草石膏湯以散之。證治準繩引

元堅云。麻黃杏人甘草石膏湯證。是表既解而飲熱迫肺者也。成氏以此條與葛根芩連湯相對。爲邪氣外甚。非是。蓋此汗出。殆裏熱外熏所致耳。且攷其方意。與

小青龍加石膏。越婢加半夏。厚朴麻黃（皆金匱治水飲之方）等湯。實係一轍。則知是飲熱相薄之證矣。注家止爲肺熱者。亦未是也。蓋麻黃與石膏同用。則相藉開疎水壅也。

淵雷案。行用也。發汗後。謂服桂枝湯而桂枝證已解。故不可更行桂枝。張兼善小丹波之說是也。汗出而用麻黃。無大熱而用石膏。或疑經文有誤。今考本論。麻杏甘石證兩條。皆云汗出而喘。無大熱。知非傳寫偶誤。又本方卽金匱越婢湯去薑棗加杏仁。越婢湯證云。續自汗出。無大熱。越婢加朮湯證云。腠理開。汗大泄。千金肉極門。解風痺湯。西州續命湯。皆君麻黃。其證皆云汗大泄。解風痺湯且云。麻黃止汗通肉。外臺引刪繁同。是知汗出者不必禁麻黃。無大熱者不必禁石膏矣。凡言汗出禁麻黃者。懼其放散體溫。汗多亡陽也。無熱禁石膏者。懼其遏制造溫也。今考仲景方。用麻黃促進放溫者。必合桂枝。不合桂枝。則但治喘欬水氣。用石膏遏制造溫者。必合知母或麻桂。（惟麻黃升麻湯可疑證亦不具）不合知母麻桂。則但治煩渴。方藥之用。因其配合而異。豈可拘拘於一味之宜忌乎。吉益猷氣血水藥徵云。麻黃合杏仁。則治疼痛及喘。合桂枝。則治惡寒無汗。合石膏。則治汗出。斯言得之。

麻黃杏仁甘草石膏湯方

麻黃四兩去節　杏仁五十箇去皮尖　甘草二兩炙　石膏半斤碎綿裹

右四味。以水七升。煑麻黃減二升。去上沫。內諸藥。煑取二升。去滓。溫服一升。本云黃耳杯。

方極云。麻黃杏人甘草石膏湯。治甘草麻黃湯證。喘急迫或自汗或不汗而欬煩渴者。

方機云。治汗出而喘。熱伏者。又治喘息而渴者。兼用南呂或姑洗。

張氏醫通云。冬月欬嗽。寒痰結於咽喉。語聲不出者。此寒氣客於會厭。故卒然而瘖也。麻杏甘石湯。

方輿輗云。用小青龍湯。表解而喘猶盛者。水熱相結也。麻杏甘石湯主之。

類聚方廣義云。麻黃杏仁甘草石膏湯。治喘欬不止。面目浮腫。咽乾口渴。或胸痛者。兼用南呂丸姑洗丸。

又云。哮喘。胸中如火氣逆涎潮。大息呻吟。聲如拽鋸。鼻流清涕。心下鞕塞。巨里動如奔馬者。宜此方。當須痰融聲出後。以陷胸丸紫圓之類疏導之。

又云。治肺癰。發熱喘欬。脈浮數。臭痰膿血。渴欲飲水者。宜加桔梗。時以白散攻之。

方函口訣云。此方與麻黃湯。有表裏之異。（原文云麻黃湯裏面之藥今意譯之）以汗出而喘爲目的。熱在肉裏上熏肺部者。非麻石之力不解。故此方與越婢湯。皆云無大熱也。

淵雷案。麻杏甘石湯之主證。爲煩渴喘欬。凡枝氣管炎。枝氣管喘息。百日欬。白喉等。有煩渴喘欬之證者。悉主之。白喉者。西醫謂之實扶的里。Diphtheria 初起時。惡寒發熱。煩渴喘欬。（或不欬）喉咽腫痛。有蒼白色之假膜。用麻杏甘石湯。輕者數小時。重者一晝夜。熱退身和。腫痛悉去。取效之速。遠勝西醫所用比令氏血清。世傳白喉忌表之書。託之仙靈乩筆。彼所謂白喉者。蓋指少陰咽痛。卽西醫所謂壞死性咽炎。非實扶的里也。俗醫不察。以其法治眞白喉。死者多矣。近又有自稱喉科專家者。謂白喉固忌表。爛喉丹痧則當表。所謂爛喉丹痧者。乃指併發於麻疹猩紅熱之假膜性喉炎。此種喉炎。證候與白喉絕相似。西醫以有無白喉桿菌辨之。國醫之治療證候同。則用藥亦同。彼喉科專家者。知爛喉丹痧之當表。不知白喉之不當忌表。可謂知二五而不知一十已。麻杏甘石治白喉。鐵樵先生於所著傷寒研究中發表。日人野津猛所著漢法醫典亦載之。

本云黃耳柸。未詳。汪氏云。黃耳柸。想係置水器也。元堅云。汪說難信。或曰。此傳寫有譌脫。當是本云麻黃湯。今去桂枝。加石膏。

發汗過多。其人叉手自冒心。心下悸。欲得按者。桂枝甘草湯主之。

丹波氏云。悸。說文云。心動也。今云心下悸。臍下悸。活人書云。悸氣者動氣也。乃知悸假爲動氣之總稱。活人指掌云。悸卽怔忡之別名。未允。以上丹波氏惟忠云。按之則如少安。故欲得按也。淵雷案。此因發汗過多。血液衰少。心房大張大縮。以維持血壓。故病人自覺心悸亢進。欲得按冒也。用大量桂枝頓服。以收縮其淺層血管。則血壓不致低落。心悸自止矣。

桂枝甘草湯方

桂枝四兩去皮　甘草二兩炙

右二味。以水三升。煑取一升。去滓。頓服。

證治大還云。桂枝湯治生產不快。或死腹中。桂枝一握。甘草三錢。水煎服。

方極云。桂枝甘草湯。治上衝急迫者。

湯本氏云。本方證。因發汗過多。而體液亡失。致變虛證。故腹部亦軟弱無力。但未至於陰證。故有熱狀而無寒狀。心悸劇亢進。脈疾促。心臟及心下部現悸動。腹部大動脈之搏動亦甚。較之桂枝去芍藥湯證之脈促胸滿。其上衝急迫尤劇。雖心悸亢進。而血壓不昇騰。此其所以異於實證也。本方獨用者甚少。得其方意。以解苓桂朮甘湯。桃核承氣湯等由本方加變者。甚爲緊要。

發汗後。其人臍下悸者。欲作奔豚。茯苓桂枝甘草大棗湯主之。

此因發汗而引動水飲宿疾也。發汗之劑。本助正氣以上衝外向。今發汗後。表證雖解。衝氣未平。値其人下焦素有水飲。水氣隨汗勢上泛。故臍下築築然動悸。欲作奔豚也。金匱云。奔豚病。從少腹起。上衝咽喉。發作欲死。復還止。巢氏病源云。奔豚者。氣下上遊走。如豚之奔。故曰奔豚。

茯苓桂枝甘草大棗湯方

茯苓半斤　桂枝四兩去皮　甘草二兩炙　大棗十五枚擘

右四味。以甘爛水一斗。先煑茯苓。減二升。內諸藥。煑取三升。去滓。溫服一升。日三服。○作甘爛水法。取水二斗。置大盆內。以杓揚之。水上有珠子五六千顆相逐。取用之。

方極云。苓桂甘棗湯。治臍下悸而攣急上衝者。方機云。治臍下悸者。奔豚迫於心胸。短氣息迫者。兼用紫圓。

證治摘要云。苓桂甘棗湯。治臍下悸者。欲作奔豚。按之腹痛衝胸者。累用累驗。

方函口訣云。此方主臍下動悸。大棗能治動悸者也。又云。此方主治奔豚之屬於水氣者。然運用之於澼飲。殊有特效。時還讀我書續錄云。古方之妙。殆不可思議。苓桂甘棗湯治澼囊累年不愈。爲余數年所實驗。應如桴鼓。妙不可言。淵雷案。澼飲澼囊。皆指胃擴張病。胃內有停水者。

湯本氏云。凡瘀血之上衝。必在左腹部。沿左側直腹肌而發。氣及水毒之上衝。必在右腹部。沿右側直腹肌而發。所以然之故。至今未明。古人盛倡左氣右血。徵之實驗。乃適相反。本方治奔豚。故腹診上。右側直腹肌之攣急甚著明。按之訴疼痛。但芍藥證之攣急。浮於腹表而較硬。本方證。則沈於腹底而較軟。觸之覺攣引而已。

淵雷案。凡水滯而氣不行。水氣上攻而氣逆。說本觀證辨疑致心下悸。或肉瞤筋惕說本藥徵者。茯苓主之。苓桂甘棗湯。以茯苓利水。以桂枝降衝。以甘草緩其急迫。以大棗舒其拘攣。就今日所有之藥物知識言。可知者止於此而已。若問此等藥物何以能治此等證候。則非今日所能知矣。不寧惟是。謂水氣隨汗勢而上衝者。因奔豚起於發汗之後。想當然耳。不過吾之理想。根據生理病理之機轉。賢於氣化五行等空論而已。然奔豚之病。本有不因發汗。居然而患之者。則其所以上衝。尤不可知。嗟乎。人體之秘奧。醫藥之精微。豈易言哉。學者但博聞強記。先知用方審證之當然。勿鑿說其所以然。無使醫學生新魔障可也。

甘爛水。不知有何效用。玉函作甘瀾水。千金翼作水一斗。不用甘爛水。靈樞邪客篇半夏湯。治目不瞑。不臥出。以流水千里以外者八升。揚之萬遍。取其清五升煑之。蓋亦甘爛水之意。先煑茯苓者。傷寒類方云。凡方中專重之藥。法必先煑。

生生堂治驗云。一男子。年三十。奔豚日發一次或二次。甚則牙關緊急。不省人事。百治無效。先生診之。臍下悸。按之痛。服苓桂甘棗加大黃湯。兼用反胃丸（方未詳）一十丸。每日一次。旬餘而愈。

橘窗書影云。田無邑戶長下田半兵衛妻。年三十餘。少腹有塊。時時衝逆於心下。

顏色青慘。身微腫。前陰漏下汙水。衆醫療之。然藥汁入口則吐。余診之曰。病非難治。特藥力不達耳。能自誓服藥。必可治。病者大悅。因與苓桂甘棗湯加紅花。藥味淡白。始得納于胃中。乃連服數日。上衝止。脹氣去。兼用龍硫丸（湯本氏云龍骨硫黃之丸藥也）汙水減。塊大安。

又云。淀侯臣煙田傳一郎妹。臍下動悸。任脈拘急。時時衝逆於心下。發則背反張。人事不省。四肢厥冷。呼吸如絕。數醫療之。不驗。余診之曰。奔豚也。與苓桂甘棗湯。服之數旬。病減十之七八。但腹中常拘急。或牽引手足拘攣。因兼用當歸建中湯。數月而全治。

發汗後。腹脹滿者。厚朴生薑半夏甘草人參湯主之。

發汗後。表證已解。而腹脹滿。其病當是胃炎。胃擴張之類。急性胃炎初起時。往往惡寒發熱頭痛。形似傷寒。本非發汗所能愈。宜此湯。此等病。舌苔常垢膩。其邊尖常紅。口涎常多。常作嘔吐。大便或秘結。或自利。以此種種。得與傷寒鑑別。俗醫謂傷寒方。但可用於北地冬日之正傷寒。何其視仲景之隘乎。

元堅云。厚朴生薑半夏甘草人參湯證。汗後胃寒。虛氣壅滯者也。淵雷案。胃寒。謂胃機能衰弱。虛氣壅滯者。蓋殘留未消化之物。醱酵分解。而生瓦斯。壅滯於胃中也。非宿食燥屎之比。故爲虛氣。

厚朴生薑半夏甘草人參湯方

厚朴（半斤炙去皮） 生薑（半斤切） 半夏（半升洗） 甘草（二兩炙） 人參（一兩）

右五味。以水一斗。煮取三升。去滓。溫服一升。日三服。

甘草下。趙刻本脫炙字。今據成本及千金翼補。

張氏醫通云。厚朴生薑半夏甘草人參湯。治胃虛嘔逆。痞滿不食。

喻昌傷寒尚論篇云。移此治泄後腹脹。果驗。

方極云。厚朴生薑半夏甘草人參湯。治胸腹滿而嘔者。

類聚方廣義云。治霍亂吐瀉之後。腹猶滿痛。有嘔氣者。所謂腹滿者。非實滿也。

用方經權云。治平生敦阜之症。或噫氣。或呑酸。心下堅滿而膨脹者。淵雷案。敦阜之症。謂脾胃病也。噫氣呑酸。心下堅滿膨脹。皆慢性胃炎及胃擴張之證。

證治大還云。孫召治一女子。心腹脹滿。色不變。經曰。三焦脹者。氣滿皮膚。硜硜然石堅。遂以仲景厚朴生薑半夏人參甘草湯。下保和丸。漸愈。

張氏醫通云。石頑治總戎陳孟庸。瀉利腹脹作痛。服黃芩白芍之類。脹急愈甚。其脈洪盛而數。按之則濡。氣口大三倍於人迎。此濕熱傷脾胃之氣也。與厚朴生薑甘草半夏人參湯二劑。痛止脹減。而瀉利未已。與乾薑黃芩黃連人參湯二劑。瀉利止。而飲食不思。與半夏瀉心湯二劑而安。

傷寒若吐若下後。心下逆滿。氣上衝胸。起則頭眩。脈沈緊。發汗則動經。身爲振振搖者。茯苓桂枝白朮甘草湯主之。

若下下。玉函有若發汗三字。脈經千金翼並云。傷寒發汗吐下後。

尤怡傷寒貫珠集云。此傷寒邪解而飲發之證。飲停於中則滿。逆於上則氣衝而頭眩。入於經。則身振振而動搖。案振搖因陽虛非因飲入於經金匱云。膈間支飲。其人喘滿。心下痞堅。其脈沈緊。又云。心下有痰飲。胸脅支滿。目眩。又云。其人振振身瞤劇。必有伏飲。是也。發汗則動經者。無邪可發而反動其經氣。故與茯苓白朮以蠲飲氣。桂枝甘草。以生陽氣。所謂病痰飲者。當以溫藥和之也。

丹波氏云。逆滿者。上虛而氣逆不降。以爲中滿。氣上衝胸者。時時氣撞搶于胸脅間也。二證遞別。

元堅云。此條止脈沈緊。卽此湯所主。是若吐若下。胃虛飲動致之。倘更發汗。傷其表陽。則變爲動經。而身振振搖。是與身瞤動振振欲擗地八十六條眞武湯證相同。卽眞武所主也。蓋此當爲兩截看。稍與倒裝法類似。其方專取利水以健胃。與甘棗湯有小異。甘棗湯。其病輕而飲停下焦者也。朮甘湯。其病重而飲停中焦者也。

湯本氏云。心下逆滿。因或吐或下後。內毒祛盡。反動而氣上衝也。與桂枝去芍藥湯之胸滿同理。惟去芍藥湯之胸滿。但氣上衝。此則氣與水毒相伴上衝。去芍藥之滿。胸內空虛。此則胃部膨滿。有停水也。氣上衝胸。起則頭眩。與心下逆滿之理無異。由水毒侵襲之部位不同。故所生症狀有異耳。脈沈緊者。裏有水毒之徵。師舉此脈候。示本方證之由於水毒也。

茯苓桂枝白朮甘草湯方

茯苓四兩　桂枝三兩去皮　白朮　甘草各二兩炙

右四味。以水六升。煮取三升。去滓。分溫三服。

白朮。金匱及玉函作三兩。三服下。玉函有小便即利四字。

方極云。苓桂朮甘湯。治心下悸。上衝。起則頭眩。小水不利者。

方機云。苓桂朮甘湯。治心下逆滿。起則頭眩者。兼用應鐘或紫圓。眼痛生赤脈。不能開者。兼用應鐘或紫圓。耳聾衝逆甚。頭眩者。兼用應鐘及七寶。

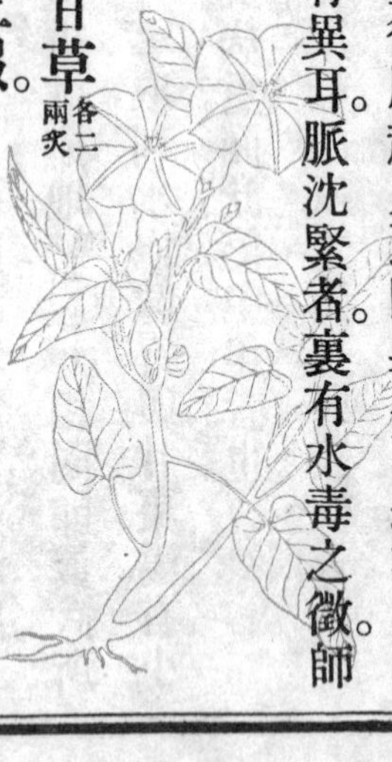

類聚方廣義云。苓桂朮甘湯。治飲家眼目生雲翳。昏暗疼痛。上衝頭眩。瞼腫。眵淚多者。加芣苡。尤有奇效。當以心胸動悸。胸脅支滿。心下逆滿等證爲目的。治雀目證。亦有奇效。

淵雷案此方卽苓桂甘棗湯以朮易棗。故水飲重而攣急輕。其上衝急迫。則二方一也。觀證辨疑云。裏水外行而疼痛者。發熱汗出。苓朮主之。

建殊錄云。越中二口誓光寺主僧某者。請診治曰。貧道眼目非有外瘴礙明。然但望物不能久視。或强之。則無方圓大小。須臾漸殺。最後如錐芒輒射目中。則痛不可忍。如此者凡三年。先生爲診之。上氣煩熱。體肉瞤動。爲苓桂朮甘湯及芎黃散服之。數十日。其視稍眞。無復錐芒。（下文用小柴胡湯）

又云。膳所侯臣服部久左衞門女。初患頭瘡。瘳後兩目生翳。卒以失明。召先生。求診治。先生診之。上逆心煩。有時小便不快利。爲苓桂朮甘湯及芎黃散雜進。時以紫圓攻之。障翳稍退。左目復明。於是其族或以爲古方家多用峻藥。雖瘴翳退。恐至有不諱也。久左衞門亦然其言。大懼之。乃謝罷。更召他醫服綏補之劑。久之。更復生翳。漠漠不能見。於是久左衞門復謁曰。嚮我女賴先生之庇。一目復明。而惑人閒阻。遂復失明。今甚悔之。幸再治之。先生之惠也。請甚懇。先生因復診之。乃服前方數月。兩目復明。

又云。京師郊外西岡僧。有良山和尚者。年七十餘。其耳聵者數年。嘗聞先生之論。百疾生於一毒也。深服其理。因來求診治。先生診之。心胸微煩。上氣殊甚。作苓桂朮甘湯及芎黃散服之。數月而未見其效。乃謝罷。居數日。復謁曰。謝先生來。頗得通聽。意者上焦毒頗盡邪。先生診之曰。未也。試再服湯液。當復不能聽。然後更得能聽。其毒信盡也。因復服前方數月。果如先生之言。湯本氏云。以上數證。東洞翁俱兼用芎黃散。余則自信黃解丸（黃連黃芩大黃梔子一方無大黃有黃蘗）為優。

又云。丸龜侯臣勝田九八郎女弟。患痿躄。諸治無效。先生診之。體內瞤動。上氣殊甚。為苓桂朮甘湯飲之。須臾坐尿二十四行。乃忽然起居。淵雷案。本論云。氣上衝咽喉。眩冒。經脈動惕者。久而成痿。（百六十八條）說者多以為苓桂朮甘湯證。東洞蓋本此以為治也。

成蹟錄云。攝南某氏妻。鬱冒上逆。居恆善驚。聞足音跫然。則驚悸怵惕。以故不欲見人。常獨臥深閨。是家給富。家人咸敷氈以步。俾莫席音。攝養脩治。無所不到。一不見寸效。荏苒在牀者數年。於是請先生。先生與以苓桂朮甘湯。積年之痾。以漸而愈。湯本氏云。此病乃重症歇私的里（即金匱之藏躁）也。

生生堂治驗云。一男子腰痛。大便每下血合餘。面色鮮明。立則昏眩。先生處茯苓桂枝白朮甘草加五靈脂湯。頓愈。

橘窗書影云。下總國小見川西雲寺。臍下動悸。時時迫於心下。眩冒卒倒。頭中常如戴大石。上盛下虛。不得健步。盡國中之醫手而無效。出於都下。乞治於余。余與苓桂朮甘湯。兼用妙香散。服之數旬。積年之痾。脫然而愈。

發汗病不解。反惡寒者。虛故也。芍藥甘草附子湯主之。

山田氏云。病不解。不復常之謂。非謂表不解也。如後章發汗若下之病仍不解煩躁者。亦復爾爾。若夫表不解之煩躁。乃大青龍湯所主。豈反用茯苓四逆乎。

吉益氏云。芍藥甘草附子湯。其證不具也。爲則按其章曰。發汗病不解。反惡寒。是惡寒者附子主之。而芍藥甘草則無主證也。故此章之義。以芍藥甘草湯腳攣急者。而隨此惡寒。則此證始備矣。（藥徵甘草條）

淵雷案。此湯及乾薑附子湯。俱是陽虛之證。惟彼則汗下逆施。表裏之陽俱虛。故用生附而配以乾薑。此則過汗。但虛其表陽。而有肌肉攣急之證。故用炮附而配以芍藥。病不解。反惡寒。爲陽虛之故。固已。然但以惡寒而用此湯。則證候不備。得吉益氏之說。而後此方可施於實用焉。

芍藥甘草附子湯方

芍藥 甘草各三兩炙 附子一枚炮去皮破八片

右三味。以水五升。煮取一升五合。去滓。分溫三服。疑非仲景方。

各三兩。玉函作各一兩。非。玉函千金翼。水五升作水三升。無疑非仲景方五字。並是。

張氏醫通云。芍藥甘草附子湯。治瘡家發汗而成痙。

方極云。芍藥甘草附子湯。治芍藥甘草湯證而惡寒者。

方機云。治汗後惡寒者。又治脚攣急疼痛者。兼用應鐘紫圓或蕤賓。

類聚方廣義云。治痼毒沈滯。四肢攣急難屈伸。或骨節疼痛。寒冷痲痺者。兼用七寶承氣丸。或十幹承氣丸。

又云。此方加大黃。名芍藥甘草附子大黃湯。治寒疝。腹中拘急。惡寒甚。腰脚攣痛。睪丸鞹腫。二便不利者。奇效。

方函口訣云。此方不但治發汗後惡寒。又治芍藥甘草湯證而屬於陰證者。又以草烏頭代附子。妙治蟲積痛。又活用於疝及痛風鶴膝風等。由痛風而成鶴膝風者。以綿裹藥包足有效。凡下部之冷。專冷於腰者。宜苓薑朮甘湯。(金匱方也)專冷於脚者。宜此方。又用於濕毒後足大冷者。若有餘毒。兼用伯州散。

湯本氏云。本方之適應症。爲腰部神經痛。坐骨神經痛。關節強直症等。

發汗若下之。病仍不解。煩躁者。茯苓四逆湯主之。

金鑑云。大青龍證不汗出之煩躁。乃未經汗下之煩躁。屬實。此條病不解之煩躁。乃汗下後之煩躁。屬虛。然脈之浮緊沈微。自當別之。

山田氏云。發汗或下之之後。仍不復常。反生煩躁者。乃亡陽假熱之煩躁。與乾薑附子湯之煩躁同。而比之乾薑附子湯。其證稍異矣。大青龍湯條所謂汗多亡陽遂虛。惡風煩躁者。是也。非實熱之煩躁也。宜與茯苓四逆湯。回復陽氣。按乾薑附子湯條。是汗下俱犯之證。此則或汗或下。犯其一者也。觀若字可見矣。成無已以汗下兩犯解之。非也。此蓋四逆證而兼煩躁者已。四逆證詳三十一條

淵雷案。前條但云惡寒。此條但云煩躁。證候皆不完具也。金鑑以已汗下未汗下。辨煩燥之虛實。山田氏以或汗或下犯其一。辨成註之非。皆拘執文字。須知仲景著書。不同春秋筆削。非可於一字一句間求其義例者。且已往之治療經過。但可供診斷上參考。若夫決擇方劑。自當憑其見證。不汗出者。不必皆實。已汗下者。不

必皆虛汗下俱犯與犯其一。又豈得爲乾薑附子與茯苓四逆之標準哉。

茯苓四逆湯方

茯苓四兩　人參一兩　附子一枚生用去皮破八片　甘草二兩炙　乾薑一兩半

右五味。以水五升。煮取三升。去滓。溫服七合。日二服。

聖濟總錄云。治霍亂臍上築悸。平胃湯。即本方

方極云。茯苓四逆湯。治四逆加人參湯證四逆湯證而心下痞鞕者而悸者。

方機云。治手足厥冷煩躁者。肉瞤筋惕手足厥冷者。心下悸。惡寒。腹拘急。下利者。

類聚方廣義云。治四逆加人參湯證而心下悸。小便不利。身瞤動。煩躁者。

又云。霍亂重症吐瀉後。厥冷筋惕。煩躁。不熱不渴。心下痞鞕。小便不利。脈微細者。可用此方。服後小便利者得救。

又云。治諸久病精氣衰憊。乾嘔不食。腹痛溏泄而惡寒。面部四肢微腫者。產後失于調攝者。多有此證。

又云。治慢驚風。搐搦上竄。下利不止。煩躁怵惕。小便不利。脈微數者。

丹波氏云。千金方婦人產後。淡竹茹湯方後云。若有人參。入一兩。若無。內茯苓一兩半亦佳。蓋人參茯苓。皆治心煩悶。及心虛驚悸。安定精神。元堅云。茯苓前輩稱爲益陰。愚謂滲利之品。恐無其功。蓋脾胃喜燥而惡濕。其燥必煖。陽氣以旺。其濕必冷。陽氣以衰。水穀淤溜。津液不行。苓之滲利。能去水濕。此所以佐薑附以逐內寒。與理中之朮。其理相近矣。方函口訣云。此方君茯苓。以煩躁爲目的。本草云。茯苓主煩滿。蓋古義也。凡四逆湯證。而汗出煩躁不止者。非此方則不能救。

橘窗書影云。士州侯臣。尾池治平女。患疫八九日。汗大漏。煩躁不得眠。脈虛數。四肢微冷。衆醫束手。時藩醫員黑岩誠道者。在余塾。其父尙謙。延余診之。投以茯苓四逆湯。服之一二日。汗止。煩悶去。足微溫矣。

又云。湯島明神下。谷口佐兵衛妻。年四十許。經水漏下。一日下血塊數箇。精神昏憒。四肢厥冷。脈沈微。冷汗如流。衆醫束手。余與茯苓四逆湯。厥愈。精神復常。

發汗後惡寒者。虛故也。不惡寒但熱者。實也。當和胃氣。與調胃承氣湯。玉函云與小承氣湯

程氏云。汗後不惡寒反惡熱。其人大便必實。由發汗後亡津液所致。病不在營衛。而在胃矣。法當和胃氣。丹波氏云。陽明篇。太陽病三日。發汗不解。蒸蒸發熱者。屬胃也。調胃承氣湯主之。二百五十四條正與此條發矣。淵雷案。發汗後。因虛惡寒者。如乾薑附子湯證。芍藥甘草附子湯證。茯苓四逆湯證。皆由誤治過治而傳爲少陰者也。若汗後不虛而實。則不惡寒但熱。是太陽已罷而傳爲陽明者也。三陽皆屬實。皆爲機能亢盛。太陽實於肌表。陽明實於腸胃。少陽實於胸脅間。實於肌表者。汗之而愈。實於腸胃者。下之而愈。實於胸脅間者。和解之而愈。今實於腸胃而爲實猶輕。故與調胃承氣湯。

以上十三條。皆論太陽之傳變。結以調胃承氣證者。明太陽傳變而虛者。是誤治之逆。其實者。爲自然傳變。非誤治也。

太陽病。發汗後。大汗出。胃中乾。煩躁不得眠。欲得飲水者。少少與飲之。令胃氣和則愈。若脈浮。小便不利。微熱消渴者。五苓散主之。（即猪苓散是）

此下四條。皆論五苓散證治。五苓之主證。爲渴而小便不利。其原因爲腎臟泌尿障礙。然傷寒卒病之渴。有因於亡津液者。證似五苓而非五苓所主。故本條前半特明辨之。蓋大汗傷津。則唾腺及口腔粘膜無所分泌。故口渴欲得飲水。津傷而陽不亡。則胃腸自能吸收。所謂陰陽自和者。必自愈。故不須服藥。但生理機能不如健康人之暢適。調節機能不如健康人之優豫。故雖渴欲飲水。仍當少少與之。若恣意狂飲。恐生他變也。五苓證則不然。因腎臟泌尿障礙。小便不利。故血液中水毒充積。血既積水。則胃腸中水份不復吸收入血。故胃中亦有積水。液體之代謝既起障礙。則唾腺及口腔粘膜亦不分泌。故口渴。然因胃有積水。故水入則吐。

七十六條

凡霍亂腎臟炎糖尿諸病。小便不利。口渴而兼表證者。皆五苓證也。由此可知亡津液之渴。由於體內水竭。其皮膚必乾燥。五苓證之渴。由於體內水積。其皮膚必鮮明。甚則浮腫。

山田氏云。按先輩（方有執錢潢及金鑑等）皆謂太陽是膀胱之經。此證小便不利而渴者。是經邪傳入其腑也。（案五苓散證是腎臟病猪苓湯證乃爲膀胱病）遂以五苓散爲太陽經腑俱病之劑。雖然。仲景氏所立六經之名。非以經脈言也。假以配表裏脈證也已。故除五苓之證。及陽明胃實之外。少陽及三陰病。並未有云其臟腑者也。若必以經脈言之。則其云臟腑。何惟太陽陽明已。而不及少陽及三陰病。則其非以經脈言也明矣。再按消渴者。言其所飲之水。徒皆消盡。而渴不爲之止。愈飲愈渴也。成無己云。飲水多而小便少者。謂之消渴。此是後世醫家俗說。大非古義。若必以小便少而名焉。惟云消渴足矣。何更煩小便不利四字乎。此蓋因消渴病之飲多利少。而誤來如此。

五苓散方

猪苓（十八銖去皮）　澤瀉（一兩六銖）　白朮（十八銖）　茯苓（十八銖）　桂枝（半兩去皮）

右五味。擣爲散。以白飲和服方寸匕。日三服。多飲煖水。汗出愈。如法將息。
千金方。五苓散。主時行熱病。但狂言煩躁不安。精采言語。不與人相主當者。
三因方云。五苓散。治伏暑飲熱。暑氣流入經絡。壅溢發衄。或胃氣虛。血滲入胃停留不散。吐出一二升許。淵雷案。以上兩條。皆是尿中毒證。否則非五苓之治也。
傷寒百問經絡圖云。五苓散。又治瘴氣溫瘧。不伏水土。黃疸或瀉。又治中酒惡心。或嘔吐痰水。水入便吐。心下痞悶。又治黃疸。如黃橘色。心中煩急。眼睛如金。小便赤澀。或大便自利。若治黃疸。煎山茵蔯湯下。日三服。淵雷案。治中酒及黃疸用五苓散。蓋引酒毒及膽汁色素。從小便出。非謂其腎臟有病也。
直指云。五苓散。治濕症小便不利。經云。治濕之法。不利小便。非其治也。又治傷暑煩渴。引飲過多。小便赤澀。心下水氣。又流行水飲。每二錢。沸湯調下。小便更不利。加防己佐之。又治尿血。內加辰砂少許。用燈心一握。新水煎湯調下。又治便毒。疏利小便。以泄敗精。用葱二莖。煎湯調下。

吳遵程方論云。五苓散。逐內外水飲之首劑。凡太陽表裏未解。頭痛發熱。口燥咽乾。煩渴飲水。或水入即吐。或小便不利者。宜服之。又治霍亂吐利。燥渴引飲。及瘦人臍下有動悸。吐涎沫而顛眩者。咸屬水飲停畜。津液固結。便宜取用。但須增損合宜耳。若津液損傷。陰血虧損之人。作渴而小便不利者。再用五苓利水劫陰之藥。則禍不旋踵矣。

張杲醫說云。春夏之交。人病如傷寒。其人汗自出。肢體重痛。轉側難。小便不利。此名風濕。非傷寒也。陰雨之後卑濕。或引飲過多。多有此證。但多服五苓散。小便通利。濕去則愈。切忌轉瀉發汗。小誤必不可救。初虞世云。醫者不識。作傷風治之。發汗死。下之死。己未年京師大疫。正爲此。予自得其說。救人甚多。壬辰年余守官洪州。一同官妻。有此證。因勸其速服五苓散。不信。醫投發汗藥。一夕而斃。不可不謹也。大抵五苓散能導水去濕耳。胸中有停痰。及小兒吐哯。欲作癇。服五苓散最效。初君之說詳矣。予因廣此說。以信諸人。出信效方。

博聞類纂云。春夏之交。或夏秋之交。霖雨乍歇。地氣蒸鬱。令人驟病。頭疼壯熱嘔逆。有舉家皆病者。謂之風濕氣。不知服藥。漸成溫疫。宜用五苓散半貼。入薑錢三片。大棗一枚。同煎。服一椀。立效。淵雷案。以上兩條。皆是霍亂病。何以知之。流行於春夏之交。或夏秋之交。一也。其證。汗出。肢體重痛。轉側難。小便不利。嘔逆。二也。忌汗下。小誤必不可救。若是他種熱病。初病時誤汗下。必不立斃。三也。有舉家皆病者。不知服藥。漸成溫疫。己未年京師大疫。正爲此。四也。其病宜五苓散。五苓散治霍亂。本論有明文。五也。以是五者。知爲霍亂無疑。今乃名其病曰風濕。推其原曰引飲霖雨。知古人識病論原。殊不眞確。惟其審證用藥。則經驗所積。足爲吾儕法式耳。

方極云。五苓散。治消渴。小便不利。若渴欲飲水。水入則吐者。

方機云。大汗出而煩躁。小便不利。身熱消渴者。正證也。發汗而脈浮數煩渴者。亦可用焉。又治發熱而煩渴欲飲水。水入口則吐者。兼用紫圓。又治發熱小便數與發汗同意者。或渴欲飲水者。頭痛發熱。汗出惡寒。身疼痛。而欲飲水者。又治發熱嘔吐下利。渴而欲飲水者。心下悸。吐涎沫。頭眩者。並兼用紫圓。又治心下痞。煩渴口燥。小便不利者。兼用黃鐘丸。本名三黃丸大黃黃芩黃連

類聚方廣義云。霍亂吐下後。厥冷煩躁。渴飲不止。水藥共吐者。嚴禁湯水果物。每欲飲水。輒與五苓散。但一貼服二三次爲佳。不過三貼。嘔吐煩渴必止。吐渴俱止。則必厥復熱發。身體惰痛。仍用五苓散。則漐漐汗出。諸證脫然而愈。是五苓散小半夏湯之別也。

又云。此方治眼患。略似苓桂朮甘湯。而彼以心下悸。心下逆滿。胸脇支滿。上衝等證爲目的。此以發熱消渴。目多眵淚。小便不利爲目的。二方俱以利小便爲治也。

淵雷案。此方以猪苓澤瀉茯苓利小便。恢復腎臟機能。以白朮吸收排除胃腸之積水。以桂枝降衝逆。使服散不吐。兼解脈浮發熱之表。故桂枝爲一方之關鍵。時醫畏桂枝如虎。特去此味。謂之四苓。方意盡失。不用湯而爲散。以白飲和服者。因

水入則吐故也。多飲煖水者。舊水既去。液體之代謝復常。需新水故也。白飲者。白米飲也。醫壘元戎作白米飲。名醫別錄云。方寸匕者。作匕正方一寸。抄散取不落爲度。

發汗已。脈浮數。煩渴者。五苓散主之。

發汗已。脈仍浮數。則表證未盡。卽前條之脈浮微熱也。煩之故有二。一因胃中積水。一因排泄失職。起尿中毒症也。但云煩渴。不云小便不利者。承前條而言。省文也。

傷寒汗出而渴者。五苓散主之。不渴者。茯苓甘草湯主之。

此條以汗出而渴不渴。辨五苓散茯苓甘草湯之異。二方之證。皆不具。然五苓證承前二條而言。省文。從可知。茯苓甘草證。則必有闕文矣。厥陰篇云。傷寒厥而心下悸。宜先治水。當服茯苓甘草湯。卻治其厥。不爾。水漬入胃。必作利也。三百十六條據此。知茯苓甘草湯。本是治水飲之方。其證有心下悸。而與苓桂朮甘湯。苓桂甘棗湯。皆以一味出入。其用法可推而知焉。邨井杶云。茯苓甘草湯證不具。杶按此方之證。以有茯苓生薑各三兩觀之。則有悸無嘔者。蓋屬脫誤也。故東洞翁曰。當有衝逆而嘔證。（案見類聚方）余曰。心下悸。上衝而嘔者。此方主之。屢試屢驗。（續藥徵生薑條）

茯苓甘草湯方

茯苓（三兩）。　桂枝（二兩去皮）。　甘草（一兩炙）。　生薑（三兩切）

右四味。以水四升。煑取二升。去滓。分溫三服。

趙刻本茯苓作二兩。非。今據玉函改。

方極云。茯苓甘草湯。治心下悸。上衝而嘔者。

淺田宗伯雜病辨要云。痘瘡放點稀朗紅潤。而心下悸者。急須治其悸。否則小便不利。水氣滿於皮膚。結痂必遲。治悸宜茯苓甘草湯。

東洞家配劑鈔云。播州赤穗郡高田村幾右衛門。年五十。自七年前。患世所謂癇症。月四五發。發則顛倒不知人事。與茯苓甘草湯應鐘及紫圓。

方輿輗云。心下悸。大率屬癇與飲。此方加龍骨牡蠣絕妙。又此症有致不寐者。酸棗湯金匱方歸脾湯後世方皆不能治。余用此方屢奏奇效。有一婦人。自心下至膈上。動悸甚劇。有城郭震撼之勢。於是眩運不能起。夜則悸煩目不合。如此者數年。更醫而不愈。余最後診治。謂病家曰。羣醫方案不一。今我姑置其病因。止投一神方。服之弗怠。可以收功起身。卽用茯苓甘草湯加龍骨梅花蠣。與之日漸見效。淹久之病。半年而全愈。病家欣忭不已。夫非奇藥異術。能起沈痾痼疾者。其惟漢以上之方藥乎。

中風發熱六七日不解而煩。有表裏證。渴欲飲水。水入則吐者。名曰水逆。五苓散主之。

魏氏云。表裏證。裏證何。卽所謂煩渴飲水。水入卽吐是也。表證何。卽前條所謂頭項強痛而惡寒發熱汗出是也。淵雷案。此亦承前數條而言。故不舉主證。但舉水入則吐之異證也。腎臟炎糖尿諸病。多併發續發於他種急性傳染病。故中風發熱六七日不解者。間有五苓散證。

北山友松醫方口訣集云。予治平野莊一民。傷風發熱。口燥而渴。與水則吐。後服湯藥亦吐。諸醫袖手。請治於予。脈之浮數。記得傷寒論曰。中風六七日不解而煩。有表裏證。渴欲飲水。水入則吐者。名曰水逆。五苓散主之。遂以五苓末。白飲和服。一匕知。三匕已。

未持脈時。病人手叉自冒心。師因教試令欬。而不欬者。此必兩耳聾無聞也。所以然者。以重發汗。虛故如此。

劉棟云。此條後人之所攙。恐是上文叉手冒心（六十六條）之註。誤出於此也。山田氏云。此條。王叔和敷演桂枝甘草湯條意者。辭氣與平脈法相似。決非仲景氏之言也。宜删。淵雷案。此條文氣淺薄。不類漢人。程氏魏氏小丹波氏湯本氏皆以爲桂枝甘草湯證。桂枝甘草湯治耳聾。略似苓桂朮甘湯。詳苓桂朮甘條下。

發汗後。飲水多必喘。以水灌之亦喘。

汗後亡津液而引飲者。當少少與飲之。若恣意狂飲。則腸不及吸收。胃不及下降。水勢上侵。故令作喘。凡喘多是水飲病。此則本非水飲。但新水爲患耳。發汗之後。體溫方放散於皮膚而未已。若用冷水潠灌。皮膚得冷而急閉。體溫則改從呼吸器放散。亦令作喘。此條。喻氏張氏魏氏。並以爲麻杏甘石所主。蓋從郭雍補亡論之說。雖未必的對。要當不離乎麻黃之治已。

發汗後。水藥不得入口。爲逆。若更發汗。必吐下不止。

發汗後水藥不得入口。亦是五苓散證。逆。卽七十六條所謂水逆已。水逆當以五苓利小便。若更發汗。當然有變證。然以理推之。不必變爲吐下不止。玉函無若更以下九字。於義爲長。

劉棟云。此二條。後人之所記。恐是上文水逆之注也。山田氏云。前條當是麻黃杏仁甘草石膏湯注。後條乃水逆注已。

傷寒論今釋卷三

川沙　陸彭年淵雷　撰述

發汗吐下後。虛煩不得眠。若劇者。必反覆顛倒。心中懊憹。梔子豉湯主之。若少氣者。梔子甘草豉湯主之。若嘔者。梔子生薑豉湯主之。

成氏云。心中懊憹而憒悶。懊憹者。俗謂鶻突是也。劉完素傷寒直格云。懊憹者。煩心熱躁。悶亂不寧也。甚者如中巴豆草烏頭之類毒藥之狀也。丹波氏云。此似後世所謂嘈雜。醫學統旨曰。嘈者。似飢而甚。似躁而輕。有懊憹不自寧之況。皆因心下有痰火而動。或食鬱而有熱。故作。是也。

淵雷案。心中懊憹。卽虛煩之劇者。反覆顛倒。卽不得眠之劇者。無論劇易。皆梔子豉湯主之。夫旣經發汗吐下。則病毒之在表者。已從汗解。在上者。已從吐解。在下者。已從下解。其虛煩不眠。非因病毒。乃由腦部心臟部之充血。陽證機能亢盛之餘波也。何以知是充血。以其用梔豉知之。梔豉皆稱苦寒藥。夫藥之寒溫。非可以溫度計測而知也。能平充血症狀。抑制機能之亢盛者。斯謂之寒。能救貧血症狀。振起機能之衰減者。斯謂之熱。本草於梔豉皆云味苦寒。故知其病爲充血也。何以知充血在腦與心臟。因不得眠是腦充血症狀。虛煩懊憹是心臟部充血症狀也。既是充血。則其病爲實。今云虛煩。何也。因吐下之後。胃腸空虛。無痰飲食積相挾爲患。異於胃實結胸之鞕滿。故謂之虛耳。若陰證之虛。豈得用梔豉之苦寒哉。

少氣。卽西醫所謂呼吸淺表。亦卽東洞所謂急迫。故加甘草。

梔子豉湯方

梔子（十四箇擘）　香豉（四合綿裹）

右二味。以水四升。先煮梔子得二升半。內豉。煮取一升半。去滓。分爲二服。溫進一服。得吐者。止後服。

千金方云。梔子豉湯治少年房多短氣。

肘後方云。梔子豉湯。治霍亂吐下後。心腹脹滿。

聖濟總錄云。豉梔湯。（卽本方）治蝦蟆黃。（黃疸之一種）舌上起青脈。晝夜不睡。

小兒藥證直訣云。梔子飲子。治小兒畜熱在中。身熱狂躁。昏迷不食。大梔子仁七箇。槌破。豆豉半兩。右共用水三盞。煎至二盞。看多少服之。無時。或吐或不吐。立效。

方極云。梔子豉湯。治心中懊憹者。方機云。治心中懊憹者。煩熱。胸中窒者。身熱不去。心中結痛者。下後煩。心下濡者。此煩與桂枝湯發汗後之煩不可混。

類聚方廣義云。此方。梔子香豉二味而已。然施之其證。其效如響。設非親試之於病者。焉知其效。

淵雷案。梔子治上部充血。略同黃連。又能利小便。故治發黃。香豉則兼有退熱解毒之功。故本方證有身熱不去。（八十二條）而金匱以治六畜鳥獸肝中毒也。藥徵云。梔子主治心煩也。旁治發黃。香豉主治心中懊憹也。旁治心中結痛。及心中滿而煩。氣血水藥徵云。香豉治腫膿之水。

張氏集註云。舊本有一服得吐止後服七字。此因瓜蔕散中有香豉。而誤傳於此也。張錫駒傷寒直解云。梔子豉湯。舊說指爲吐藥。卽王好古之高明。亦云本草並不言梔子能吐。奚仲景用爲吐藥。此皆不能思維經旨。以訛傳訛者也。如瓜蔕散二條。本經必曰吐之。梔子豉湯六節。並不言一吐字。且吐下後虛煩。豈有復吐之理乎。此因瓜蔕散內用香豉二合而誤傳之也。淵雷案。梔子豉證而嘔者。加生薑以止嘔。可知梔豉決非吐劑。煑服法中得吐以下六字。必後人所增也。當刪。以下四方放此。

名醫類案云。江應宿治都事靳相主。患傷寒十餘日。身熱無汗。怫鬱不得臥。非躁非煩。非寒非痛。時發一聲。如嘆息之狀。醫者不知何證。迎予診治。曰懊憹怫鬱證也。投以梔子豉湯一劑。十減二三。再以大柴胡湯下燥屎。怫鬱除而安臥。調理數日而起。

和久田寅叔腹診奇覽載松川世德之治驗云。邑民金五郎之妻。年二十五。下血數日。身體倦。心煩微熱。服藥不見效。予與本方二貼。下血減半。婦人喜。復乞藥。與前方數貼而全愈。

又云。岳母某君。蹟而損腰。爾來下血。小腹微痛。服藥無效。余以爲此病。由顚仆驚惕而致者也。乃進本方數貼而全愈。

又云。月洞老妃。年七十餘。鼻衄過多。止衄諸方無效。予問其狀。頗有虛煩之狀。因作本方與之。四五日後來謝曰。服良方衄忽止。

又云。柳田長助。年八十許。一日鼻衄過多。鬱冒恍惚。乃與本方而愈。淵雷案。本草綱目。梔子治吐血衄血血痢下血血淋損傷瘀血。松川氏諸案。皆其驗也。梔子治血證。世鮮知者。故表而出之。

梔子甘草豉湯方

梔子十四箇擘　甘草二兩炙　香豉四合綿裹

右三味。以水四升。先煑梔子甘草。取二升半。內豉。煑取一升半。去滓。分二服。溫進一服。得吐者。止後服。

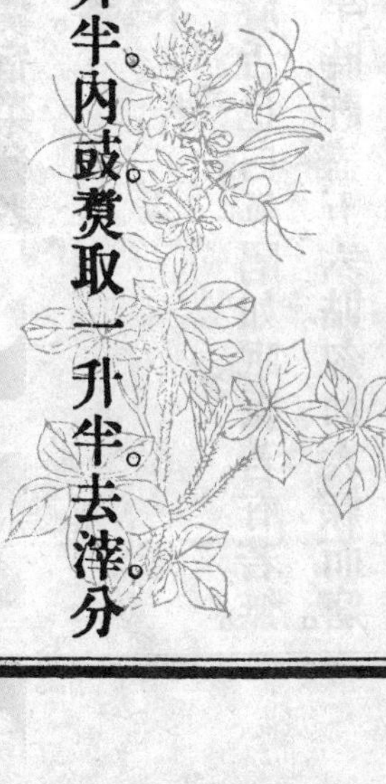

千金方云。梔子甘草豉湯。治食宿飯陳臭肉及羹宿菜發者。

方極云。梔子甘草豉湯。治梔子豉湯證而急迫者。

時還讀我書續錄云。梔子甘草豉湯。治膈噎食不下者。

松川世德治驗云。件藏之妻。產後下血過多。忽脣舌色白。氣陷如眠。脈若有若無。殆將死。乃以梔子甘草豉湯。加芎藭苦酒與之。半時許。盡五六貼。忽如大寐而寤。

梔子生薑豉湯方

梔子十四箇擘　生薑五兩　香豉四合綿裹

右三味。以水四升。先煑梔子生薑。取二升半。內豉。煑取一升半。去滓。分二服。溫進一服。得吐者。止後服。

方極云。梔子生薑豉湯。治梔子豉湯證而嘔者。

松川世德治驗云。松川村兵藏。便血數月。服藥雖漸愈。而色澤不華。原文云身體無色面上及兩脚浮腫。心中煩悸。頭微痛。時時嘔。寸口脈微。乃與梔子生薑豉湯而愈。

發汗若下之。而煩熱。胸中窒者。梔子豉湯主之。

元堅云。煩熱。卽虛煩不得眠之互詞。攷煩本熱悶之義。故三陽皆有煩者。又假爲苦惱難忍之貌。如疼煩煩疼之煩是已。如少陰厥陰之煩。亦是也。方氏云。窒者。邪熱壅滯而窒塞。未至於痛而比痛較輕也。淵雷案。梔豉諸湯。能治膈噎。可知胸中窒卽指膈噎。西醫所謂食管狹窄病也。蓋因食管粘膜乾燥。噈物不能滑利之故。

陽明篇云。心中懊憹。飢不能食。（二百三十五條）亦是此證。

傷寒五六日。大下之後。身熱不去。心中結痛者。未欲解也。梔子豉湯主之。

未欲解也。玉函作此爲不解。

傷寒類方云。結痛更甚於窒矣。按胸中窒結痛。何以不用小陷胸。蓋小陷胸證乃心下痛。胸中在心之上。故不得用陷胸。何以不用瀉心諸法。蓋瀉心證乃心下痞。痞爲無形。痛爲有象。故不得用瀉心。古人治病。非但內外不失。釐豪卽上下亦不踰分寸也。元堅云。此證最疑於結胸。惟心下鞕濡爲分。淵雷案。胸中結痛。當亦是食管病。發炎癰腫之類。

傷寒下後。心煩腹滿。臥起不安者。梔子厚朴湯主之。

山田氏云。此虛煩兼腹滿者。故於梔子豉湯內。去香豉。加厚朴枳實以主之。心煩卽虛煩。臥起不安。卽不得眠。已其致腹滿。以下後內虛氣濇不通也。與厚朴生薑半夏甘草人參湯同。一虛脹爾。是以雖滿而不堅實。此其所以不用大黃芒消也。

梔子厚朴湯方

梔子十四箇擘　厚朴四兩炙去皮　枳實四枚水浸炙令黃

右三味。以水三升半。煑取一升半。去滓。分二服。溫進一服。得吐者。止後服。

方極云。梔子厚朴湯。治胸腹煩滿者。方機云。治心煩腹滿。臥起不安者。

類聚方廣義云。下後心煩腹滿。臥起不安者。世醫輒謂病不盡。猶有用三承氣湯等誤治者。長沙氏所以有是等方法也。措治之間。最宜注意。

藥徵云。枳實。主治結實之毒也。旁治胸滿胸痺。腹滿腹痛。湯本氏云。主治結實之毒者。謂治心下肋骨弓下（似柴胡之脇滿而尤甚）及直腹肌之結實也。其作用有似芍藥。芍藥主結實拘攣。枳實則結實較優。拘攣較劣也。旁治胸滿腹滿。又似厚朴。而枳實以結實爲主。脹滿爲客。厚朴以脹滿爲主。結實爲客。至於治食毒。或食兼水毒。則枳實與厚朴共之。

某氏云。津久井郡又野村井上與兵衞患黃疸數月。東京淺田氏療之不驗。其證腹鞕滿。呼吸促迫。遍身黃黑色。晝夜臥起不安。予以梔子厚朴湯加朮。與硝黃丸互進。不日而胸腹煩悶減。益投前方三十餘日而病減半。後百餘日。與前方不止。遂至全愈。

傷寒。醫以丸藥大下之。身熱不去。微煩者。梔子乾薑湯主之。

丸藥。蓋漢時俗醫習用之劑。今不可考。傷寒大法。有表證者。當先解其表。今以丸藥大下之。裏已虛寒。表仍未解。成上熱下寒之局。故身熱不去而微煩也。梔子豉湯之虛煩。係純於熱者。此條之微煩。乃寒熱交錯者。故以梔子淸上熱。乾薑溫下寒。與瀉心黃連等湯同意。

梔子乾薑湯方

梔子（十四箇擘）　乾薑（二兩）

右二味。以水三升半。煑取一升半。去滓。分二服。溫進一服。得吐者。止後服。

楊氏家藏方云。二氣散。（卽本方用炒梔子）治陰陽痞結。咽膈噎塞。狀若梅核。妨礙飲食。久而不愈。卽成翻胃。淵雷案。二氣散證候。顯然爲食管狹窄病。其用梔子。蓋從梔子豉湯之胸中窒。心中結痛悟出。其用乾薑。當有裏寒證耳。

聖惠方云。治赤白痢。無問日數老少。乾薑散方。卽本方。入薤白七莖。豉半合。煎服。

成蹟錄云。己未之秋。疫痢流行。其證多相似。大抵胸滿煩躁。身熱殊甚。頭汗如流。腹痛下痢。色如塵煤。行數無度。醫雖療之。皆入鬼簿。先生取桃仁承氣湯梔子乾薑湯。以互相進。無一不救者。

凡用梔子湯病人舊微溏者。不可與服之。

玉函。湯下有證字。病作其。無舊字。

此條爲梔子諸湯之禁例。亦爲一切寒涼藥之禁例。舊微溏者。平日大便微溏也。舉微溏。以明其人裏虛而下焦寒。裏虛而下焦寒者。雖有心煩懊憹之梔豉證。不可與梔豉苦寒藥。當先以溫藥調其裏。成氏引內經云。先泄而後生他病者。治其本。必且調之。後乃治其他病。是也。本論九十五條急當救裏。亦是此意。

以上六條。論梔豉諸湯之證治。陽明篇有梔豉證二條。厥陰篇有梔豉證一條。當參看。

太陽病發汗。汗出不解。其人仍發熱。心下悸。頭眩。身瞤動。振振欲擗(一作僻)地者。眞武湯主之。

山田氏云。擗地二字。諸家紛紜。未有歸一之說。按法華經信解品云。轉更惶怖。悶絕躃地。唐慧琳音義云。躃。脾役切。倒也。宋方回虛谷閒抄。幽州石老條云。擗地號叫。人異而觀之。正字通云。躃與辟通。合而考之。躃擗辟三字通用。所謂擗地。卽躄地也。又按脈經作仆地。字異而義同。宋版注云。擗一作僻。是亦同音通用。已此條言。太陽病。以麻黃青龍輩大發其汗。其人充實者。當汗出復度也。若其人虛弱者。汗出表證罷。而病仍不解。發熱。心下悸。頭眩。身瞤動欲仆地。此以汗出多而亡陽故也。雖有發熱。非表不解之發熱。乃虛火炎上之發熱。後世所謂眞寒假熱者也。心下悸者。胃陽虛而水飲停蓄也。頭眩者。頭中之陽虛也。靈樞衞氣篇所謂上虛則眩。是也。身瞤欲仆者。經中之陽虛也。茯苓桂枝白朮甘草湯條所謂。發汗則動經。身爲振振搖。是也。此表裏上下俱虛之候具焉。故與眞武湯。以復其陽。以行其水也。

元堅云。方氏以來。立太陽三綱之說。以諸變證。原其來路。分隸于桂麻青龍三等。然仲景之意。蓋不若是其幾也。且姑舉一證言之。如太陽中篇眞武湯證。或自桂枝證汗之如水流離。或自桂枝證誤用麻黃。或自麻黃證誤用青龍。諸般過汗。皆能變此。有一定乎。如方氏諸輩。專持偏見。以繩縛聖法。其害殆不爲淺。學者宜勿被眩惑焉。

湯本氏云。發汗後。其人仍發熱。此非表證。乃少陰發熱也。心悸頭眩。身瞤欲仆。雖因陽虛。亦由水毒侵襲。故主以眞武。眞武證與苓桂朮甘證相似。而有陰陽虛實之別。

淵雷案。以上三日人之說。皆切當可從。不須贅釋。眞武湯方。爲苓芍薑朮附五味。脈經千金及翼。俱名玄武湯。趙刻本於此出方。然本是少陰方。少陰篇三百二十條下加減法完具。故删此處之方。解釋於彼。又案此條。亦是誤汗過汗之逆。當次於苓桂朮甘湯後。而次於此者。殆因下文諸條。出禁汗之例。故以此發端歟。

醫學綱目云。孫兆治太乙宮道士周德眞。患傷寒。發汗出多。驚悸目眩。身戰掉欲倒地。衆醫有欲發汗者。有作風治者。有用冷藥解者。病皆不除。召孫至。曰。太陽經病。得汗早欲解不解者。因太陽經欲解。復作汗。腎氣不足。汗不來。所以心悸目眩身轉。案說理皆不饜不可從遂作眞武湯服之。三服微汗自出。遂愈。此下本有一段議論以其不饜刪之

咽喉乾燥者。不可發汗。

咽喉乾燥者。上焦津液不足也。肺結核。喉頭結核。咽頭結核。皆咽喉乾燥之例。病結核者。必榮養不良。津液缺乏。故在禁汗之例。

淋家不可發汗。發汗必便血。

淋家者。患膀胱病尿道病之人也。以其下焦津乾。故在禁汗之例。便血即尿血。傷寒補亡論常器之云。宜猪苓湯。案猪苓湯。治淋病尿血之劑。非所以代發汗解表也。

瘡家雖身疼痛。不可發汗。汗出則痓。

瘡家有二義。一者刀劍所傷。亡血過多。二者癰瘍之病。流膿已久。此皆亡失其血液組織液者。身疼痛雖屬麻黃湯證。然因軀殼血虧。故在禁汗之例。誤汗之。則益

虛其體液。肌肉失於榮養。以致項背強直而爲痓矣。痓玉函作痙。當作痙。詳金匱今釋。

衄家不可發汗。汗出必額上陷。脈急緊。直視不能眴。音喚又胡絹切下同一作瞬**不得眠。**

玉函云。必額上促急而緊。病源同。促作蹙。外臺引病源。促作脈。皆無陷字。

傷寒不發汗。因致衄者。麻黃湯主之。此則素患衄血之人。血燥於上。故在禁汗之例。額上陷者。前額部組織萎縮也。向疑額上有顱骨撐持。不當下陷。然老醫工有親驗額上陷者。則事實不可誣也。脈急緊者。血管收縮。以維持血壓也。眴目動也。直視不能眴者。動眼神經麻痺也。不得眠者。陰虛生煩躁也。此皆亡失血液體液之故。禁汗七條中。誤汗之變。此條最劇。法在不治。常器之擬犀角地黃湯。則是治衄之普通劑。非救逆之方。

亡血家不可發汗。發汗則寒慄而振。

亡血者陰虛。寒慄而振者陽虛。陰陽互根。故陰虛而誤汗。則陽亦隨亡。六十二條下後復發汗。振寒。脈微細。與此同一機轉。山田氏云。亡血家者。如嘔血下血崩漏產後金瘡破傷類是也。亡者失也。非滅也。寒慄而振。乃乾薑附子湯證。

汗家復發汗。必恍惚心亂。小便已陰疼。與禹餘糧丸。方本闕

汗家液竭於表。故在禁汗之例。恍惚心亂。亦陰虛陽越之象。小便已陰疼者。小便之後。尿道口作痛。氣弱不利故也。伊澤信恬云。此條。攷前後諸條。亦係禁汗之例。不須自主一方。與禹餘糧丸數字。蓋衍文也。

病人有寒。復發汗。胃中冷。必吐蚘。一作逆

山田氏云。有寒。謂腸胃虛寒。太陰篇所謂。自利不渴者屬太陰。以其藏有寒故也。當溫之。宜服四逆輩。是也。淵雷案。裏寒之人。雖有表證。仍當先溫其裏。參看九十五條否則表證雖除。裏寒轉甚。胃中冷而嘔吐作矣。吐蚘。依或本作吐逆為是。蚘係消化器官之寄生蟲。健康人不當有之。舊注以為胃冷不能化穀。蚘不得養。因上從口出。非也。吐蚘詳厥陰篇。

以上七條論禁汗之例。

本發汗而復下之。此爲逆也。若先發汗。治不爲逆。本先下之。而反汗之。爲逆。若先下之。治不爲逆。

本當發汗之病。而反下之。此爲逆也。若先發其汗。表解後。有裏證。然後下之。卽不爲逆矣。本當先下之病。而反汗之。亦爲逆。若先下之。裏證既除。表猶未解。然後汗下。卽不爲逆矣。

惟忠云。雖不及吐。自在其中也。本發之間。脫先字。

方氏云。復與覆同。古字通用。復亦反也。猶言誤也。與下文反汗之反同意。淵雷案。詩大雅。人有土田。女反有之。人有民人。女覆奪之。又匪用其良。覆俾我悖。覆字皆訓反。

汪氏云。治傷寒之法。表證急者。卽宜汗。裏證急者。卽宜下。不可拘拘於先汗而後下也。汗下得宜。治不爲逆。

傷寒。醫下之。續得下利。清穀不止。身疼痛者。急當救裏。後身疼痛。清便自調者。急當救表。救裏宜四逆湯。救表宜桂枝湯。

此條言病有表裏證者。當權其輕重。知所緩急。此治病之大法。學者宜究心焉。傷寒誤下之。下劑之藥力雖盡。其人仍下利不止。且所下者是完穀。無臭惡之氣。則知腸胃虛寒。消化機能全失。斯時雖有身疼痛之表證。急當用溫藥救裏。不可先解其表。學者須知治病之原則。不過利用人體之自然療能。草根樹皮。能直接消除病毒者蓋鮮。無非視自然療能驅病之趨向。從而輔翼匡贊之爾。陽證之機能亢盛。自然療能驅病之現象也。太陽證之亢盛於肌表。自然療能驅病之趨向也。醫者因勢利導。助自然療能驅除病毒於肌表。則有發汗解肌之法。腸胃者後天水穀之本。腸胃虛寒。自然療能內顧且不暇。夫何能驅病於外。當此之時。與解表之藥。既無自然療能爲之憑藉。乃不能驅除病毒。反傷其陽。陽既傷。病毒且內陷而益猖獗。以是急當救裏也。及其清便自調。則腸胃之機能已復。內顧無憂。自然療能必奮起驅病。斯時設仍有身疼痛之表證。自當急救其表矣。此條主旨。在於表裏緩急。其稱四逆桂枝。不過聊舉一例。非一成不變之方也。前條先汗後下。就陽證而言。古人所謂祛邪也。此條先溫後表。就陰證而言。古人所謂扶正也。治陽證之法。汗下吐和。無非驅除病毒。治陰證之法。惟務溫補。則欲恢復機能也。

瀨穆曰。清者。反語。不淨之處。卽廁也。穀食不化之謂。自調。言如常調和也。

病發熱頭痛。脈反沈。若不差。身體疼痛。當救其裏。宜四逆湯。

若不差上。當有闕文。身體疼痛。亦未見是急當救裏之候。以意推之。當云。病發熱頭痛。脈反沈。可與麻黃附子細辛湯。若不差。身體疼痛。下利嘔逆者。當救其裏宜四逆湯。蓋發熱頭痛。是太陽證。其脈當浮。今得少陰之沈脈。故曰反。證則太陽。脈則少陰。此卽內經所謂兩感之病。其實乃正氣驅病而力不足之現象。宜發汗溫經並行。則麻附細辛。爲對證之方。且以文勢論。亦必有可與一句。然後若不差句有所承接。下文云。腹中急痛。先與小建中湯。不差者。小柴胡湯主之。可以爲例也。身體疼痛。雖太陽少陰俱有之證。究不得爲裏。必下利嘔逆而脈沈。乃爲裏寒。合於救裏之義也。

以上三條。論表裏俱病之治法。

太陽病。先下而不愈。因復發汗。以此表裏俱虛。其人因致冒。冒家汗出自愈。所以然者。汗出表和故也。裏未和。然後復下之。

元堅云。此條爲汗下先後之例而設。以臆測之。此本兼有表裏證。醫以裏爲急而先下之。後見表仍在。以發其汗。然被下之際。表邪不陷。亦似表裏之熱從汗下解。乃知其病俱輕。但以汗下過當。與先後失序。而致表裏俱虛也。程氏云。冒者。清陽不徹。昏蔽及頭目也。（案是腦貧血耳）張氏直解云。然後者。緩詞也。如無裏證。可不必下也。

淵雷案。此條。文不雅馴。理亦枘鑿。非仲景之言也。表裏俱虛而冒。爲急性病過程中一種證候。不得稱冒家。此其一。冒家汗出自愈。此必表裏已解。惟餘冒證。乃能不藥自愈。而下文云汗出表和。則是汗未出時表未解也。又云裏未和。然後復下之。則是既冒之後裏亦有未解者。正氣則表裏俱虛。邪氣則表裏未解。如此正虛邪盛。豈有汗出自愈之理。此其二。若謂汗出自愈是愈其冒。非愈其表裏。則表裏俱虛而病不解者。急當救裏救表。豈可坐待冒愈。延誤病機。此其三。以是觀之。非仲景之言明矣。小丹波但釋表裏俱虛而於冒家汗出云云。不著一語。蓋亦心知不妥。特不敢直斥其非耳。

太陽病未解。脈陰陽俱停。（一作微）**必先振慄汗出而解。但陽脈微者。先汗出而解。但陰脈微**（一作尺脈實）**者。下之而解。若欲下之。宜調胃承氣湯。**（一云用大柴胡湯）

丹波氏云。停脈。成氏為均調之義。方喻張柯魏汪並同。程錢二氏及金鑑為停止之謂。然據下文陰脈微陽脈微推之。宋版注一作微者。極為允當。況停脈素靈難經及本經中他無所見。必是訛謬。且本條文意與他條不同。諸注亦未明切。

淵雷案。此條以脈之陰陽辨病解之由於汗下。無論脈停脈微。其理皆不可通。其事皆無所驗。明是迷信脈法之人。鄉壁虛造。非仲景之文。湯本右衞門乃謂此條辨汗下之歧路。爲吃緊之要語。不可不深銘肺肝。噫。此何異於讀書不通之人。捧兔園舊册而盱衡贊歎耶。

太陽病發熱汗出者。此爲榮弱衞强。故使汗出。欲救邪風者。宜桂枝湯。

此與五十五條五十六條同一窠臼。而云欲救邪風。則似眞有邪風客於人體者。且誠有邪風。則當云攻。何得云救。以是知其非仲景之言矣。仲景則云名爲中風。（第二條）名爲者。不可知而强名之之謂也。

山田氏云。右三條。並王叔和所攙入。非仲景氏言也。凡稱所以然者。蓋叔和家言矣。且脈之分陰陽。及調胃承氣本非下劑。（案山田以爲和胃氣）而稱欲下之。仲景未嘗語營衞而稱營弱衞强者。皆足以發其奸。況文采辭氣本自不同乎。

傷寒五六日中風。往來寒熱。胸脅苦滿。嘿嘿不欲飲食。心煩喜嘔。或胸中煩而不嘔。或渴。或腹中痛。或脅下痞鞕。或心下悸。小便不利。或不渴。身有

微熱。或欬者。小柴胡湯主之。

自此以下。論柴胡湯一類證治。柴胡湯主少陽病。少陽與太陽之異。不但往來寒熱與惡寒發熱而已。太陽病是官能性疾患。無病竈可見。少陽病。則胸膜肋膜。及橫膈膜附近之臟器表面。常有炎症病竈。故不但病官能。亦病實質。太陽之病勢。集中於肌表。故曰表證。陽明府病之病勢。集中於消化管中。故曰裏證。少陽則病勢集中於膈膜附近。軀殼之內。臟器之外。故曰半表半裏之證。病在表者。可發汗。病在裏者。可下。病在裏之上部者。可吐。少陽病既不在表。又不在裏。故汗吐下皆所當禁。獨取和解之法。小柴胡湯是也。

傷寒五六日中風。係倒句法。謂傷寒或中風。經五六日也。病起五六日。爲太陽傳入少陽之期。揭五六日。明下文之證候。爲少陽證也。往來寒熱。與惡寒發熱不同。惡寒發熱者。惡寒之自覺證。與發熱之他覺證。同時俱見。往來寒熱。則惡寒時不發熱。發熱時不惡寒。寒與熱。間代而見也。胸脅苦滿。謂肋骨弓下有困悶之自覺證也。滿與懣通。懣之音義俱同悶。胸脅之所以苦滿。不但肝脾膵三臟腫大。亦因胸脅部之淋巴腺腫脹結鞕故也。淋巴系卽古書所謂三焦。三焦之經爲手少陽。故胸脅苦滿爲少陽證。柴胡主治胸脅苦滿。故柴胡湯爲少陽藥。嘿嘿。卽默默。喜嘔。猶言屢嘔。嘿嘿不欲飲食。心煩喜嘔。皆因病毒蓄積於膈膜附近胸脅部有炎症。影響胃機能故也。自往來寒熱至喜嘔。爲小柴胡之主要證。以下歷舉或然證。明此湯應用之廣。雖有異證。仍可施用也。

山田氏云。其或以下數證。便是所兼之客證。不問其兼與不兼。皆在一小柴胡所得而主也。蓋人之爲體。有虛有實。有老有少。有有宿疾者。有無宿疾者。故邪氣之所留雖同也。至於其所兼者。則不能齊。是以有兼證若此者也。

成云氏。病有在表者。有在裏者。有在表裏之間者。此邪氣在表裏之間。謂之半表半裏。邪氣在表者。必漬形以爲汗。邪氣在裏者。必蕩滌以取利。其於不外不內。半表半裏。是當和解則可也。小柴胡和解表裏之劑。

島壽云。半表半裏者。不表不裏。正在表裏之中間也。然一身但表裏。別非復有表裏中間之地。故取表分近裏之半。與裏分近表之半。以定地位。又有表裏俱見者。不與此同。夫表裏俱見者。有頭痛寒熱之表證。而復有口舌乾燥腹滿等之裏證也。非若所謂半表半裏。寒熱往來。胸脅苦滿等證也。後學不察。誤者亦多。特表而出之。

小柴胡湯方

柴胡半斤　黃芩三兩　人參三兩　半夏半升洗

甘草炙　生薑各三兩切　大棗十二枚擘

右七味。以水一斗二升。煑取六升。去滓再煎。取三升。溫服一升。日三服。

若胸中煩而不嘔者。去半夏人參。加栝樓實一枚。若渴去半夏。加人參合前成四兩半。栝樓根四兩。若腹中痛者。去黃芩。加芍藥三兩。若脅下痞鞕。去大棗。加牡蠣四兩。若心下悸。小便不利者。去黃芩。加茯苓四兩。

若不渴。外有微熱者。去人參加桂枝三兩。溫覆微汗愈。若欬者。去人參大棗生薑。加五味子半升。乾薑二兩。

千金方云。婦人在蓐得風。蓋四肢苦煩熱。皆自發露所為。若頭痛。與小柴胡湯。頭不痛。但煩熱。與三物黃芩湯。（黃芩苦參乾地黃）淵雷案。此條亦見金匱婦人產後篇。當參看金匱今釋。

又云。黃龍湯。治傷寒瘥後。更頭痛壯熱煩悶。方仲景名小柴胡湯。

蘇沈良方云。此藥。傷寒論雖主數十證。大要其間有五證最的當。服之必愈。一者。身熱。心中逆。或嘔吐者。可服。若因渴飲水而嘔者。不可服。身體不溫熱者。不可服。二者。寒熱往來者可服。三者。發潮熱者可服。四者。心煩脅下滿。或渴或不渴。皆可服。五者。傷寒已差後。更發熱者。可服。此五證但有一證。更勿疑。便可服。若有三兩證以上。更的當也。世人但知小柴胡湯治傷寒。不問何證。便服之。不徒無效。兼有所害。緣此藥差寒故也。元祐二年。時行無少長皆欬。本方去人參大棗生薑。加五味子乾薑各半兩。服此皆愈。常時上壅痰實。只依本方。食後臥時服。甚妙。赤白痢尤效。痢藥中無知此妙。蓋痢多因伏暑。此藥極解暑毒。淵雷案。胸脅苦滿。心下痞鞕。時時嘔逆。口苦目眩。脈弦細。舌胎薄白。向邊漸淡者。小柴胡之的證也。具此證者。無論有熱無熱。寒熱往來與否。亦無論何種病。服小柴胡湯。無不效者。蘇沈良方所舉五證。惟第四證近是。其他四證。不可過信。

直指方云。小柴胡湯。治男女諸熱出血。血熱蘊隆。於本方加烏梅。淵雷案。市醫以柴胡爲升提藥。凡有頭眩頭痛衄血吐血諸證者。皆屏棄不敢用。此風蓋啟自潔古東垣。至於今。天下滔滔皆是矣。愚之實驗。以柴胡治胸脅苦滿。其效如響。即或不中病。亦未見有升提之害。夫仲景以目眩爲少陽證。孫眞人以柴胡湯治產後得風頭痛。楊仁齋以柴胡湯治諸熱出血。諸熱出血者。衄血吐血也。由是觀之。柴胡豈升提藥哉。耳食盲從。不學不思。國醫之瀕於滅亡。有以也。

得效方云。小柴胡湯。治挾嵐嶂溪源蒸毒之氣。自嶺以南。地毒苦炎。燥濕不常。人多患此狀。血乘上焦。病欲來時。令人迷困。甚則發躁狂妄。亦有啞不能言者。皆由敗毒瘀心。毒涎聚於脾所致。於此藥中加大黃枳殼各五錢。

名醫方考云。瘧發時耳聾脅痛。寒熱往來。口苦喜嘔。脈弦者。名曰風瘧。小柴胡湯主之。

醫方口訣集云。小柴胡湯。予常用之。其口訣凡六。傷寒半表半裏之證。加減而用之。其一也。溫瘧初發。增減而用之。其二也。下疳瘡。又便毒囊癰等類。凡在前陰之疾。皆用爲主劑。其三也。案此說難從。胸脅痛。寒熱往來。因怒爲病之類。凡屬肝膽者。皆用爲主劑。其四也。寡尼室女寒熱往來。頭痛胸脅牽引。口苦。經候失常者。似瘧非瘧。似傷寒非傷寒。此熱入血室也。以此方爲主藥。隨見證作佐使用之。其五也。古書治勞瘵骨蒸。多以本方加秦艽鱉甲等藥主之。予雖未之試。知其不爲無理。故取爲口訣之六。

方極云。小柴胡湯。治胸脅苦滿。或寒熱往來。或嘔者。淵雷案。當有心下痞鞕證。

方機云。小柴胡湯治往來寒熱。胸脅苦滿。默默不欲飲食。心煩喜嘔者。胸滿脅痛者。身熱惡風。頸項强。脅下滿。或渴。或微嘔者。又治脅下逆滿。鬱鬱不欲飲食。或嘔者。兼用應鐘。發潮熱。胸脅滿而嘔者。兼用消塊。寒熱發作有時。胸脅苦滿。有經水之變者。兼用應鐘。產婦四肢苦煩熱。頭痛。胸脅滿者。兼用解毒散。產婦鬱冒。寒熱往來。嘔而不能食。大便堅。或盜汗出者。兼用消塊。或應鐘。發熱。大便溏。小便自可。胸滿者。兼用消塊。發黃色。腹痛而嘔。或胸脅滿而渴者。兼用應鐘。脅下鞕滿。不大便而嘔者。兼用消塊。

古方便覽云。小柴胡湯治瘧疾。當隨其腹診考而用之。古今以此湯爲治瘧疾之方。一概施用。多不驗者。以其但據寒熱。不知腹診故也。東洞先生主腹診而教弟子。腹診不精。則不足治病。

又云。治水腫。胸脇苦滿。小便不利者。兼用三黃丸。平水丸。

湯本氏云。小柴胡湯以胸脇苦滿爲主證。診察之法。令病人仰臥。醫以指頭從其肋骨弓下沿前胸壁裏面向胸腔。按壓觸知一種抵抗物。而病人覺壓痛。是卽小柴胡湯之腹證。然則胸脇苦滿云者。當是肝脾膵三藏之腫脹鞕結矣。然肝脾膵並無異狀。而肋骨弓下仍有抵抗物觸知者。臨牀上所見甚多。是必有他種關係。以理推之。殆該部淋巴腺之腫脹鞕結也。何則。凡以肋骨弓下抵抗物爲主證而用小柴胡湯。治腦病。五官器病。咽喉病。呼吸器病。肋膜病。心藏病。胃腸病。以及肝脾膵腎子宮等病。其病漸愈。則抵抗物亦從而消縮。據經驗之事實。以推其病理。舍淋巴系統外。無可說明。蓋因上述諸藏器中。一藏乃至數藏之原發病變。其病毒由淋巴及淋巴管之媒介。達於膈膜上下。惹起該部淋巴腺之續發病變。使之腫脹鞕結也。仲師創立小柴胡湯。使原發續發諸病同時俱治。而以續發的胸脇苦滿爲主證者。取其易於觸知故也。

淵雷案。小柴胡湯。以柴胡治胸脇苦滿。黃芩治膈膜附近之炎症。人參恢復胃機能。半夏止其嘔逆。分之則一藥主一證。合之則一方主少陽一經。應用之廣。難以殫述。學者熟玩上文之用法。下文之治驗。當自得之。張氏本草選云。味者以粗大者爲大柴胡。細者名小柴胡。不知仲景大小柴胡。乃湯名也。王氏古方選注云。小柴胡湯去滓再煎。恐剛柔不相濟。有碍於和也。七味主治在中。不及下焦。故稱之曰小。傷寒類方云。此湯除大棗。共二十八兩。（徐氏作半夏半斤故云爾）較今稱亦五兩六錢零。雖分三服。已爲重劑。蓋少陽介於兩陽之間。須兼顧三經。故藥不宜輕。去渣再煎者。此方乃和解之劑。再煎則藥性和合。能使經氣相融。不復往來出入。古聖不但用藥之妙。其煎法俱有精義。山田氏云。加減法。後人因或字所加。說見小青龍湯條下。

醫方口訣集云。坂陽一室女。病瘧熱多寒少。一醫投藥而嘔。一醫投藥反泄。請予診治時。瘧利並作。且嘔。脈之但弦。投以本方加芍藥。未至五貼。諸證並瘳。

又云。一寡婦不時寒熱。脈上魚際。此血盛之證也。用本方加地黃。治之而愈。

又云。一婦人。身顫振。口妄言。諸藥不效。以爲鬱怒所致也。詢其故。蓋因素嫌其夫。

含怒已久。投以本方。稍可。又用加味歸脾湯而愈。

又云。一室女。十四歲。天癸未至。身發赤斑而痒痛。左關脈弦數。此因肝火血熱也。以本方加生地山梔丹皮治之而愈。

建殊錄云。山城淀藩士人。山下平左衛門者。謁先生曰。有男生五歲。啞而癇。癇日一發。或再發。虛尫羸憊。旦夕待斃。且其悶苦之狀。日甚一日矣。父母之情。不忍坐視。願賴先生之術。幸一見起。雖死不悔。先生因爲診之。心下痞。按之濡。乃作大黃黃連湯飲之。百日所。痞去。而癇不復發。然而胸肋妨張。脅下支滿。啞尙如故。又作小柴胡湯及三黃丸與之。時以大陷胸丸攻之。可半歲。一日。乳母擁兒倚門。適有牽馬而過者。兒忽呼曰。烏麻。父母喜甚。乃襁負俱來告之。先生。先生試拈糖果以挑其呼。兒忽復呼曰。烏麻伊。（日語呼馬烏麻呼甘味烏麻伊）父母以爲過願。踊躍不自勝。因服前方數月。言語卒如常兒。

又云。一賈人。面色紫潤。掌中肉脫。四肢痒痛。衆醫以爲癩疾。處方皆無效。先生診之胸脅妨脹。心下痞鞕。作小柴胡湯及梅肉丸雜進。數十日。掌肉復故。紫潤始退。

又云。京師木屋街魚店吉兵衛之男。年十四歲。通身洪腫。心胸煩滿。小便不利。脚殊濡弱。衆醫無效。先生診之。胸脅苦滿。心下痞鞕。四肢微熱。作小柴胡湯飲之。盡三服。小便快利。腫脹隨減。未滿十服而全愈。

又云。凡患惡疾者。（案謂癩也）多由傳繼。而其身發之。詬辱及於祖先者也。江州一賈人患之。謁先生。求診治。先生診視之。面色紫潤。身體處處爛。按其腹。兩脅拘急。心下痞鞕。先用小柴胡湯和解胸腹。後作七寶丸飲之。半歲所。諸證全退。

成蹟錄云。一男子患瘧。他醫與藥。既一二發之後。一日大汗出不休。因請先生。先生與小柴胡加石膏湯。乃復故。

又云。一男子患耳聾。脅下鞕。時時短氣上衝。發則昏冒不能言。兩脚攣急。不能轉側。每月一二發。先生診之。投小柴胡湯。兼以硫黃丸而愈。

古方便覽云。一男子。年四十餘。初手背發毒腫。愈後。一日忽然惡寒發熱。一身面目浮腫。小便不通。余診之。心下痞鞕。胸脅妨脹。乃以小柴胡湯及平水丸雜進。小便快利而全愈。

又云。一婦人發黃。心中煩亂。口燥。胸脅苦滿。不能食數日後。兩目盲不得見物。余乃作小柴胡湯及芎黃散與之。目遂復明。一月餘。諸證全愈。

又云。一男子吐血。數日不止。日益劇。余診其腹。胸肋妨脹而痛。乃作此方與之。二三劑而奏效。

又云。一男子年五十餘。得一病。常鬱鬱不樂。獨閉戶塞牖而處。惕然不欲聞雞犬之聲。上衝目昏。寤寐不安。睡則見夢。或遺瀝漏精。飲食無味。百治不愈。綿延三年。余診視之。胸脅苦滿。乃作柴胡加桂湯及三黃丸飲之。時時以紫圓攻之。三月而病全愈。

又云。一女年十八。欬嗽吐痰。氣上衝。頭目昏眩。四肢倦怠。心志不定。寒熱往來。飲食無味。日就羸瘦而不愈。一年所。衆醫皆以爲勞瘵。余診之。胸肋妨脹。乃令服小柴胡加桂湯及滾痰丸三月許而全收效。

血弱氣盡腠理開。邪氣因入。與正氣相搏。結於脅下。正邪分爭。往來寒熱。休作有時。嘿嘿不欲飲食。藏府相連。其痛必下。邪高痛下。故使嘔也。一云藏府相違其病必下脅鬲中痛**小柴胡湯主之。**

王宇泰傷寒準繩云。血弱氣盡至結於脅下。是釋胸脅苦滿句。正邪分爭三句。是釋往來寒熱句。倒裝法也。默默不欲飲食。兼上文滿痛而言。藏府相連四句。釋心煩喜嘔也。劉棟云。此條後人所記。上條注文也。淵雷案。此條自嘿嘿不欲飲食以上。文意可解。而其理不覈。自藏府相連以下。文意亦不可解矣。此非仲景舊文。當刪。

服柴胡湯已。渴者。屬陽明。以法治之。

趙刻本與上條連屬爲一。今從成本析之。

金鑑引鄭重光云。少陽陽明之病機。在嘔渴中分。渴則轉屬陽明。嘔則仍在少陽。

如嘔多雖有陽明證。不可攻之。二百一十三條 因病未離少陽也。服柴胡湯。渴當止。若服柴胡湯已。加渴者。是熱入胃府。耗精消水。此屬陽明胃病也。

山田氏云。前條辨太陽之一轉而爲少陽。此條乃辨少陽之一轉而爲陽明。可見六經次序。陽明在少陽前者。雖循素問之舊。實則不然矣。按以法治之語。亦見陽明五苓散條。及少陽篇內論中治渴方。種種不同。宜求其全證。以與主方。

湯本氏云。此等證。宜小柴胡加石膏湯。或大柴胡加石膏湯者。甚多。後世派醫用小柴胡白虎合方。名柴白湯。不如小柴胡加石膏之簡捷矣。

得病六七日。脈遲浮弱。惡風寒。手足溫。醫二三下之。不能食而脅下滿痛。面目及身黃。頸項強。小便難者。與柴胡湯後必下重。本渴飲水而嘔者。柴胡湯不中與也。食穀者噦。

錢氏云。後謂大便也。下重者。非下體沈重。卽大便後重也。劉棟云。此下傷寒四五日條之注文。後人所攙。誤出於此也。

淵雷案。胸脅苦滿爲柴胡主證。此條示腸胃病之脅下滿痛。不可誤認爲胸脅苦滿。而漫投柴胡也。何以知是腸胃病。以其身面黃。食穀噦。且柴胡證之滿痛在軀殼。此證之滿痛在腸胃也。派浮弱。惡風寒。手足溫。頸項強。頗似太陽桂枝證。然脈遲而身不熱。則表裏虛寒。解表且不可。而況二三下之乎。誤下至於二三。故胃氣大傷而不能食。且引起腸胃炎症也。胃炎。故脅下滿痛。飲水而嘔。食穀而噦。腸炎故身面俱黃。小便難而下重也。病在腸胃爲裏。而非半表半裏之少陽。故柴胡不中與。

傷寒四五日。身熱惡風。頸項強。脅下滿。手足溫而渴者。小柴胡湯主之。

淺田宗伯傷寒雜病辨證云。身熱者。大熱也。太陽上篇曰。身大熱。乾薑附子湯曰。身無大熱。可以徵焉。其位屬陽明。與微熱相反。蓋微熱潛在於裏者也。身熱顯發於表者也。大柢身字以表言也。身黃身疼身涼之類。可以見焉。註家或以爲表熱。或以爲裏熱。紛紛費解。中西惟齊曰。身熱者。胸腹常熱。而熱在肌膚。使人身重微煩。此說得之。又云。小柴胡湯曰身熱惡風。則是三陽合病。而治取少陽者也。非謂往來寒熱之變態。

湯本氏云。此條暗示本方與葛根湯之鑑別法。不可不知。余之實驗。柴胡證之頸項强。乃從肩胛關節部。沿鎖骨上窩之上緣。向顳顬骨乳嘴突起部。此一帶肌肉攣急之謂。以此與葛根湯之項背强區別。是臨牀上喫緊之點。不可忽略。

張氏集註引陸氏云。手足溫者。手足熱也。乃病人自覺其熱。非按而得之也。不然。何以本論既云身熱。而復云手足溫。有謂身發熱而手足溫和者。非也。凡靈素中言溫者。皆謂熱也。非謂不熱也。

淵雷案。合觀以上三家之說。知此條之傷寒四五日惡風。是太陽證。身熱。及病人自覺手足溫而渴。是陽明證。頸項强。胸脅滿。是少陽柴胡證。故知此條。是三陽合病。而治從少陽者也。劉棟以上條爲此條之註文。蓋後人附註疑似證。以示臨牀鑑別。今案兩條所同者。爲惡風。頸項强。脅下滿。手足溫而渴。此條與上條異者。一則身熱。二則身面不黃。三則飲水不嘔。四則食穀不噦。此條主柴胡。上條則當於太陰寒濕中求之。又案。以證候言。此條實是三陽合病。而經文不著合病之名。其明稱合病者。又皆不具合病之證候。蓋合病云者。古醫家相傳之術語。仲景沿而用之。其義今不可考。註家所釋。皆望文生義耳。說詳陽明篇中。

傷寒陽脈濇。陰脈弦。法當腹中急痛。先與小建中湯。不差者。小柴胡湯主之。

山田氏云。陽脈以下八字。叔和所攙。何者。脈分陰陽。非仲景氏所拘。法當二字亦是叔和家言。仲景氏之所不言也。按傷寒二字。承前條。亦指少陽病也。急痛者。拘急而痛也。其證多屬虛寒。如金匱所載虛勞裏急腹中痛。主小建中湯可見矣。淵雷案。成本急痛下有者字。與法當字文法齟齬。可見法當等字。後人所沾也。發祕云。傷寒無嘔而腹中急痛者。宜先與小建中湯。以緩其急矣。傷寒有嘔而腹痛徵者。宜小柴胡湯。故曰。嘔家不可用建中湯。是也。先字有試意。權用之義也。

汪氏云。此條乃少陽病兼挾裏虛之證。傷寒脈弦者。弦本少陽之脈。宜與小柴胡湯。玆但陰脈弦。而陽脈則澀。此陰陽以浮沈言。脈浮取之。則澀而不流利。沈取之。亦弦而不和緩。澀主氣血虛少。弦又主痛。法當腹中急痛。與建中湯者。以溫中補虛。緩其痛而兼散其邪也。（案小建中不能散邪）先溫補矣。而弦脈不除。痛猶未止者。爲不差。此爲少陽經有留邪也。後與小柴胡湯。去黃芩加芍藥。（案此從小柴胡加減法而言然非定法）以和解之。蓋腹中痛。亦柴胡證中之一候也。

元堅云。就汪註考之。此條不舉少陽證者。蓋省文也。因其人胃中虛燥有寒。得病更甚。裏寒爲少陽之邪所鼓動。故腹中急痛。治法先用小建中。亦猶先與四逆之意。而痛未止者。裏寒雖散。而邪氣犯胃所致。故換以小柴胡乎。淵雷案。胃中虛燥。邪氣犯胃。兩胃字皆兼腸而言。徵之實驗。建中證之腹痛。在腸部者多。在胃部者少。

柯氏云。仲景有一證用兩方者。如用麻黃汗解。半日復煩。用桂枝更汗。（五十九條）同法。

然皆設法禦病。非必然也。先麻黃。繼桂枝。是從外之內法。先建中。繼柴胡。是從內之外法。（參看四十六條之解釋）

小建中湯方

桂枝（三兩去皮）　甘草（二兩炙）　大棗（十二枚擘）

芍藥（六兩）　生薑（三兩切）　膠飴（一升）

右六味。以水七升。煑取三升。去滓內飴。更上微火消解。溫服一升。日三服。嘔家不可用建中湯。以甜故也。

蘇沈良方云。此藥（謂小建中）治腹痛如神。然腹痛按之便痛。重按卻不甚痛。此止是氣痛。重按愈痛而堅者。當自有積也。氣痛不可下。下之愈甚。此虛寒證也。此藥偏治腹中虛寒。補血。尤止腹痛。若作散。卽每五錢匕。生薑五片。棗三箇。飴一栗大。若疾勢甚。須作湯劑。散服恐力不勝病也。

本事方後集云。治腸風痔漏。（皆謂大便下血）赤芍藥。官桂去皮。甘草炙。已上等分。右㕮咀。

每服二錢。生薑二片。白糖一塊。水一盞。同煎至七分。去滓。空心服。

證治準繩云。治痢。不分赤白久新。但腹中大痛者。神效。其脈弦急。或濇浮大。按之空虛。或舉按皆無力者。是也。

方極云。小建中湯。治裏急。腹皮拘急。及急痛者。

方機云。腹中急痛。或拘攣者。此其正證也。兼用應鐘。若有外閉之證。則非此湯之所主治也。又云。衄失精。下血之人。腹中攣急。或痛。手足煩熱者。衄兼用解毒。（黃連解毒丸也）下血兼用應鐘。（案此藥可疑）又云。產婦手足煩熱。咽乾口燥。腹中拘攣者。兼用應鐘。若有塊者。兼用夷則。（海浮石丸也。海浮石大黃桃仁）

傷寒蘊要云。膠飴。即餳糖也。其色紫深如琥珀者佳。汪氏醫方集解云。此湯以飴糖爲君。故不名桂枝芍藥而名建中。今人用小建中者。絕不用飴糖。失仲景遺意矣。湯本氏云。膠飴之作用。酷似甘草。其治急迫。二者殆相伯仲。所異者。甘草性平。表裏陰陽虛實各證。俱可通用。本藥則其性大溫。陰虛證可用。陽實陽虛及寒實證不可用。適於裏證。不適於表證。又甘草殆無營養分。本藥則滋養分豐富。是亦其別也。淵雷案。餳者正字。糖者俗字。吳氏云。餳糖蓋飴糖之誤。膠飴係半流動體之糖質。滬地俗名淨糖者是也。古人稱脾胃爲中州。胃主消化。脾主吸收。其部位在大腹。故藥之治腹中急痛者。名曰建中湯。建中者。建立脾胃之謂。然此方君膠飴之滋養。佐芍藥之弛緩。則知病屬榮養不良。腸腹部神經肌肉攣急。致腹中急痛。非眞正脾胃病也。大建中湯（在金匱中）藥力猛。此則和緩。故曰小。又此方去膠飴。卽是桂枝加芍藥湯。可參看太陰篇二百八十三條之解釋。

柯氏云。建中湯禁與酒客不可與桂枝同義。丹波氏云。外臺載集驗黃耆湯。卽黃耆建中湯方後云。嘔者倍生薑。又古今錄驗黃耆湯。亦卽黃耆建中湯。方後云。嘔卽除飴糖。千金治虛勞內傷寒熱嘔逆吐血方。堅中湯。卽本方加半夏三兩。總病論曰。舊有微溏或嘔者。不用飴糖也。據以上數條。嘔家亦不可全禁建中湯。

傷寒中風。有柴胡證。但見一證便是。不必悉具。

劉棟云。凡柴胡湯正證中。往來寒熱。一證也。胸脅苦滿。一證也。默默不欲飲食。一證也。心煩喜嘔。一證也。病人於此四證中。但見一證者。當服柴胡湯也。不必須其他悉具矣。

山田氏云。劉棟此解。於柴胡正證中定焉。可謂的確矣。徵之論中用柴胡諸證。有但認胸滿脅痛而施者。三十九條有但認胸脅滿不去而施者。二百三十六條有但認脅下鞕滿。不大便而嘔而施者。二百三十七條有但認嘔而發熱而施者。三百八十四條有但認寒熱如瘧而施者。百五十二條可以見其說之正矣。成無己錢潢諸人。皆以其所兼之客證言之。胸中煩而不嘔。爲一證。渴爲一證。腹中痛爲一證。脅下痞鞕爲一證。心下悸。小便不利。爲一證。不渴身有微熱。爲一證。欬爲一證。非也。程應旄於少陽篇首口苦咽乾目眩中求焉。亦非也。此等證候。諸經通有焉。豈足但就一證以定少陽柴胡部位乎。惟前條有認腹中急痛一證用柴胡者。然先與小建中湯而不差。然後用柴胡。其不爲柴胡正證可知矣。按所謂傷寒中風。蓋指太陽之傷寒中風言之。凡論中傷寒中風兼舉者皆然。本節所云柴胡一證。亦宜就太陽病上求焉。若病勢已深之後。又或帶三陰虛寒候者。縱有似柴胡證者。不可妄與柴胡。況於大柴胡乎。

凡柴胡湯病證而下之。若柴胡證不罷者。復與柴胡湯。必蒸蒸而振。卻復發熱汗出而解。

玉函千金翼。無病字。若字。及卻復之復字。成本亦無復字。

錢氏云。蒸蒸者。熱氣從內達外。如蒸炊之狀也。顧氏溯源集云。翕翕者。熱在表也。蒸蒸者。熱在裏也。繹蒸字之義。雖不言有汗。而義在其中矣。方氏云。蒸蒸而振。作戰汗也。山田氏云。蒸蒸。內熱貌。蒸蒸而振者。其內如蒸。而外則振寒也。凡病人已經數日之後。藥能中其膏肓。則間有振寒發熱而解者。豈唯下後為然乎。亦豈唯一柴胡湯為然乎。尾臺氏云。凡用大小柴胡湯。蒸蒸而振。卻發熱汗出者。所謂戰汗也。傷寒累日。雖已經汗下之後。柴胡證仍在者。可復用柴胡湯。必蒸蒸而戰慄。

大汗淋漓。所患脫然而解。宜豫告諭病家。若發振寒。則重衾溫覆以取汗。勿失其期。淵雷案。柴胡湯非汗劑。服湯而汗出病解。乃所謂瞑眩也。凡非汗劑而汗。非吐下劑而吐下者。爲瞑眩。瞑眩則病脫然而解。經驗所及。柴胡湯之瞑眩。多作戰汗。瀉心湯之瞑眩。多爲下利。諸烏附劑。多爲吐水。其他則殊無定例。

建殊錄云。越中二口誓光寺主僧某者。請診治云云。（詳苓桂朮甘湯條）於是僧歸期已迫。復謁曰。越去京師也殆千里。且道路艱險。度難再上。病尚有不盡。願得受方法以歸也。因復診之。前證皆除。但覺胸脅苦滿。乃書小柴胡湯之方以與之。僧歸後信服之。雖有他證。不復他藥。一日俄大惡寒。四體戰栗。心中煩悶。不能氣息。弟子驚愕。謀延醫治。病者掩心徐言曰。寧死無他藥矣。更復爲小柴胡湯。連服數劑。少焉蒸振煩熱。汗溢腹背。至是舊痾百患。一旦頓除。四體清快。大異于往常。僧乃爲之作書。赴一介。謝先生云。

◉附論戰汗

傷寒證治明條云。凡傷寒疫病戰汗者。病人忽身寒鼓頷戰慄。急與薑米湯熱飲。以助其陽。須臾戰定。當發熱汗出而解。或有病人惡熱。盡去衣被。逆閉其汗。不得出者。當以生薑豆豉紫蘇等發之。有正氣虛。不能勝邪。作戰而無汗者。此爲難治。若過半日。或至夜而有汗。又爲愈也。如仍無汗而神昏。脈漸脫者。急以人參薑棗煎服以救之。又有老人虛人。發戰而汗不行。隨卽昏悶。不知人事。此正氣脫而不復甦矣。又云。余見疫病有五六次戰汗者。不爲害也。蓋爲邪氣深。不得發透故耳。又有二三次復舉者。亦當二三次作戰。汗出而愈。

醫林繩墨云。應汗而脈虛弱者。汗之必難。戰不得汗。不可强助。無汗卽死。當戰不得用藥。用藥有禍無功。要助其汗。多用薑湯。

續醫說引王止仲文集云。一人病傷寒朞月。體兢兢而振。齒相擊。不能成語。仲賓以羊肉斤許熟之。取中大臠。別以水煑良久。取汁一升。與病人服。須臾戰止。汗大出而愈。

溫疫論云。應下失下。氣消血耗。卽下亦作戰汗。但戰而不汗者危。以中氣虧微。但能降陷。不能升發也。次日當期復戰。厥回汗出者生。厥不回。汗不出者死。以正氣脫。不勝其邪也。戰而厥回無汗者。眞陽尚在。表氣枯涸也。可使漸愈。凡戰而不復。忽痙者。必死。痙者。身如尸。牙關緊。目上視。凡戰。不可擾動。但可溫覆。擾動則戰而中止。次日當期復戰。又云。狂汗者。伏邪中潰。欲作汗解。因其人稟賦充盛。陽氣沖擊。不能頓開。故忽然坐臥不安。且狂且躁。少頃。大汗淋漓。狂躁頓止。脈靜身涼。霍然而愈。

證治要訣云。病六七日。候至。寒熱作汗之頃。反大躁擾。復得汗而解。蓋緣候至之時。汗已成而未徹。或者當其躁擾。誤用冷劑。爲害非輕。不可不審也。

淵雷案。觀以上數則。知戰汗之狀況。爲惡寒戰慄。煩悶躁擾。一若病勢忽然加劇者。及其汗出。則霍然而解。汗不出者。明日此時當復戰。其戰而神昏。戰而脈微。戰而痙厥者。爲死證。當其戰時。宜溫覆。忌擾動。但仍可服藥。建殊錄某僧連服小柴胡湯。遂得汗而解。是也。繩墨謂當戰不可用藥。殆非。然切忌據戰時證候以處方。要訣所戒是已。若問何故戰汗。則因正氣欲令從汗解。而病毒所在之部位較深故也。少陽者。病毒在半表半裏。謂在軀殼之裏。藏府之外也。惟其在藏府之外。故可從汗解。惟其在軀殼之裏。故作汗難。而至於戰也。知此。則知柴胡湯之所以戰汗矣。

傷寒二三日。心中悸而煩者。小建中湯主之。

外臺作傷寒一二日。

錢氏云。心中。心胸之間。非必心藏之中也。悸。虛病也。

劉棟云。胸脅苦滿。心煩而嘔者。小柴胡之主也。心中悸而煩。無嘔者。小建中之主也。

金鑑云。傷寒二三日。未經汗下。卽心悸而煩。必其人中氣素虛。雖有表證。亦不可汗之。蓋心悸陽已微。心煩陰已弱。故以小建中湯先建其中。兼調營衛也。

方輿輗云。傷寒裏虛時悸。邪擾時煩。故雖初起二三日。有此證候。卽不可攻其邪。但與小建中湯。溫養中氣。中氣建。則邪自解。而發表攻裏之地。亦自此出矣。是仲景御變之法也。疝癥多有此證。可仿此治之。

太陽病。過經十餘日。反二三下之。後四五日。柴胡證仍在者。先與小柴胡湯。嘔不止。心下急。（一云嘔止小安）**鬱鬱微煩者。爲未解也。與大柴胡湯下之則愈。**

趙刻本脫小柴胡湯之湯字。今據成本玉函脈經千金翼外臺補嘔不止心下急六字。玉函脈經千金翼作嘔止小安四字。

山田氏云。過經者。邪氣過去經脈之表。而既轉入乎少陽或陽明之辭。故於少陽及陽明。每每稱焉。蓋表解之謂也。經者。經脈之經。與茯苓桂枝白朮甘草湯條發汗則動經。及太陽下篇經脈動惕久而爲痿之經同焉。皆指表之辭。對臟腑之裏爲言也。本篇調胃承氣湯條曰。過經讝語者。以有熱也。當以湯下之。陽明篇大承氣湯條曰。過經乃下之。此皆於陽明稱之也。若夫本節過經二字。殊指少陽證言之。觀下文柴胡證仍在之文。可見矣。心下急。謂心下痞鞕。百十二條云。少腹急結者。宜桃核承氣湯。百三十一條云。少腹鞕滿。抵當湯主之。百七十三條云。心下痞鞕。嘔吐而下利者。大柴胡湯主之。合而考之。急與痞鞕。同是一證。但急與急結以病者所自覺而言。痞鞕鞕滿。以醫者所診得言之。略寓其輕重已。

程氏云。云柴胡證仍在。可知未下時已有柴胡證。云嘔不止。可知未服小柴胡時已有嘔證。

元堅云。心下急。急字無明解。柯氏曰。急者滿也。猶不了。攷急是緩之對。蓋謂有物窘迫之勢。非拘急之謂。李氏脾胃論曰。裏急者。腹中不寬快是也。蓋所謂不寬快者。以釋裏急則未爲當。而於心下急。則其義甚覈。桃核承氣湯條少腹急結之急。亦同義也。

淵雷案。太陽病十餘日。雖已過經。無表證。而有少陽柴胡證者。不可下。今乃一二三下之。於治爲逆。故曰反。又其後四五日。論日期。已入陽明。若柴胡證仍在者。仍當先與小柴胡湯。蓋用藥憑證。不憑日期也。嘔本是小柴胡證之一。服小柴胡。嘔當止。今乃不止。且加心下急。鬱鬱微煩。則知別有癥結。非小柴胡所主矣。心下者胃及橫結腸之部位。是必病毒挾食積爲內實。水毒愈不得下降。故令嘔不止。嘔不止而心下急。鬱鬱微煩。視小柴胡之嘿嘿不欲飲食。已更進一步。蓋少陽未解。胃家已實。特未至大承氣證之大實痛耳。少陽未解。則不可用承氣。胃家已實。又不得不下。所以有取乎大柴胡也。大柴胡證。最所常見。不必誤下後始有之。又案讀此條。可見傷寒傳變。必先少陽而後陽明。足證熱論及太陽上篇二日陽明。三日少陽之誤。

二百一十三條云。傷寒嘔多。雖有陽明證。不可攻之。此條嘔不止而用大柴胡。或疑嘔不止心下急六字。當從玉函作嘔止小安四字。此不然矣。凡本論云攻者。專指大承氣而言。非泛指一切下劑也。百七十三條云。嘔吐而下利者。大柴胡湯主之。亦以嘔吐用大柴胡湯。與此條正同。蓋陽明胃家已實。而猶有少陽嘔證。故消息於承氣柴胡之間。立大柴胡湯。爲少陽陽明併病之主方。二百一十三條所云。示嘔多者不可用大承氣耳。此條正與彼互發。

大柴胡湯方

柴胡半斤　黃芩三兩　芍藥三兩　半夏半升洗

生薑五兩切　枳實四枚炙　大棗十二枚擘

右七味。以水一斗二升。煮取六升。去滓再煎。溫服一升。日三服。一方加大黃二兩。若不加。恐不爲大柴胡湯。

再煎下。玉函外臺並有取三升三字。是。

直指方附遺云。大柴胡湯。治下痢。舌黃口燥。胸滿作渴。身熱腹脹譫語。此必有燥屎。宜下。後服木香黃連苦堅之。

又云。治瘧熱多寒少。目痛多汗。脈大。以此湯微利爲度。

傷寒緒論云。傷寒斑發已盡。外勢已退。內實不大便。譫語者。小劑涼膈散或大柴胡湯徵下之。

方極云。大柴胡湯。治小柴胡湯證。而心下不痞鞕。腹滿拘攣。或嘔者。

方機云。治嘔吐不止。心下急。鬱鬱微煩者。心下痞鞕而痛。嘔吐下利者。心下滿痛。大便不通者。胸脇苦滿。腹拘攣。大便不通者。

漫遊雜記云。痙病有太陽證。其手足拘攣類癱瘓者。以葛根湯發汗。表證既去。拘攣癱瘓不休者。與大柴胡湯四五十日則愈。

和田東郭蕉窗雜話云。應用大柴胡湯大柴胡加芒消湯之證。若概用承氣湯。則瀉下雖同。未足寬緩兩脅及心下之痞鞕。是二證之所以別也。蓋承氣湯之腹候。心下自寬。而臍上至臍下脹滿特甚者也。

又云。俗間所稱卒中風之證。心下急縮甚。有可治者。宜大柴胡湯。若急縮自心下及於臍下。脈見洪大弦緊。面戴陽（面色浮紅虛脫之象）者。不治。

又云。眼疾肝實（即胸脅苦滿也）者。可用大柴胡。

方輿輗云。世所謂疝癖留飲。胸腹滿急者。大柴胡之的證也。夫柴胡之主治。在於胸脇。而庸醫以爲寒熱藥。寒熱者。少陽之一證。少陽之位。在於胸脇。故以柴胡治胸脇。則其寒熱隨治。不然。太陽表熱。陽明裏熱。何以用之而不效耶。此義。非熟讀傷寒論者。不知。凡患在左胸者。用柴胡。若鼓應桴。若在右胸者。與數十劑。如石投水。是長沙所未及論。愚數十年來得心應手之訣也。淵雷案。左胸右胸。蓋據舊說左肝右肺而言。確否尚待證實。學者勿輕信。

類聚方廣義云。大柴胡湯。治痲疹。胸脇苦滿。心下鞕塞。嘔吐。腹滿痛。脈沈者。

又云。治狂症。胸脇苦滿。心下鞕塞。膻中動甚者。加鐵粉。奇效。

又云。平日心思鬱塞。胸滿少食。大便二三日或四五日一行。心下時時作痛。吐宿水者。其人多胸肋妨脹。肩項强急。臍傍大筋堅靭。上入胸肋。下連小腹。或痛或不痛。按之必攣痛。或兼吞酸嘈雜等證者。俗稱疝積留飲痛。宜常服此方。當隔五日十日。用大陷胸湯十棗湯等攻之。

又云。治黴毒沈滯。頭痛耳鳴。眼目雲翳。或赤眼疼痛。胸脇苦滿。腹拘攣者。時時以梅肉散等攻之。大便燥結者。加芒消（大柴胡加芒消也）爲佳。

湯本氏云。大柴胡之胸脅苦滿。視小柴胡證尤甚。常從肋骨弓下左右相合而連及心下。所謂心下急是也。其餘波左右分岐。沿直腹筋至下腹部。所謂直腹筋之結實拘攣也。方中柴胡治胸脅苦滿。而黃芩枳實大黃副之。枳實芍藥治心下急。而大棗大黃佐之。直腹筋之結實拘攣。則枳實芍藥大棗所治也。故精究此等藥效。卽爲會意腹診之捷徑。

本事方云。大柴胡湯。一方無大黃。一方有大黃。此方用大黃者。以大黃有蕩滌蘊熱之功。爲傷寒中要藥。王叔和云。若不加大黃。恐不名大柴胡湯。且經文明言下之則愈。若無大黃。將何以下心下之急乎。應從叔和爲是。淵雷案。本方作七味。及煑服法中一方加大黃云云。肘後千金千金翼外臺及成本並同。知沿誤已久。惟玉函及金匱腹滿篇所載。有大黃二兩。作八味。宜據以改正。本方卽小柴胡去參草加芍藥枳實大黃而生薑加多二兩。故小柴胡證而裏實拘急者宜之。少陽之嘔。因水毒上迫所致。水毒宜下降。裏實則阻其下降之路。故嘔不止。心下急。鬱鬱微煩。是以去參草之助陽戀胃。加芍藥枳實大黃。以舒其拘急下其裏實。加生薑以止嘔。

名醫類案云。傅愛川治一人。脈弦細而沈。天明時發寒熱。至晚。二腿汗出。手心熱甚。胸滿拘急。大便實而能食。似勞怯。詢之。因怒而得。用大柴胡湯。但胸背拘急不能除。後用二陳湯加羌活防風紅花黃芩煎服。愈。淵雷案。舊說。謂怒傷肝。少陽膽經。與肝爲表裏。故柴胡能疏肝。傅愛川用大柴胡。必詢其因怒而得。蓋由於此。其實。脈弦細而沈。寒熱有定時。胸滿拘急。大便實。已足爲大柴胡之的證。必欲裝點因怒而得。反覺蛇足。

漫游雜記云。大坂赤石家之家僕。病疫。經十五日不解。請余診之。面赤微喘。潮熱舌強。狂吼。脈數急。胸腹鞕滿。時有微利。醫與麻黃杏仁甘草石膏湯。數日。病益劇。

余曰。是受病之始。發汗不徹。邪氣鬱蘊入裏。欲爲結胸也。作大柴胡湯與之。其翌大便再行。胸滿浸減。下利自止。乃作小柴胡加枳實湯與之。日進二貼。服之三日。大便祕而不通。復與大柴胡湯。又祕則又與。如此者三十日而得愈。

續建殊錄云。一男子。卒然氣急息迫。心下鞕滿。腹中攣痛。但坐不得臥。微嘔。小便不利。與之以大柴胡湯。諸證悉愈。

成蹟錄云。一男子。每飲食覺觸掠胸上。心下結鞕。大便易祕。經久不治。請先生。飲以大柴胡湯而愈。湯本氏云。此證恐係輕度之食道狹窄。

又云。灘之橫田某者。恆怵惕悸怯。凡目之所觸。雖書畫器物。悉如梟首。或如鬼怪。以故不欲見物。然有客訪之。則一見如親故。其人歸去。則戀戀悲哀。瞻望弗止。如此數月。百事咸廢。於是求治於先生。先生診之。胸腹有動。心下鞕滿。大便不通。劇則胸間如怒濤。其勢延及胸肋。築築然現於皮外。乃與大柴胡加茯苓牡蠣湯。服數劑之後。屢下穢物。病減十之七八。既而頭眩頻起。更與苓桂朮甘湯。不日而舊痾如洗。

又云。攝南住吉之廟祝某。所患粗同前證。但見諸物。以為人首。始遇人。則必畏怖。稍相識則不然。其人去。則反悲哀。以是雖家人。不得出去。如外出移時。則昏慕不堪。遂乃暈絕。先生診之。胸腹動高。所未曾見。胸骨隨動有聲。乃與大柴胡加茯苓牡蠣湯。大下穢物而愈。

蕉窗雜話云。樺山某。寄居薩州。病右足將十五年。每騎馬步行。未及二里。卽痲痺不用。自六月上旬。求治於余。余診察而與大柴胡湯。病人自云。先是服巴遂大黃多矣。初則下利。二三日以後。卽不知。何況單用大黃。今見藥中有大黃。是以不欲服也。余解說百端。始勉服之。其月中旬。病人來告。因感風邪而發熱。診之。熱雖壯。殊無風邪之候。令仍服原方。自服大柴胡。一日卽下利一二行。經二月。腹大痛。下穢物如敗布。長八九寸者。甚多。皆柔靱不可斷。如是者半月。熱解痛止。而足之麻痺。亦霍然若失。

古方便覽云。一男子年四十餘。卒倒不知人事。醒後半身不遂。舌強不得語。諸醫無效。余診之。胸脅痞鞕。腹滿甚。且拘攣。按之徹於手足。乃作大柴胡湯飲之。十二三日。身體略能舉動。又時時以紫圓攻之。二十日許。乃得全愈。

又云。一酒客年五十餘。久患左脅下鞕滿。大如盤。腹皮攣急。時時發痛。煩熱喘逆不得臥。面色痿黃。身體羸瘦。丙申之春。發潮熱如火。五十餘日不愈。余乃作大柴胡湯飲之。凡五十餘劑。其熱稍退。又時時以紫圓攻之。病者信服前方。一年許。舊痾盡除。

又云。一婦人年三十四五。患熱病十八九日。譫語煩躁不安。熱不減。不欲飲食。諸醫以謂必死。余診之。胸肋妨脹。腹滿拘攣。乃與大柴胡湯。六七日而腹滿去。思食。出入二十日許而全收效。

生生堂治驗云。五條高倉之東。松屋甚兵衛。年在知命。卒倒不省人事。半身麻木。先生刺口吻及期門。卽蘇。而後與大柴胡湯。（原注有心下急腹滿等證）兼敷遂散。（未詳）三年後復發。

竟死。

痲疹一哈云。豚兒年二旬。發熱三四日。疹子咸發。稠密乾燥。紫黑色脣焦舌裂。煩渴引飲。煩悶不能眠。譫語如見鬼狀。不省人事。按其腹狀。熱如灼手。脇腹微滿。大便難。小溲不利。因作白虎湯飲之。盡十貼。諸症漸安。疹子收。身熱猶未退。脇膈滿悶。大便不通五六日。兩目黯然。晝不見物。更作大柴胡湯服之。又兼與芎黃散。時以紫圓攻之。每服下利數行。無慮五十日所。乃全復故。

又云。太夫人之侍婢。年十七歲。疹後患耳聾。用藥數十日而不知。乞予診治。按其腹狀。胸脅滿悶。小腹有堅塊。大便四五日一次。經信不來者二三月。因作大柴胡湯及承氣丸飲之。無慮三十日所。大便日二三行。經信倍常時。或下黑塊血數枚。兩耳復聰。

橘窗書影云。海老原保。年四十餘。少腹左傍有堅塊。時時衝逆於心下而刺痛。或牽腰股痛。不可屈伸俯仰。大小便不利。醫以爲寒疝。療之益甚。余診之。脈沈緊。舌上黃苔而乾燥。與大柴胡湯加茴香甘草。大小便快利。痛大減。霍然而愈。湯本氏云。寒疝投烏附辛溫之劑而益劇者。用此方屢奏效。蓋本外臺疝門治腹中卒痛用柴胡桂枝湯之例。其痛輕者柴桂。重者此方。

傷寒十三日不解。胸脅滿而嘔。日晡所發潮熱。已而微利。此本柴胡證。下之以不得利。今反利者。知醫以丸藥下之。此非其治也。潮熱者實也。先宜服小柴胡湯以解外。後以柴胡加芒消湯主之。

已而之已。玉函脈經千金翼並無之。外臺作熱畢二字。

傷寒十三日不解。其證爲胸脇滿而嘔。日晡所發潮熱。且微下利。此本大柴胡證。以其潮熱不得利。故當下之也。傷寒用下劑而適宜。不過通大便。祛熱毒。不當微利不止。今反利者。知前醫所用下劑。是丸藥而非湯藥。下法不適宜故也。下法不適。則熱毒自在。故利雖不止。而潮熱之實證。依然未除。是當消息復下之。但以其嘔多。故先宜小柴胡解外。此外字。指少陽。對潮熱爲裏實而言。又以曾經丸藥峻下不宜再與大柴胡。故用柴胡加芒消湯主之。

隨文訓釋。而參以病理藥理。此條之義。當如上述。經文但云柴胡證。知是大柴胡者。以其本有潮熱證。且承前條而言也。此外有可疑者二事。本論言日數者。如二三日。五六日。十餘日。皆約略之辭。今質言十三日。與全書通例不符。一也。下之以不得利句。文不雅馴。二也。山田氏云。下之二字衍文。蓋下文下之語訛重。已而不得利。（山田氏注本以作而）宋版作以不得利。今依成本改之。十三日。當作十餘日。韻會小補曰。餘通作余。周禮委人。凡其余聚以待頒賜。注。余當為餘。又三字注曰。三。集韻作弍。蓋餘字省文作余。余訛為三已。猶痙省作痉。痉訛為痓。屎通作矢。訛為失類。後人不察。妄意傅會過經之說。殊不知論中言十餘日數條。其稱十三日者。僅不過二條。（本條及次條）其誤可見矣。淵雷案。山田氏以十三日為十餘日之誤。是也。其刪改下之一句。於義仍不可通。蓋此句之不辭。不在下之以三字。而在不得利三字。利是病證。得者願欲之辭。病證則豈有願欲者哉。

元堅云。此證本是少陽陽明併病。以用下失法。徒擾腸胃。而邪與實依然俱存者。此證既是兼裏。乃似宜蚤從大柴胡雙解之法。而先用小柴胡者。蓋以丸藥誤下。不欲續以快藥。仍姑清和。以待外安也。且其下利。故壅實輕於大柴胡證。而燥結則有甚。是以不藉大黃之破實。而殊取芒消之軟堅矣。山田氏云。先宜以下十二字。後人攙入之文。宜刪去之。何者。以柴胡非解外之藥也。按陽明篇云。陽明病發潮熱。大便溏。小便自可。胸脇滿不去者。小柴胡湯主之。其證全與本條同。但一則由攻下而致微利。一則不由攻下而自溏。故芒消猶有所畏。況大黃乎。是以雖有潮熱。不敢以攻之也。淵雷案。小丹波之說近是。山田說非也。凡少陽陽明併病。少陽證急者。先與小柴胡。陽明證急者。卽與大柴胡。此條胸脇滿而嘔。陽明條胸脇滿不去。雖皆有潮熱。而一則微利。一則大便溏。是皆少陽證急。而壅實不甚。故先與小柴胡。陽明條胸脇滿既去後。設潮熱不去者。亦當消息攻其裏。兩條互勘。從可知也。若謂大便自溏者不可攻。則嘔吐而下利者。何以主大柴胡。（百七十三條） 少陰病自利清水者。何以當急下。三百二十五條下利讝語有燥屎者。何以宜小承氣乎。三百七十九條若謂柴胡非解外之藥。則尤有說。夫謂柴胡主半表半裏者。蓋昉於成氏。本論於少陽陽明併病。則少陽證亦對陽明而稱表稱外百五十六條云。必有表復有裏也。又云。此爲半在裏半在外也。所謂表與外者。亦指少陽可以徵焉。

山田氏云。日晡所發潮熱者。謂申時前後發熱也。所字屬日晡。大陷胸湯條。日晡所小有潮熱語。可以見矣。所。猶言前後也。尙書云。多歷年所。史記東方朔傳云。率取婦一歲所者。卽棄去更取婦。漢書原涉傳云。涉居谷口半歲所。自劾去官。禮記檀弓注云。高四尺所。疏云。所是不定之名。是也。通雅曰。幾所猶幾許。里所猶里許也。疏廣傳。問金餘尙有幾所。師古曰。幾所。猶言幾許。張良傳。父去里所復還。師古曰。行一里許而還。古許所聲近。如伐木許許。漢人引爲伐木所所。世說新語。來敏至文偉許別。是亦讀許爲所一徵也。倍明所許通用矣。

明理論云。潮熱若潮水之潮。其來不失其時者也。一日一發。指時而發者。謂之潮熱。若日三五發者。卽是發熱。非潮熱也。潮熱屬陽明。必於日晡時發。惟忠云。潮熱者。熱之發也。必有時矣。猶潮汐之來去以時也。所以名曰潮也。且其於常也。必身熱。當其發也。必惡熱。所以使人煩躁也。不但於日晡所。或於午未申之間。亦可以名矣。若必於日晡所而名矣。惟曰潮熱足矣。復何煩日晡所字乎。

淵雷案。丸藥。蓋如千金紫圓備急圓之類。用巴豆爲主藥者。雖爲丸劑。而其下迅疾。其性熱烈。非傷寒熱病所宜。山田氏云。醫以丸藥迅下之。非其治也。迅下則水雖去而燥屎不去。故凡內有燥屎而發身熱者。非湯藥下之則不解。今反下之用丸藥。所以其熱不解。徒動臟腑而致微利也。湯本氏云。凡熱性病之用下劑。非爲欲得便通而已。欲以驅逐熱毒也。故宜用富有消炎性之寒藥。如大黃芒消配合之湯劑。最爲合宜。若用富有刺激性之熱藥。如巴豆等配合之丸劑。極不相宜。

柴胡加芒消湯方

柴胡二兩十六銖　黃芩一兩　人參一兩　甘草一兩炙

生薑一兩切　半夏二十銖本云五枚洗　大棗四枚擘　芒消二兩

右八味。以水四升。煮取二升。去滓。內芒消。更煮微沸。分溫再服。不解。更作。臣億等謹按金匱玉函方中無芒消別一方云以水七升下芒消二合大黃四兩桑螵蛸五枚煮取一升半服五合微下卽愈本云柴胡再服以解其外餘二升加芒消大黃桑螵蛸也

方極云。柴胡加芒消湯。治小柴胡湯證。而苦滿難解者。類聚方云。小柴胡湯證。而有堅塊者。主之。方機云。若潮熱不去。大便不通者。案承小柴胡證而言柴胡加芒消湯主之。

柯氏云。不加大黃者。以地道原通。不用大柴胡者。以中氣已虛也。後人有加大黃桑螵蛸者。大背仲景法矣。

淵雷案。原注所引金匱玉函。係傷寒論之別本。文字小有異同。非今之金匱要略也。今本玉函。本方內仍有芒消二兩。而煮服法中云右七味。則知原無芒消。後人所沾也。玉函於本方後。又出柴胡加大黃芒消桑螵蛸湯方。柴胡二兩。黃芩人參甘草炙生薑各十八銖。半夏五枚。大棗四枚。芒消三合。大黃四兩。桑螵蛸五枚。右前七味。以水四升。煮取二升。去滓。下芒消大黃桑螵蛸。煮取一升半。去滓。溫服五

合。微下卽愈。本方。柴胡湯再服以解其外。餘一服加芒消大黃桑螵蛸。千金翼同。

又案。張志聰張錫駒。謂此方乃大柴胡加芒消。東邦之和田東郭。吉益猷。劉棟。中西惟忠。淺田宗伯。等亦持此說。要之。病證自有宜大柴胡加芒消者。然非此條之證所宜。

傷寒十三日。過經。譫語者。以有熱也。當以湯下之。若小便利者。大便當鞕。而反下利。脈調和者。知醫以丸藥下之。非其治也。若自下利者。脈當微厥。今反和者。此爲內實也。調胃承氣湯主之。

十三日下。成本有不解二字。以有熱也。玉函脈經千金翼並作內有熱也。千金翼無調胃二字。

前條言少陽陽明併病之壞證。此條言陽明之壞證。其致壞。皆因丸藥誤下。明傷寒熱病之下法。當用湯。不當用丸也。言傷寒十餘日不解。表證已罷而譫語者。以其內有熱毒也。當擇用諸承氣湯下之。若未經下。而小便自利者。則體內水分偏走於腎與膀胱。其腸必燥。故大便當鞕而難。今其人反下利。脈又調和。非自利之脈。則知前醫以丸藥下之。水去而熱不除。此非傷寒之治法也。然何以知其非自下利。若虛寒自利者。脈當微厥。則是眞武四逆等湯所主。今反調和者。知是陽明內實。其下利乃丸藥餘毒。已下利讝語者。有燥屎。依法宜小承氣。（三百七十九條）今用調胃承氣者。以誤下之後。內實未去。胃氣已傷故也。脉厥者。不可下篇云。脈初來大。漸漸小。更來漸大。是其候也。成氏汪氏等解脈當微厥。爲脈微而手足厥。非也。果爾。則當云當脈微而厥矣。或曰。厥當作結。卽結代抵當湯條脈沈結是也。

太陽病不解。熱結膀胱。其人如狂。血自下。下者愈。其外不解者。尙未可攻。當先解其外。外解已。但少腹急結者。乃可攻之。宜桃核承氣湯。（後云解外宜桂枝湯）

山田氏云。下者愈三字。脈經作下之則愈四字。宜從而改。否則下文尙未可攻一句。無所照應也。少腹之少。玉函及程應旄本作小。是也。蓋臍上曰大腹。臍下曰小腹。素問藏氣法時論。有明文可徵矣。（案藏氣法時論云大腹小腹痛清厥是山田所據然甲乙經作大腸小腸）又考釋名云。自臍以下曰水腹。原注今本作小腹非也格致鏡原引釋名作水腹 水汋所聚也。又曰少腹。少小也。比於臍以上爲小也。由是觀之。小訛爲少。其來久矣。又劉完素傷寒直格云。臍上爲腹。腹下爲小腹。小腹兩旁謂之少腹。可謂鑿矣。熱結膀胱者。邪氣鬱結於下焦膀胱部分之謂。下文所謂小腹急結。便其外候已。非直指膀胱一府言之也。抵當湯證所謂。其人發狂者。以熱在下焦。小腹當鞕滿。下血乃愈者。可以相徵也。言太陽病數日不解。小腹急結。其人如狂。自下血者。此爲邪氣結下焦膀胱地位也。結乃鬱之甚者。邪氣鬱於頭中。則致頭痛項強衄血。鬱於胸中。則致胸悶心煩嘔吐。結於胃中。則大便不通。穢氣上而乘心。令人如狂。今邪結於下焦。而血氣不行。停而爲瘀。是以瘀氣上而乘心。令人如狂。雖則如狂。其血自下。而小腹不急結者。不須藥而愈。以血下則邪熱隨血而解也。如太陽病。脈浮緊。發熱。身無汗。自衄者愈。四十九條 及婦人傷寒。經水適來。讝語如見鬼狀者。無犯胃氣及上二焦。必自愈。百五十三條 皆是也。今此證雖其血自下。然急結不散。故非下之則不愈。猶少陰篇所載。飲食入口則吐。

心下溫溫欲吐。復不能吐者。非吐之則不愈。三百二十八條 自利清水。色純青。心下必痛。口乾燥者。非下之則不愈。三十二百五條 故曰下之則愈。雖然其人外證不解。猶有惡寒頭痛脈浮等候者。不可妄下之。若然者。當先與桂枝湯。以解其外。外解已而但熱結膀胱之證不去者。乃始可攻之。若外不解而下之。必變作壞病。如結胸痞鞕挾熱利諸證是也。按此條上文言熱結膀胱。而不言小腹急結。下文言小腹急結。而不言熱結膀胱。本論錯綜之妙如是。再按註家自成無已以下。皆云太陽病熱結膀胱者。此邪自經而入府也。不知厥陰病冷結在膀胱者。三百四十四條 彼以爲何如乎。若強以經府論之。則其所下血。亦當自溺道出焉。然未見有傷寒熱結而血自溺道出者。

淵雷案。山田之說。皆翔實可從。惟謂如狂由於穢氣。瘀氣上而乘心。則未是。如狂者。大腦官能病也。驗之事實。陽明病譫語者。以承氣湯下其燥屎。則譫語自止。熱結下焦而血瘀者。以桃核承氣湯抵當湯丸下其瘀血。則如狂自止。婦人熱入血室。讝語如見鬼狀者。以小柴胡行其經水。則讝語亦止。由是知燥屎結血。皆能影響大腦官能。特未知其取如何之逕路。使大腦受病耳。山田以爲穢氣瘀氣上乘。則太涵渾。

又案。熱結膀胱之血自下。與腸窒扶斯之腸出血。不可混爲一談。腸窒扶斯。卽狹義的傷寒。市醫謂之濕溫者也。昔有某醫。遇腸出血而不識。乃曰。仲景有言。熱結膀胱。血自下。下者愈。投桃核承氣湯。下咽立斃。於是騰載報章。播爲口實。不知桃核承氣證。其人如狂。小腹急結。顯然爲陽證實證。腸出血則體溫驟降。心機衰弱。脈搏細微。顯然爲陰證虛證。少陰篇云。少陰病。下利便膿血者。桃花湯主之。庶幾腸出血之主方。某醫者。陰陽虛實之不知。其僨事宜也。然豈國醫學之罪。豈傷寒論之罪哉。

桃核承氣湯方

桃仁五十箇去皮尖　大黃四兩　桂枝二兩去皮　甘草二兩炙　芒消二兩

右五味。以水七升。煑取二升半。去滓。內芒消。更上火微沸。下火。先食溫服五合。日三服。當微利。

外臺引古今錄驗云。療往來寒熱。胸脇逆滿。桃仁承氣湯。淵雷案。胸脇逆滿。非柴胡證之胸脇苦滿。可參看下文湯本氏所言腹診。

總病論云。桃仁承氣湯。又治產後惡露不下。喘脹欲死。服之十差十。

三因陰癩門云。兼金丸。治熱入膀胱。臍腹上下兼脇肋疼痛。便燥。欲飲水。按之痛者。本方五味爲末。蜜丸梧子大。米飲下五七丸至十丸。婦人血閉疼痛。亦宜服之。

直指方云。桃仁承氣湯。治下焦蓄血。漱水迷妄。小腹急痛。內外有熱。加生蒲黃。

儒門事親云。婦人月事沈滯。數月不行。肌肉不減。內經曰。此名爲瘕爲沈也。沈者。月事沈滯不行也。急宜服桃仁承氣湯。加當歸。大作劑料服。不過三服立愈。後用四物湯補之。

傷寒六書云。傷寒。按之。當心下脹滿而不痛者。宜瀉心湯加桔梗。是痞滿也。以手按之。小腹苦痛。小便自利。大便兼黑。或身黃譫妄燥渴。脈沈實者。爲畜血。桃仁承氣盡下黑物則愈。

傳信尤易方云。治淋血。桃仁承氣湯空心服效。

溫疫論云。胃實失下。至夜發熱者。熱留血分。更加失下。必致瘀血。初則晝夜發熱。日晡益甚。既投承氣。晝日熱減。至夜獨熱者。瘀血未行也。宜桃仁承氣湯。服湯後。熱除爲愈。或熱時前後縮短。再服再短。畜血盡而熱亦盡。大熱已去。亡血過多。餘焰尚存者。宜犀角地黃湯調之。至夜發熱。亦有癉瘧。有熱入血室。皆非畜血。並未可下。宜審。

證治大還云。吐血勢不可遏。胸中氣塞。上吐紫黑血。此瘀血內熱盛也。桃仁承氣湯加減下之。打撲內損。有瘀血者。必用。

小青囊云。桃仁承氣湯。治傷寒呃逆。舌強短者。又瘧夜發者。又治藏毒。下瘀血。又治痘後失血證。乃餘毒熱邪迫於經。血妄行。自大便出。又治痘後狐惑證。其人好睡。不欲食。上脣有瘡。蟲食其府。下脣有瘡。蟲食其藏。其聲啞嗄。上下不定。故名狐惑。此候最惡。痲疹後尤多。如大便不通。以此下之。

識病捷法云。桃仁承氣湯。治噎隔有積血者。

張氏醫通云。虛人雖有瘀血。其脈亦芤。必有一部帶弦。宜兼補以去其血。桃核承氣加人參五錢。分三服。緩攻之。可救十之二三。

又云。齲齒數年不愈。當作陽明畜血治。桃核承氣為細末。煉蜜丸如桐子大。服之。好飲者多此。屢服有效。

柯氏方論云。此方治女子月事不調。先期作痛。與經閉不行者。最佳。

方極云。桃核承氣湯。治血證。小腹急結。上衝者。方機云。治小腹急結。如狂者。胞衣不下。氣急息迫者。產後小腹堅痛。惡露不盡。或不大便而煩躁。或讝語者。痢病。小腹急痛者。

芳翁醫談云。齒痛難堪者。宜用桃核承氣湯。齲齒。齗疽。骨槽。諸種齒痛難堪者。余用之屢有效。蓋多屬血氣衝逆故也。

方輿輗云。桃核承氣湯。治產後惡露澀滯。臍腹大痛者。胎死腹中。胞衣不出。血暈等諸證。亦佳。又云。下痢腹痛甚。裏急後重。下紫黑色者。瘀血也。非桃核承氣湯不爲功。又云。痘毒深劇。酷烈。庸工不能療者。此湯可以回生。當用數貼峻攻。不然無效。余初年用涼膈散。及中年。用此方救之。屢奏神驗。

青州治譚云。婦人久患頭痛。諸藥不效者。與桃核承氣湯。兼用桃花散。（桃花　葵子　滑石　檳榔　等分　爲散　蔥白湯下）則愈。火患頭瘡。用前藥亦效。又可塗桃仁油。

類聚方廣義云。桃核承氣湯。治痢疾身熱。腹中拘急。口乾脣燥。舌色殷紅。便膿血者。

又云。血行不利。上衝心悸。小腹拘急。四肢痿痺。或痼冷者。

又云。淋家。小腹急結。痛連腰腿。莖中疼痛。小便涓滴不通者。非利水劑所能治。用此方。二便快利。痛苦立除。小便癃閉。小腹急結而痛者。打撲疼痛。不能轉側。二便閉濇者。亦良。

湯本氏云。師雖曰熱結膀胱。又稱少腹急結。以余多年經驗。此急結常不在膀胱部位。而在下行結腸部位。（案在小腹左邊）以指尖沿下行結腸之橫徑。向腹底擦過而强按壓之。觸知堅結物。病人訴急痛。是卽少腹急結之正證也。急結之大小廣狹長短。種種無定。時或上迫於左季脇上及心下部。致上半身之疾。又或下降於左腸骨窩。及膀胱部。致下半身之疾。診察之際。必須細意周到也。

淵雷案。桃核承氣湯。卽調胃承氣湯加桃仁桂枝也。調胃承氣湯之用法藥理。已於第一卷中釋訖。桃仁主瘀血血閉。有潤下殺蟲之效。自是方中主藥。其用桂枝。似與病情無當。嘗徵之實驗考之病理。尋繹再三。乃知其治衝逆也。方喻程汪柯魏諸君並云。太陽隨經之熱。原從表分傳入。非桂枝不解。然經文明言外解已。乃可攻。則用此方時。已無表證矣。若推溯病邪傳入之路。則陽明經府之熱。亦從太陽傳入。何以不須桂枝耶。成氏錢氏。又謂桂枝通脈消瘀。然抵當湯丸大黃䗪蟲丸。最爲通瘀快劑。何以不須桂枝耶。是知桂枝之用。非爲解外。非爲通瘀。特爲衝逆耳。雖然。血瘀則何以致衝逆。蓋人體排泄之通例。若所排者爲氣體。則宜上出。爲液體則可上可下。（或發汗或利小便）爲固體。則宜下出。古人熟諳此種機轉。故有升淸降濁之喩。血之爲物。固體成分本自不少。及其凝而爲瘀。則液體亦成固體矣。是以正氣驅瘀之趨向。常欲使其下出。驅之不下。則反動而爲上衝。下降則瘀去而病除。上衝則瘀不去而病不解。由是言之。桃核承氣證之衝逆。瘀血未能下降之候也。至若瘀凝已久。成爲栓塞。固著而不動。則不能下降。亦不復上衝。是故抵當湯丸大黃䗪蟲丸。治久瘀之方也。久瘀非桃仁所能破。故必用蝱蟲水蛭。固著而不復上衝。故不用桂枝。桃核承氣湯。桂枝茯苓丸。治新瘀之方也。新瘀本有下降之勢。故用桃仁而已足。又常有反動上衝。故桂枝在所必用矣。又考上列諸家之用法。凡血液乍有變壞。或血運失其常度。宜當下降。無虛寒證者。皆得主之。其目的不爲通利大便。其下出不必從後陰。故能治月閉不通。胞衣不下等證。而服法但取微利。不令快下也。特此等瘀血。以何種機轉而達於前後陰。則尚待證明耳。先食者。先服藥而後食也。本草序例云。病在胸膈已上者。先食後服藥。病在心腹已下者。先服藥而後食。然藥效治病。須經消化吸收。先食後食。無關上下。序例之云。殆屬無謂。

醫史攖寧生傳云。馬萬戶妻。體肥而氣盛。自以無子。嘗多服煖子宮藥。積久火甚。迫血上行為衄。衄必數升餘。面赤。脈躁疾。神怳怳如癡。醫者猶以治上盛下虛丹劑鎮墜之。滑壽曰。經云。上者下之。今血氣俱盛。溢而上行。法當下導。奈何實實耶。即與桃仁承氣湯三四下。積瘀既去。繼服既濟湯二十劑而愈。證治準繩攖寧生巵言云。血溢血泄諸畜妄證。其始也。予率以桃仁大黃行血破瘀之劑。折其銳氣。而後區別治之。雖往往獲中。猶不得其所以然也。後來四明。遇故人蘇伊舉。問論諸家之術。伊舉曰。吾鄉有善醫者。每治失血畜妄。必先以快藥下之。或問失血復下。虛何以當。則曰。血既妄行。迷失故道。不去畜利瘀。則以妄為常。曷以禦之。且去者自去。生者自生。何虛之有。予聞之愕然曰。名言也。昔者之疑。今釋然矣。

諸證辨疑云。一婦長夏患痢疾。痛而急迫。其下黃黑色。諸醫以薷苓湯倍用枳殼黃連。其患愈劇。因請余治。診脈。兩尺脈緊而濇。知寒傷榮也。細問之。婦人答曰。行經之時。渴飲冷水一椀。遂得此症。余方覺悟。血被冷水所凝。瘀血歸於大腸。熱氣所以墜下。遂用桃仁承氣湯。內加馬鞭草玄胡索。一服。次早下黑血升許。痛止臟清。次用調脾活血之劑。其患遂痊。今後治痢。不可不察。不然則誤人者多矣。

成蹟錄云。一男子。年六十五。喘息欬唾。不得安臥。既數十年。頃者身熱。或休或作。數日而不愈。遂吐痰血。一日。齒縫出血。連綿不止。其色黑而如絮。以手引之。或一二尺。或三尺。劇則鼻耳悉出血。大便亦下黑血。如此三日三夜。絕穀而好飲。精神似有若無。平日所患喘息頓止。得平臥而不能轉側。乃與桃仁承氣湯。不幾日而愈。

又云。一男子。惡寒身熱。汗出後。卒發腹痛。臍膀殊甚。自少腹至脇下拘急。二便不通食。則吐。舌上白胎。劇則痛至胸中如刀割。頭汗流出。先生與以桃仁承氣湯。諸證全愈。

又云。一婦人。常患鬱冒。心中煩悸。但欲寐。飲食或進或不進。卒然如眠。不識人事。脈微細。呼吸如絕。而血色不變。手足微冷。齒閉不開。經二時許。神識稍復。呻吟煩悶。自言胸中如有物。胸腹動氣甚。脇下攣急。則與桃仁承氣湯。一晝夜服湯十二貼。下利數行。諸證漸退。後與茯苓建中湯（小建中湯加茯苓）而全治。

又云。一婦人。每好飲酒。一日大醉。忽然妄語如狂人。後卒倒直視。四肢不動。吸吸少氣。不識人事。手足溫。脈滑疾。不大便十餘日。額上微汗出。面部赤。自胸中至少腹鞕滿。不能食。與桃仁承氣湯。服之五六日。瞳子少動。手足得屈伸。至七八日。大便通。呻吟十餘日。諸證漸退。

又云。攝州吳田人吉田某者。患疫。迎先生請治。診之脈微細。身熱煩躁。時時譫語。口燥渴。大便祕閉。乃與桃仁承氣湯。爾後大下血。家人驚愕。告先生。先生恬然不省。益令服前方。不日而全愈。
又云。一婦人患疫。身熱如灼。口舌糜爛。渴欲熱飲。一日。妄語如狂。自胸下至少腹鞕痛。手不可近。不大便十餘日。先生投以桃仁承氣湯。黑便快通。諸證悉去。
又云。一男子。年十五。頭痛發熱。翌日發譫語。其狀如狂。醫診之曰。此瘧也。與之藥。數日。病益甚。先生診之。脈洪數。舌上黑胎。身熱如灼。胸腹有急迫狀。而無成形者。與黃連解毒湯。翌夜。病勢益甚。再請先生診之。眼中帶赤色。不能語言。飲食殆絕。熱勢鬱伏。脈益洪數。頭汗出。手足不動。乃與桃仁承氣湯。至明日。盡五貼。遺尿一行。臭不可近。放屁五六次。言語尚不通。目閉不開。捩而視之。滿眼皆赤。手足頭面微冷。汗不復出。脣稍焦黑。神氣不全昏。呼之則應。心胸下鞕。按之則蹙額。手足擲地。經二時許。復診之。心胸下已無痛狀。仍進前方。至明日。大便一行。四肢微冷。不知人事。先生曰。勿怖。所謂瞑眩耳。益用前方。數日而愈。
又云。京師繩手和泉屋某之母。年可四十。病疫。經三日。舌胎黑。獨語絕穀。醫與三消飲。檳榔草菓厚朴白芍甘草知母黃芩大黃葛根羌活柴胡下利十餘行。婦人不知其爲下劑。驚愕更醫。醫診之與人參養榮湯。人參麥冬五味子地黃當歸白芍藥知母陳皮甘草服之一日下利卽止。而自汗出。煩渴引飲。病狀似尤篤者。因又迎醫。醫與柴胡白虎合方。諸證稍差。食亦少進。病婦稍安。以爲漸愈也。乃亡幾日。險證復發。殆如不可救。又更醫診之。醫曰。此爲大虛。與以眞武加人參湯。爾後下利黑血六七行。餘證自若。凡更醫十餘。無微效。後請先生診之。腹微滿。舌尖赤。微帶腫。大便滑而渴。乃與桃仁承氣湯。服數貼。下燥屎如漆者數枚。經三日。諸證大差。但心下痞鞕。不欲飲食。因與人參湯。理中湯也數日而復常。

又云。京師一女子。年九歲。有寒疾。求治於先生門生某。診之。蒸蒸發熱。汗出而渴。先與五苓散。服湯渴稍減。然熱汗尙如故。其舌或黃或黑。大便燥結。胸中煩悶。更與調胃承氣湯。服後下利數行。煩倍加。食則吐。熱益熾。將難救療。先生曰。調胃承氣湯。非其治也。此桃仁承氣湯證耳。服湯而全瘳。淵雷案。此案證候。與調胃承氣尙不誤。乃服湯反劇。改桃仁承氣而卽瘳。用桃仁承氣之標準。案中又未明言。學者得無詫南涯之神奇耶。要知調胃承氣主治氣。桃仁承氣主治血。故調胃承氣證。而有血液變壞。血運失常之徵者。卽桃仁承氣所主。固不必拘拘於小腹急結與否。凡藥效方意得以確知之方。皆當作如是觀

續建殊錄云。浪華人忠二郎者。其項生瘍。醫鍼之而治。其明日。如寒疾狀。發熱熾盛。或惡寒。爾後瘡根亦凸起。自項至缺盆。悉見紫朱色。譫語。大便不通。病狀甚危篤。一醫以爲溫疫。療之而不愈。乃請先生。先生曰。此非疫也。其所以似疫者。瘡毒上攻耳。乃與葛根加桔梗湯。兼用梅肉散。得湯稍差。後再診之。轉與桃仁承氣湯。以梅肉散峻下五六行。熱乃退。蓋此人譫語煩悶。眼中碧色。是血證也。

又云。今橋賈人升屋某之子。年十七歲。毒發腦戶。十餘日後鍼之。膿出腫減。寢食稍復於平日。然瘡口不閉。膿水如湧。一日大戰慄。身熱殊甚。腫復凸起。施及顏頰。瘡頭結口。膿滴不出。譫語煩躁。大便祕澀。衆醫以爲傷寒。治之無效。因迎先生請治。其父問曰。兒病。衆醫皆以爲傷寒。不知先生所見亦然否。曰。否。此瘡毒所致。非

傷寒也。乃與葛根加桔梗湯及應鐘散。下利三四行。諸證頓減。爾後困眠。脈細數。熱不去。飲食大減。於是與梅肉散。大便快利。熱去腫減。居半日許。漸昏冒。不識人事。脣燥舌乾。時時妄言狂語。坐爲演戲之狀。乃以桃仁承氣湯攻之。下利臭穢。而後微覺人事。三日後。下黑血。飲食漸進。神氣爽然。服之二月餘。後轉當歸芍藥湯。即金匱當歸芍藥散數日而全瘳。

又云。一婦人小產後。胞衣不下。忽焉上攻。喘鳴促迫。正氣昏冒。不知人事。自汗如湧。衆醫以爲必死。因迎先生診視之。心下石鞕。而少腹濡。眼中如注藍。乃與桃仁承氣湯。須臾胞衣得下。至明日。爽快如常。

古方便覽云。一婦人。陰門腫痛如剜。上衝頭痛。日夜號哭。而不愈者數日。余診之。腹鞕滿。少腹急結。用桃核承氣湯三劑。其夜痛益甚。及曉忽然出膿血。疾頓愈。

生生堂醫談云。京師竹屋町。下駄屋與兵衛之妻。初吐瀉如傾盆。狀似霍亂。全身如冰。厥冷脈絕者半日。既而煩躁。投去衣被。不食。大渴欲飲水。與水則吐。如此四五日。依然不死。請治於予。見前醫所與附子理中湯。鑪邊尚餘一二貼。診其腹。臍下如石鞕。予曰。是血證也。不可與理中湯。遂傾棄其既煎之藥汁。別作桃仁承氣湯服之。下臭穢之物甚多。三日內厥回。諸證全退而愈。其後經二年。又發如前。予又與桃仁承氣湯而愈。當時若思慮不精。必殺人矣。

又云。一人走來叩門。謂先生曰。急事。請速來。倉皇未告其故而去。至則堂上堂下男女狂躁。一婦人斃於傍。先生怪問之。則曰。有無賴少年。屢來求貨財。不知饜足。我今罵之。無賴狂怒奮起。將毆我。拙荊驚遮之。無賴搤其喉。立斃。遂駭走。今事急矣。幸先生來。願卽救治。先生命人汲冷水盈盤。枕之以水灌頸。半時許而後刺之。卽蘇。更令安臥。別以巾浸水圍其頸。覺溫則易之。使瘀血不得凝結。與桃仁承氣湯加五靈脂而去。明日復往視之。婦人喜謝曰。幸蒙神術。得免於死。今咽喉尚無恙。惟胸肋體彎。微覺疼耳。飲食如常。師復以冷水灌巾。圍脇肋如初。經二三日而愈。

方伎雜誌云。一婦人請診。家人云。姙娠已六月。自前月初。下瘀血。衆治無效。經三十日許而流產。惟子胎糜爛。體出而頭留腹中。百計不得下。幸施救治。診之其人柴瘦。身體無血色。脣舌乾燥。脈微弱。按撫其腹。胎頭碌碌然。遊移旋轉。如瓜浮水中。余謂其家人曰。若按撫腹部而强出之。必發血暈。不如用藥下之。於是一夜盡桃核承氣湯三貼。翌早快利。胎頭忽下。病者與家人皆相慶以爲更生。余遇此等症。始知古方之妙。誠堪感戴。是以自十三至七十。信仰古方。更不起他念云。

傷寒八九日。下之。胸滿煩驚。小便不利。讝語。一身盡重。不可轉側者。柴胡加龍骨牡蠣湯主之。

下之下。外臺有後字。

尤氏云。傷寒下後。其邪有歸併一處者。如結胸下利是也。有散漫一身者。如此條所云諸證是也。

元堅云。此證亦是少陽病勢加進。兼裏實。與大柴胡柴胡加芒消證同。此以誤下。

邪陷於裏。加以諸證錯雜。蓋壞之甚者矣。一身盡重。與三陽合病身重難以轉側。其機稍均。二百二十八條

山田氏云。下條云。太陽傷寒者。加溫針。必驚也。又云。傷寒脈浮。醫以火迫劫之。亡陽。必驚狂。臥起不安者。桂枝去芍藥加蜀漆牡蠣龍骨救逆湯主之。又云。火逆下之。因燒針煩躁者。桂枝甘草龍骨牡蠣湯主之。合而攷之。此條有煩驚。而用龍骨牡蠣者。亦必火逆一證。不則何以發煩驚。亦何以用龍骨牡蠣邪。因詳文義。八九日下之之間。必有闕文。今竊以意補之如左。傷寒八九日。下之後。復以火迫劫之。胸滿煩驚。小便不利。讝語。一身盡重。不可轉側者。柴胡加龍骨牡蠣湯主之。嘗考素問玉機眞藏論。火攻之術。本爲寒痺不仁等而設。不可以施諸傷寒實熱者也。今傷寒柴胡證。醫反下之。又以火强發其汗。遂致胸滿煩驚。小便不利。讝語身重之變證者。蓋火氣乘其虛以上衝。心氣爲之不鎭故也。故主小柴胡加龍骨牡蠣。以鎭壓之也。此條蓋柴胡證被火邪而發煩驚讝語身重者。究竟火毒陷脈乘心。

以發癎證也。故以柴胡治本證。加龍骨牡蠣。以治所挾之癎也。但古昔以癎爲小兒病名而不稱之大人。故本論無癎名也。叔和論溫病火逆證曰。若被火者。微則發黃色。劇則如驚癎。時瘈瘲。云如而不云發。亦復以古昔大人不稱癎也。蓋癎者。心疾也。驚與譫語。皆心氣失常之病。隋書許智藏傳曰。秦王俊有疾云云。智藏診脈曰。疾已入心。卽當發癎。不可救也。凡病人外無風寒之漸。內無痞滿便結之證。卒然見煩驚譫語瘈瘲。煩躁悶亂不安之證者。皆癎也。婦人姙娠五六月。小兒痘瘡初熱間。往往有此證。謹勿認譫語如狂證爲陽明內實病。處下劑。

淵雷案。此條是柴胡證。而兼煩驚譫語者。所以煩驚譫語。依經文是因誤下。依山田氏之說。是不但誤下。且因火逆。從病理上推測。則火逆爲近之。今之治傷寒。鮮有用溫鍼火劫者。然傷寒病過程中常有煩驚譫語之證。雜病中尤多。但證候相合。投藥亦效。固不必問其得病之原因矣。

柴胡加龍骨牡蠣湯方

柴胡四兩　龍骨　黃芩　生薑切
鉛丹　人參　桂枝去皮　茯苓各一兩半
半夏二合半洗　大黃二兩　牡蠣一兩半熬　大棗六枚擘

右十二味。以水八升。煑取四升。內大黃。切如碁子。更煑一兩沸。去滓。溫服一升。本云柴胡湯。今加龍骨等。

傷寒類方云。此方能下肝膽之驚痰。以之治癲癇。必效。

經驗集錄云。柴胡加龍骨牡蠣湯。治小兒連日壯熱。實滯不去。寒熱往來。驚悸。

方機云。小柴胡湯證而胸腹有動者。失精者。（原注俱應鐘）胸滿煩驚者。（原注解毒散或紫圓）柴胡加龍骨牡蠣湯主之。

類聚方廣義云。柴胡加龍骨牡蠣湯。治狂症。胸腹動甚。驚懼避人。兀坐獨語。晝夜不眠。或多猜疑。或欲自死。不安於床者。又治癇症。時時寒熱交作。鬱鬱悲愁。多夢少寐。或惡接人。或屏居暗室。殆如勞瘵者。狂癇二症。亦當以胸脇苦滿。上逆。胸腹動悸等爲目的。癲癇居常胸滿上逆。胸腹有動。每月及二三發者。常服此方勿懈。則免屢發之患。

方函口訣云。此方爲鎮墜肝膽鬱熱之主藥。故不但治傷寒胸滿煩驚。亦治小兒驚癇。大人癲癇。又有一種中風。名熱癱癇者。(參看金匱今釋中風篇)今用此方亦有效。又加鐵砂。治婦人發狂。

淵雷案。此方取小柴胡湯之半。而去甘草。加龍骨鉛丹桂枝茯苓大黃牡蠣也。龍骨牡蠣鉛丹。今人用以收斂浮越之正氣。鎮驚墜痰。吉益氏藥徵。謂龍骨主治臍下動。旁治煩驚失精。牡蠣主治胸腹動。旁治驚狂煩躁。今驗驚狂癲癇失精諸病人。有正氣浮越之象者。其胸腹往往有動。是二說可以並行不悖也。惟此方既有龍骨牡蠣之收澀。復有大黃茯苓之通利。既有大黃之攻。復有人參之補。方意雜糅。頗有疑其不可用者。然按證施治。得效者多。經方配合之妙。誠非今日之知識所能盡曉也。吉益南涯和田東郭。謂此方是大柴胡加龍骨牡蠣。則不可從矣。

生生堂治驗云。一婦人。幼患癲癇。長而益劇。立輒暈倒。少時始甦醒者。日一二次。如此三十餘年。衆醫雜療而無效。其主人偶聞先生之異術。乃來請治。往診之。脈緊數。心下鞕滿。乳下悸動。謂先生曰。心神惘惘。雖飲食須臾不得安。數十年如一日也。視其顏色。愁容可憐。先生慰之曰。病可治也。病婦信以爲實。乃服柴胡加龍骨牡蠣湯。精神頗旺。又調瓜蔕散五分。吐粘痰數升。臭氣衝鼻。毒減過半。或五日六日一發。凡期年而全愈。其間行吐劑約十六度。渠性忌雷。每聞雷聲隆隆。輒發前病。自用瓜蔕散以往。雖迅雷震動。舉家畏伏蔽耳。渠獨自若。不復畏。於是益懷先生之恩。終身不忘云。

又云。一老嫗。有奇疾。見人面每有疣贅。更醫治之。不可勝數。然無寸效。先生診之。脈弦急。心下滿。服三聖散（瓜蔕藜蘆防風）八分。吐後。與柴胡加龍骨牡蠣湯。自是不復發。時年七十許矣。

又云。一婦年五十餘。每恚怒。則少腹有物上衝心。悶絕而倒。牙關緊急。半時許乃自醒。月一發或再發。先生診之。胸腹動悸。與柴胡加龍骨牡蠣湯。數旬而愈。

又云。一婦年五十。右身不仁。常懶於飲食。月事無定。每行必倍常人。先生以三聖散一錢。吐冷痰粘者二三升。由是食大進。因切其腹。胸滿自心下至少腹。動悸如奔馬。與柴胡加龍骨牡蠣湯。數月而全愈。

淵雷案。以上十四條。論柴胡湯一類證治。其中百八條。上承百五條而類列。百十一條之證。與百一十條相似。因以對勘。惟百十二條桃核承氣湯。疑當廁於下文抵當湯之前。

傷寒腹滿讝語。寸口脈浮而緊。此肝乘脾也。名曰縱。刺期門。

以下兩條。論縱橫。皆用刺法。平脈篇云。水行乘火。金行乘木。名曰縱。火行乘水。木行乘金。名曰橫。水行乘金。火行乘木。名曰逆。金行乘水。木行乘火。名曰順也。然則縱橫云者。依五行爲說耳。仲景不言五行。不言五藏。亦未有但刺而不藥者。錢氏柯氏周氏張氏諸家。並刪此二條。是也。姑錄舊注二則。學者觀其左支右絀。益見此二條非仲景之言矣。

成氏云。腹滿譫語者。脾胃疾也。浮而緊者。肝脈也。案肝脈當弦辨脈篇云脈浮而緊者名曰弦也成說本此脾病見肝脈。木行乘土也。經曰。水行乘火。木行乘土。名曰縱。此其類矣。期門者。肝之募。刺之以瀉肝經盛氣。金鑑云。傷寒脈浮緊。太陽表寒證也。腹滿譫語。太陰陽明裏熱也。欲從太陽而發汗。則有太陰陽明之裏。欲從太陰陽明而下之。又有太陽之表。主治誠爲兩難。故不藥而用刺法也。雖然太陰論中太陽表不解。太陰腹滿痛。而用桂枝加大黃湯。亦可法也。此肝乘脾名曰縱刺期門。與上文義不屬。似有遺誤。

淵雷案。期門兩穴。正當兩乳下。肋骨盡處。卽第九肋骨附著輭骨之尖端。甲乙經云。在第二肋端。不容傍各一寸五分。上直兩乳。

傷寒發熱。嗇嗇惡寒。大渴欲飲水。其腹必滿。自汗出。小便利。其病欲解。此肝乘肺也。名曰橫。刺期門。

欲飲水。玉函脈經並作欲飲酢漿。千金翼作欲飲酨漿。案酢漿酨漿。皆卽今之醋也。

成氏云。傷寒發熱。嗇嗇惡寒。肺病也。（案此句頗武斷）大渴欲飲水。肝氣勝也。玉函曰作大渴欲飲酢漿。是知肝氣勝也。傷寒欲飲水者愈。若不愈而腹滿者。此肝行乘肺。水不得行也。經曰。木行乘金。名橫。刺期門以瀉肝之盛氣。肝肺氣平。水散而津液得通。外作自汗出。內爲小便利而解也。金鑑云。傷寒發熱。嗇嗇惡寒。無汗之表也。大渴欲飲水。其腹必滿。停飲之滿也。若自汗出。表可自解。小便利。滿可自除。故曰其病欲解也。若不汗出。小便閉。以小青龍湯先解其外。外解已。其滿不除。十棗湯下之。亦可愈也。此肝乘肺名曰橫刺期門。亦與上文義不屬。似有遺誤。

太陽病二日。反躁。凡熨其背而大汗出。大熱入胃。（一作二日內燒瓦熨背大汗出火氣入胃）胃中水竭。躁煩。必發讝語。十餘日振慄自下利者。此爲欲解也。故其汗從腰以下不得汗。欲小便不得。反嘔。欲失溲。足下惡風。大便鞕。小便當數。而反不數。及不多。大便已。頭卓然而痛。其人足心必熱。穀氣下流故也。

玉函脈經。反躁凡三字。並作而反燒瓦四字。振慄自下利者。並作振而反汗出者。其汗上並無故字。案此條及次條。辭氣俱不似仲景。

柯氏云。此指火逆之輕者言之。太陽病經二日。不汗出而煩躁。此大青龍證也。

成氏云。太陽病二日。則邪在表。不當發躁。而反躁者。熱氣行於裏也。反熨其背而發汗。大汗出。則胃中乾燥。火熱入胃。胃中燥熱。躁煩而讝語。至十餘日。振慄自下利者。火邪勢微。陰氣復生。津液得復也。故爲欲解。火邪去。大汗出則愈。若從腰以下不得汗。則津液不得下通。故欲小便不得。熱氣上逆而反嘔也。欲失溲足下惡風者。氣不得通於下而虛也。津液偏滲。令大便鞕者。小便當數。經曰。小便數者。大便必鞕也。此以火熱內燥。津液不得下通。故小便不數及不多也。若火熱消。津液和。則結鞕之便得潤。因自大便也。便已頭卓然而痛者。先大便鞕。則陽氣不得下通。既得大便。則陽氣下降。頭中陽虛。故卓然而痛。穀氣者。陽氣也。先陽不通於下之時。足下惡風。今陽氣得下。故足心熱也。

丹波氏云。十餘日振慄自下利者。玉函脈經作十餘日振而反汗出者。似是。欲解也故之故。玉函無之。亦似是。成注云。大汗出則愈。且注文代故以若字。皆與玉函符。極覺明暢。

淵雷案。自此以下。論火逆燒鍼之壞證。然此條文不明暢。亦非仲景語。今從丹波氏所斠。合成注觀之。蓋當作三段看。自條首至必發譫語。爲第一段。言火逆之壞證。自十餘日至及不多。爲第二段。言火逆欲解之病理。自大便已以下。爲第三段。言乍解時之病理。蓋太陽病二日而躁。依柯氏說。是表寒裏熱之證。當與大青龍。大青龍雖是汗劑。有石膏以清裏熱。則汗出而熱解。今乃燒瓦熨背以取汗。汗雖出。裏熱反因火而盛。熱盛津傷。腦神經不得濡養。故躁煩而譫語。惟古人以大熱屬胃。故曰大熱入胃。胃中水竭耳。十餘日振而反汗出者。津液自復。裏熱從戰汗而解也。此時欲作汗解。體溫與津液集中於上部。以驅病毒。故腰以上有汗而嘔。同時腰以下津液體溫俱少。津液少。故無汗而欲小便不得。體溫少。故失溲而足下惡風。若非此等特異機轉。則大便鞕者。小便當數。今乃不數及不多。則因津液偏滲於上部故也。及戰汗已畢。裏熱已祛。則津液下達。而得大便。體溫下達。而頭卓然而痛。且兩足不復惡風。足心反熱矣。

太陽病中風。以火劫發汗。邪風被火熱。血氣流溢。失其常度。兩陽相熏灼。其身發黃。陽盛則欲衄。陰虛小便難。陰陽俱虛竭。身體則枯燥。但頭汗出。劑頸而還。腹滿微喘。口乾咽爛。或不大便。久則讝語。甚者至噦。手足躁擾。捻衣摸床。小便利者。其人可治。

玉函無病字。發下有其字。捻作尋。脈經作循。成本陰虛下有則字。並是。

此條因火攻而成熱溶血症也。雖文氣繁冗。不似仲景。然論熱溶血症之病理證候。委曲詳盡。適合今世科學。未可廢也。太陽中風。本是造溫機能亢盛之病。更以火劫發汗。則身熱愈高。血液被熱灼。致赤血球崩壞。血色素遊離。分解變化而成一種新物質。名海瑪吐定。Haematoidin 溶解於血漿中。所謂血氣流溢。失其常度也。凡黃疸病。皆膽汁混入血液所致。海嗎吐定之化學構造。實與膽質色素相同。熱溶血症之患者。血液中富有海嗎吐定。由門靜脈入於肝臟時。使肝臟生成過量之膽汁。平時向輸膽管分泌之膽汁色素。至此因湧溢而入肝靜脈。復經肺循環。以達全身。遂發溶血性黃疸。所謂兩陽相熏灼。其身發黃也。兩陽者。中風爲陽邪。火劫之邪亦爲陽也。陽性炎上。故陽盛則欲衄。陽盛者陰必傷。津液傷。故小便難。陰陽俱虛竭。則肌膚無所煦濡。故身體枯燥。陽邪盛於上。陰津傷於下。故但頭汗出。劑頸而還。口乾咽爛而不大便也。病至此。則各種生理機轉俱受影響。於是胃腸不能消化。殘留食物發酵。致胃腸中多瓦斯而腹滿。肺臟不能適量交換炭養氣而微喘。神經系統既受熱灼。復失濡養。故見譫語躁擾。捻衣摸床之腦症狀。火熱之證。此爲最危矣。若其人小便利者。則津液未涸。腎臟機能無恙。血中病毒得以排除。故知可治。

錢氏云。上文曰陽盛。似不當言陰陽虛竭。然前所謂陽盛者。蓋指陽邪而言。後所謂陽虛者。以正氣言也。經所謂壯火食氣。以火邪過盛。陽亦爲之銷鑠矣。淵雷案。壯火食氣。氣食少火。壯火散氣。少火生氣。係素問陰陽應象大論之文。壯火謂過高度之體溫。少火謂適當度之體溫。氣指神經之功用。神經須適當溫度之煦燠。始能成其生理作用。所謂氣食少火。少火生氣也。若受高熱熏灼。則失其生理作用。而起病理的反射作用。始雖亢盛。亢盛之極。轉爲衰弱。所謂壯火食氣。壯火散氣也。

丹波氏云。劑頸而還。諸家無詳釋。特喩氏以爲劑頸以下之義。蓋劑。劑限之謂。而還。猶謂以還。言劑限頸以還而頭汗出也。王氏脈經有劑腰而還之文。

劉棟云。右四條。後人之所記也。

傷寒脈浮。醫以火迫劫之。亡陽。必驚狂。臥起不安者。桂枝去芍藥加蜀漆牡蠣龍骨救逆湯主之。

脈經千金翼。醫上並有而字。無必字。玉函亦無必字。

錢氏云。火迫者。或熏。或熨。或燒鍼。皆是也。劫者。要挾逼脅之稱也。以火劫之。而强逼其汗。陽氣隨汗而泄。致衛陽喪亡。而眞陽飛越矣。

方氏云。亡陽者。陽以氣言。火能助氣。甚則反耗氣也。

山田氏云。此條臥起不安。乃前條(謂百一十三條也)胸滿之外候。前條論柴胡證而被火攻者。本節論桂枝證而被火攻者也。前言八九日。此言脈浮。其義可見矣。此證雖云亡陽。然而未至汗出惡寒。四肢厥冷之甚。故無取乎薑附劑也。

淵雷案。此條之亡陽。與附子四逆證之亡陽。意義稍異。所亡者是肌表之衛陽。而其人適陽盛者。於是胸腹內藏之陽。上衝以補其闕失。衝氣劇而胸腹動甚。有似驚狂者。臥起不安。卽驚狂之狀也。此條因火劫桂枝證而亡陽驚狂。百一十三條因誤下柴胡證而胸滿煩驚。表裏雖殊。其趣則一。故皆於本證方中加牡蠣龍骨。以治驚狂。本方去芍藥者。胸滿故也。二十三條云。脈促胸滿者。桂枝去芍藥湯主之。山田氏云。臥起不安。乃胸滿之外候是也。

桂枝去芍藥加蜀漆牡蠣龍骨救逆湯方

桂枝三兩去皮　甘草二兩炙　生薑三兩切　大棗十二枚擘
牡蠣五兩熬　蜀漆三兩洗去腥　龍骨四兩

右七味。以水一斗二升。先煮蜀漆。減二升。內諸藥。煮取三升。去滓。溫服一升。本云桂枝湯。今去芍藥。加蜀漆牡蠣龍骨。

方極云。桂枝去芍藥加蜀漆牡蠣龍骨湯。治桂枝去芍藥湯證而胸腹動劇者。

方機云。驚狂。起臥不安者。或火逆煩躁。胸腹動劇者。及瘧疾而有上衝者。桂枝去芍藥加蜀漆牡蠣龍骨湯主之。倶兼用紫圓。若有胸脅苦滿之證。則別有主治矣。

方輿輗云。不寐之人。徹夜不得一瞑目。及五六夜。必發狂。可恐也。當亟服此方。蜀漆能去心腹之邪積也。淵雷案。徹夜不得眠。卽所謂臥起不安。故本方治之。學者須知仲景書所舉證候。爲用藥處方之標準。推而廣之。可以泛應變化無方之病情。

方凾口訣云。此方主火邪。（案出金匱驚悸吐衄篇）故湯火傷煩悶疼痛者。又灸瘡發熱者。皆有效。牡蠣一味爲末。麻油調塗湯火傷。火毒卽去。其效可推而知也。本草綱目云。蜀漆乃常山苗。功用相同。今併爲一。續藥徵云。蜀漆主治胸腹及臍下動劇者。故兼治驚狂火逆瘧疾。淵雷案。此證驚狂臥起不安。由於衝氣上逆。胸腹臍下動劇。故用桂枝以降衝逆。用龍牡蜀漆以鎭動氣。本草謂蜀漆主胸中痰結吐逆。亦因衝氣而痰飲上逆也。

形作傷寒。其脈不弦緊而弱。弱者必渴。被火必讝語。弱者發熱。脈浮解之。當汗出愈。

此條文不馴順。非仲景語也。弱者必渴。弱者發熱。脈浮解之三句。不詞之甚。於病理事實。亦不可通。喩氏魏氏注本並刪此條。

太陽病。以火熏之。不得汗。其人必躁。到經不解。必淸血。名爲火邪。

此亦熱溶血證而血毒自下者也。百一十六條。熨其背而大汗出。則津液外泄。故不大便。此條火熏而不得汗。則津液未傷。大便不鞕。及其病傳陽明。入於腸胃。則血毒隨大便而自下也。

成氏云。此火邪迫血。而血下行者也。太陽病。用火熏之。不得汗。則熱無從出。陰虛被火。必發躁也。六日傳經盡。至七日再到太陽經。則熱氣當解。若不解。熱氣迫血下行。必淸血。淸。廁也。

丹波氏云。到經二字未詳。成本無經字。然考注文。係于遺脫。方氏無經字。注云。到。反也。（案以爲倒字也）反不得解也。喻氏不解。志聰錫駒錢氏汪氏。並從成注。柯氏改爲過經。程氏云。到經者。隨經入裏也。魏氏云。火邪散到經絡之間爲害。數說未知孰是。

淵雷案。程氏以爲隨經入裏。於文理雖未允。於病情頗切當。

脈浮熱甚。而反灸之。此爲實。實以虛治。因火而動。必咽燥吐血。

艾灸所以治陽虛。功效類於薑附。脈浮熱甚。乃陽實之病。誤用艾灸。則爲實實。陽性炎上。故吐血。陽盛津傷。故咽燥也。

張氏直解云。上節以火熏發汗。反動其血。血卽汗。汗卽血。不出于毛竅而爲汗。卽出于陰竅而圊血。此節言陽不下陷。而反以下陷灸之。以致迫血上行而唾血。下節言經脈虛者。又以火攻散其脈中之血。以見火攻同。而致症有上下之異。

微數之脈。愼不可灸。因火爲邪。則爲煩逆。追虛逐實。血散脈中。火氣雖微。內攻有力。焦骨傷筋。血難復也。

程氏云。血少陰虛之人。脈見微數。尤不可灸。虛邪因火內入。上攻則爲煩爲逆。血本虛也。而更加火。則爲追虛。熱本實也。而更加火。則爲逐實。夫行於脈中者。營血也。血少被逐。脈中無復血聚矣。艾火雖微。孤行無禦。內攻有力矣。無血可逼。焦燎乃在筋骨。蓋氣主呴之。血主濡之。筋骨失其所濡。而火所到處。其骨必焦。其筋必損。蓋內傷眞陰者。未有不流散於經脈者也。雖復滋營養血。終難復舊。此則枯槁之形立見。縱善調護。亦終身爲殘廢之人而已。可不愼歟。

丹波氏云。煩逆者。煩悶上逆之謂。吳遵程云。心胸爲之煩逆。是也。錢氏云。令人煩悶而爲火逆之證矣。恐不然耳。

淵雷案。脈微爲陰虛血少。脈數爲熱。此熱正由陰虛。謂之虛熱。與陽盛之熱大異。陰虛而熱之理。詳金匱今釋。凡陰虛之熱。當益其陰。景岳滋陰諸方最宜擇用。不可清其熱。尤不可誤用陽虛法之艾灸。此條言誤灸陰虛之禍也。焦骨傷筋。不過極言火毒之害。非謂筋骨眞能焦灼。不可以詞害意。百一十七條及百二十條。皆是實熱而陰不虛。陰不虛則血不少。實熱經火熏則熱邪盛。故成熱溶血症。而或發黃疸。或致清血。此條則熱邪本微。艾灸之火。又不如熏熨之烈。故不爲溶血症。但以陰虛血少。致形骸枯槁。難以救治耳。學者於此等處細心推勘。自能通曉陰陽虛實之理。

脈浮。宜以汗解。用火灸之。邪無從出。因火而盛。病從腰以下必重而痺。名火逆也。欲自解者。必當先煩。煩乃有汗而解。何以知之。脈浮。故知汗出解。

趙刻本與上條連屬。不提行。今從成氏以下諸家注本析之。成本從欲自解以下爲別一條。方氏諸家。遂移於太陽上篇。以爲太陽病自解之總例。非也。五十三條云。脈浮者。病在表。可發汗。蓋正氣欲驅病毒於肌表。將汗未汗之際。藥力助之。則病隨汗解。今乃不用發汗以解表。而用火灸以溫裏。遏阻正氣外趨之勢。汗不得出。則水毒壅滯於肌表。故身重而痺。水性流下。故痺在腰以下。痺者[illegible]痲不仁也。若其人正氣實者。雖經遏阻。仍能驅水毒以作汗。斯時正邪分爭。汗出較難。故必先煩熱。然後乃有汗而解。何以知煩熱之將汗解。以其脈仍浮。故知正氣仍驅病毒向外以作汗也。

劉棟云。右六條。後人之所記也。淵雷案。自百一十九條。形作傷寒至此。凡五條。而云六條者。從成本析本條爲二也。

燒鍼令其汗。鍼處被寒。核起而赤者。必發奔豚。氣從少腹上衝心者。灸其核上各一壯。與桂枝加桂湯。更加桂二兩也。

錢氏云。燒鍼者。燒熱其鍼而取汗也。玉機眞藏論曰。風寒客於人。使人毫毛畢直。

皮膚閉而爲熱。當是之時。可汗而發也。或痺不仁腫痛。可湯熨及火灸刺而去之。觀此。則風寒本當以汗解。而漫以燒鍼取汗。雖或不至於因火爲邪。而鍼處孔穴不閉。已被寒邪所侵矣。

傷寒類方云。不止一鍼。故云各一壯。

淵雷案。燒鍼。卽溫鍼也。鍼處核起而赤。乃是創口發炎。或因消毒不淨所致。未必由於被寒。奔豚。病名。其證候。卽是氣從小腹上衝心。其病有發作性。說在金匱今釋。鍼處核起而赤。何以必發奔豚。則不可知。正字通云。醫用艾灸一灼謂之一壯。陸佃曰。以壯人爲法。老幼羸弱。量力減之。

桂枝加桂湯方

桂枝五兩去皮　芍藥三兩　生薑三兩切　甘草二兩炙　大棗十二枚擘

右五味。以水七升。煑取三升。去滓。溫服一升。本云桂枝湯。今加桂滿五兩。所以加桂者。以能泄奔豚氣也。

成本不載此方。山田氏云。此方及桂枝新加湯。經文既言其所加之分量。則仲景氏原本不載其方。可知矣。後人不識。看以爲方名。從而附載其方已。

方極云。桂枝加桂湯。治本方證（謂桂枝湯證也）而上衝劇者。方機云。上衝甚者。桂枝加桂湯主之。兼用應鐘。若有拘急鞕滿之證者。則桂枝湯不宜與焉。凡上衝者。非上逆之謂。氣從少腹上衝于胸。是也。又云。煩。脈浮數。無鞕滿狀者。

雉間煥云。奔豚主劑雖綦多。特加桂湯爲最可也。又灸後有發大熱不止。是火邪也。今謂之灶熱。又稱灼熱。此方主之。

又云。生平頭痛有時發。苦之一二日。或四五日。其甚則昏迷吐逆。絕飲食。惡藥氣者。每發服此。則速起。或每天陰欲雨頭痛者。亦當服之。能免其患也。

淵雷案。奔豚之病。氣從小腹上衝心。而主以桂枝加桂湯。故吉益氏藥徵。謂桂枝主治衝逆。愚嘗博覽譯本西醫書。歷詢國內西醫。欲求奔豚上衝之理。卒不可得。然奔豚服加桂湯。其上衝卽止。則事實不可誣也。士君子著書傳後。述其所知。闕所不知。若吉益氏者可也。而中土醫家。惑於難經臆說。以奔豚爲腎之積氣。（見難經五十六難）遂謂加桂湯爲泄腎氣。伐腎邪。又以腎居下部。而桂枝氣薄上行。不若肉桂之氣厚下行。遂謂此湯之加桂。是肉桂而非桂枝。（方有執以下多如此）不從事實而憑臆想。何其誣也。山田氏云。方有執云。所加者桂也。非枝也。果爾。唯當稱加。不可云更加也。

火逆下之。因燒鍼煩躁者。桂枝甘草龍骨牡蠣湯主之。

山田氏云。下之二字。莫所主當。必是衍文。宜刪。古昔火攻之術。種種不同。有艾火。有溫鍼。有燒瓦。火逆之證。於是多端矣。逆謂誤治也。本節所說。比之救逆湯證。一等輕者也。然而煩躁乃驚狂之漸。亦爲火熱內攻之候。故亦以桂枝甘草龍骨牡蠣四物。以救其逆也。桂枝甘草湯條云。發汗過多。其人叉手自冒心。心下悸。欲得按者。桂枝甘草湯主之。由此攷之。此條亦爲發汗過多之證明矣。

淵雷案。此條舊注。有以爲先火復下。又加燒鍼。凡三誤者。成氏程氏汪氏張氏集註。張氏直解。魏氏。東邦和久田氏是也。有以爲燒鍼取汗。卽是火逆。燒鍼與下之兩誤者。金鑑。吳氏。（吳儀洛傷寒分經）錢氏。東邦丹波氏。是也。夫傷寒脈浮。以火迫劫。不過一誤。猶必驚狂。臥起不安。今兩誤三誤。而變證乃止於煩躁。斯必無之理矣。故從山田之說。刪下之二字。火逆因燒鍼煩躁。謂諸火逆證中。有因燒鍼而煩躁者。蓋火逆爲提綱。燒鍼則本條之子目也。又案魏氏云。誤治之故有三而煩躁之變證既一。則惟立一法以救三誤。不必更問其致誤何由矣。（以上魏氏）此說甚通達。得仲景憑證用藥之旨。而山田氏駮之云。果如斯所謂知犯何逆隨證治之。（十七條）亦以爲無用之言乎。妄甚矣。（以上山田）不知知犯何逆之上。尚有觀其脈證四字。正謂觀其現在之脈證。不必拘其已往之治法也。山田之書。可謂博要精覈。然刻意指摘前脩。時或失之偏頗。

桂枝甘草龍骨牡蠣湯方

桂枝（一兩去皮）　甘草（二兩炙）　牡蠣（二兩熬）　龍骨（二兩）

右四味。以水五升。煑取二升半。去滓。溫服八合。日三服。

方極云。桂枝甘草龍骨牡蠣湯。治桂枝甘草湯證。而（方極無此七字據類聚方集覽及方極刪言補）胸腹有動。急迫者。

魏氏云。煩躁。卽救逆湯驚狂臥起不安之漸也。故用四物。以扶陽安神爲義。不用薑棗之溫補。不用蜀漆之辛快。正是病輕則藥輕也。柯氏方論云。近世治傷寒者。無火熨之法。而病傷寒者。多煩躁驚狂之變。大抵用白虎承氣輩。作有餘治之。然此證屬實熱者固多。而屬虛寒者間有。則溫補安神之法。不可廢也。更有陽盛陰虛而見此證者。當用炙甘草加減。用棗仁遠志茯苓當歸等味。又不可不擇。淵雷案。魏云扶陽。柯云溫補。其意皆指桂枝也。然本方桂枝一兩。分爲三服。則每服僅得今稱七分許。此不足言溫。更不足言補。魏柯二君能宗師仲景者。而其言如此。無怪今之市醫。畏忌桂枝以爲熱藥也。

太陽傷寒者。加溫鍼。必驚也。

玉函無者字。

錢氏云。溫鍼。卽前燒鍼也。太陽傷寒。當以麻黃湯發汗。乃爲正治。若以溫鍼取汗。雖欲以熱攻寒。而邪受火迫。不得外泄。而反內走。必致火邪內犯陽神。故震驚搖動也。

山田氏云。此條火逆總綱。本當在于柴胡加龍骨牡蠣湯前也。

淵雷案。以上十一條。皆論火逆一類。

太陽病。當惡寒發熱。今自汗出。反不惡寒發熱。關上脈細數者。以醫吐之過也。一二日吐之者。腹中飢。口不能食。三四日吐之者。不喜糜粥。欲食冷食。朝食暮吐。以醫吐之所致也。此爲小逆。

劉棟云。後人所攙也。山田氏云。此次條註文錯亂。出於此者。已宜刪。淵雷案。此條詞句繁冗。且稱關上脈。皆非仲景辭氣。故二君云爾。然病理不誤。臨床上固可考驗。仍釋之如左。

凡病屬陽證。而病毒上迫胸咽者。可吐。不爾。卽不當吐。太陽病。病毒在肌表。固非吐法所宜。然因吐而得汗。則表證亦隨解。故自汗出而不惡寒發熱也。關上所以候脾胃。（六部脈分配藏府惟關上候脾胃有驗）細則爲虛。數則爲熱。誤吐而傷胃中津液。且引起胃機能之興奮。故關上脈細而數也。腹中飢口不能食。當是食入卽吐。凡食入卽吐責其胃熱。朝食暮吐。責其胃寒。寒謂貧血。謂機能衰減。熱謂充血。謂機能亢盛。一二日三四日。謂病之淺深。不可拘泥日數。病尙淺而誤吐之。則胃受刺激而爲熱。故食入卽吐。雖飢不能食。病漸深而誤吐之。則胃受刺激而充血。故不喜糜粥。欲食冷食。然其機能已衰減。故朝食暮吐也。

汪氏云。補亡論常器之云。可與小半夏湯。亦與半夏乾薑湯。郭白雲云。活人書大小半夏加茯苓湯。半夏生薑湯。皆可選用。元堅云。此證蓋橘皮竹茹湯。或千金竹葉湯之類。所宜取用。如單從驅飲。恐不相對。淵雷案。讀仲景書。當藥方證候參互推勘。得其活用之法。書中不出方諸條。語焉不詳。本不可懸擬方藥。後人不知此義。輒爲之補方。郭雍遂作傷寒補亡論。是猶畫蛇而添足也。又林億等序有三百九十七法之語。妄人乃將本論條文分析刪併湊成三百九十七條。以一條爲一法。不知林億所謂法者。指方藥之治法。故原序下文云。除複重定有一百一十二方。若以不出方諸條。亦各爲一法。則方之不存。法於何有。其無知妄作。更甚於補亡矣。此條常器之郭白雲所舉諸方。皆是鎮嘔劑。皆主不因飲食而自嘔吐者。若食入卽吐。朝食暮吐。則小丹波所舉兩方。近是橘皮竹茹湯。係金匱方。竹葉湯出千金第十卷。云。治傷寒後虛羸少氣嘔吐。其方卽竹葉石膏湯去甘草也。

太陽病。吐之。但太陽病當惡寒。今反不惡寒。不欲近衣。此爲吐之內煩也。

金鑑云。太陽病吐之。表解者當不惡寒。裏解者亦不惡熱。今反不惡寒。不欲近衣者。是惡熱也。此由吐之後表解裏不解。內生煩熱也。蓋無汗煩熱。熱在表。大青龍證也。有汗煩熱。熱在裏。白虎湯證也。吐下後心中懊憹。無汗煩熱。大便雖鞕。熱猶在內。梔子豉湯證也。有汗煩熱。大便已鞕。熱悉入府。調胃承氣湯證也。今因吐後內生煩熱。是爲氣液已傷之虛煩。非未經汗下之實煩也。已上之法。皆不可施。惟宜用竹葉石膏湯。於益氣生津中。清熱寧煩可也。

山田氏云。太陽病吐之句下。似有闕文。

病人脈數。數為熱。當消穀引食。而反吐者。此以發汗。令陽氣微。膈氣虛。脈乃數也。數為客熱。不能消穀。以胃中虛冷。故吐也。

發汗太過。或不當汗而汗之。體溫放散過多。是為陽氣微。內臟者。體溫之策源地。既以自溫。又隨血傳送。以溫肌表。令肌表之體溫。因過汗而放散。於是內臟之體溫。隨汗勢以浮越於表。則為表熱裏寒。表熱故脈數。裏寒故膈氣虛。胃中虛冷。不能消穀而吐也。客熱。猶言非固有之熱。膈氣。指胸膈間臟腑之機能。

劉棟云。此條。後人之所記也。山田氏云。數為熱。及令陽氣微等語。自有辨脈平脈法中辭氣。

太陽病。過經十餘日。心下溫溫欲吐。而胸中痛。大便反溏。腹微滿。鬱鬱微煩。先此時。自極吐下者與調胃承氣湯。若不爾者。不可與。但欲嘔胸中痛。

微溏者。此非柴胡湯證。以嘔。故知極吐下也。

程氏云。心中溫溫欲吐而胸中痛。是言欲吐時之象。欲吐則氣逆。故痛。著一而字。則知痛從欲嘔時見。不爾亦不痛。凡此之故。緣胃有邪畜。而胃之上口被濁薰也。大便溏。腹微滿。鬱鬱微煩。是言大便時之象。氣逆則不下行。故以大便溏爲反。大便瀉則氣得下泄。腹不應滿。煩不應鬱鬱。令仍腹微滿。鬱鬱微煩。凡此之故。緣胃有阻留。而胃於下後仍不快暢也。云先其時者。見未吐下之先。向無此證。緣吐下徒虛其上下二焦。而中焦之氣阻升降。遂從津液乾燥處澀結成實。胃實則溏。故日進之水穀。只從胃傍溜下。不得胃氣堅結之。大便反溏。而屎氣之留中者。自攪擾不寧。而見出諸證。其過在胃。故與調胃承氣一蕩除之。

希哲云。此證欲吐而胸中痛。鬱鬱微煩者。似于大柴胡湯證之嘔不止。心下急。鬱鬱微煩。（百九條）而心下溫溫。大便溏不同。又欲吐而胸中痛。大便溏。腹微滿者。似于汗出不解。心下痞鞕。嘔吐而下利。（百七十三條大柴胡湯證）而心下溫溫。鬱鬱微煩不同。故再辨之也。
山田氏云。溫溫。讀曰慍慍。古字通用。不必改作。素問玉機眞藏論曰。秋脈大過。則令人逆氣而背痛慍慍然。千金方引傷寒論少陰篇文。三百二十八條心中溫溫欲吐亦作慍慍。可見溫溫卽慍慍。乃爲煩憒慍悶之貌。自當作而。以聲近而譌。案以文氣言作而反不如作自之穩貼少陰篇眞武湯條。自下利之自字。玉函千金翼俱誤作而字。可謂明徵矣。以嘔當作以溏。應上文反溏語也。過經謂表解也。言太陽病表證已解十餘日。心下慍慍欲吐而胸中痛。大便不溏者。此爲邪傳少陽。小柴胡湯證也。今其人大便當不溏而反溏。鬱鬱微煩者。知醫先此時而極吐下。極吐下者。必用瓜蒂巴豆類。故傷動腸胃。以致下利也。然是藥毒未解之下利。非虛寒下利。又非太陽病外證未除而數下之。百七十一條遂致虛寒之利也。故與調胃承氣湯以和其胃則愈。若不爾者。謂不因極吐下而有此證。則虛寒之溏。虛寒之腹滿。虛寒之煩也。雖有似柴胡證者。非實熱也。其脈當微弱結代。義如前百十一條所述。若自下利者脈當微厥不可與調胃承氣湯。宜以理中四逆輩溫之。若但欲嘔。胸中痛。大便微溏者。似柴胡證而非柴胡證。以其大便溏之故。知其極吐下。又知其非柴胡證也。

淵雷案此條極難解。不似仲景文字。且今世醫工。類用平劑待期。瓜蔕巴豆之類。終身不入藥籠。故曾經極吐下之病。竟不可見。不敢憑臆妄釋。姑舉數說如右。

以上四條。論誤吐及嘔吐之證。

太陽病六七日。表證仍在。脈微而沈。反不結胸。其人發狂者。以熱在下焦。少腹當鞕滿。小便自利者。下血乃愈。所以然者。以太陽隨經。瘀熱在裏故也。抵當湯主之。

玉函。六七作七八。當鞕滿作堅而滿。並是。

山田氏云。此辨太陽病有畜血者。此桃核承氣證一等重者也。彼則小腹急結。此則小腹鞕滿。彼則如狂。此則發狂。彼則汗後。此則下後。自有差別也。桃核承氣證其血自下。其爲瘀血之病。不俟辨明矣。此則血不下。故因小便利不利。以斷其爲瘀血也。桃核承氣。主治傷寒病中熱邪結于下焦。而其血爲之不行。滯而爲瘀者也。抵當湯丸。主治其人本有瘀血。而熱邪乘之者。故陽明篇曰。其人喜忘者。本有久瘀血。宜抵當湯。二百四十三條 其有別如之。此下焦本有積血之人。適病傷寒。而其熱乘瘀血。穢氣上而乘心。令人發狂者也。按劉向新序云。楚惠王食寒葅而得蛭。因遂吞之。腹有疾而不能食。令尹入問曰。王安得此疾也。王曰。我食寒葅而得蛭。念譴之而不行其罪乎。是法廢而威不立也。譴而行其誅乎。則庖宰食監。法皆當死。心又不忍也。故吾恐蛭之見也。因遂吞之。令尹避席再拜而賀曰。臣聞天道無親。惟德是輔。君有仁德。天之所奉也。病不爲傷。是夕也。惠王之後蛭出。故其久病心腹之疾皆愈。王充論衡福虛篇云。蛭之性食血。惠王心腹之積。殆積血也。故食血之蟲死。而積血之病愈。以上論衡 由此觀之。雖丈夫亦有積血之疾。自古而然。第不及婦人最多已。言太陽病六七日。下之後。頭痛發熱惡寒等。仍在。其脈微而沈者。當變爲結胸。大陷胸湯條云。脈沈而緊。可見結胸其脈多沈。今反不結胸。其人發狂者。此爲熱乘其畜血。試看小腹雖鞕滿。小便則快利如常。可以決畜血無疑而下之。何以知其經攻下。以仍在二字。及反不結胸四字。知之也。下篇云。病發於陽。而反下之。熱入因作結胸。可見結胸必是下後之病矣。今此證下後脈沈而不結胸。故曰反也。再按傷寒下法。種種不同。咸待其表解而後下之。今此條表證仍在而用下法者何也。以其脈既變沈微也。若猶浮大者。未可下之也。下條云。太陽病。身黃。脈沈結。亦以脈決其表之假在。而實則既解也。

錢氏云。邪不在陽分氣分。故脈微。邪不在上焦胸膈而在下。故脈沈。熱在陰分血分。無傷於陽分氣分。則三焦之氣化仍得運行。故小便自利也。其所以然者太陽以膀胱爲腑。其太陽在經之表邪。隨經內入於腑。其鬱熱之邪。瘀蓄於裏故也。熱瘀膀胱。逼血妄行。溢入迴腸。所以少腹當鞕滿也。

湯本氏云。誤下而表熱內陷於下腹部。與素有之瘀血合而作少腹鞕滿。其餘波波及上部。令人發狂也。其熱專迫血。不與水相結。故在上不爲結胸。在下不爲小便不利也。

劉棟云。所以然以下十五字。後人之註。誤入本文也。

淵雷案。此條山田之說最精當。錢氏解脈沈而微亦佳。惟惡寒（表證仍在）而脈沈微。有似虛寒。以其發狂。且少腹鞕滿。故知非虛寒證。而爲畜血證也。錢氏所謂氣分血分者。蓋宋元以後之術語。氣分謂官能病。血分謂器質病。官能爲陽。器質爲陰。故氣分爲陽分。血分爲陰分也。太陽隨經。瘀熱在裏。本非仲景語。錢氏之解。亦殊不覈。要之瘀畜究在何臟器。又以何種機轉而排泄於大腸。皆不可知也。

抵當湯方

水蛭（熬）　蝱蟲（各三十箇去翅足熬）　桃仁（二十箇去皮尖）　大黃（三兩酒洗）

右四味。以水五升。煑取三升。去滓。溫服一升。不下更服。

溫疫論云。案傷寒太陽病不解。從經傳府。熱結膀胱。其人如狂。血自下者愈。血結不行者。宜抵當湯。今溫疫起無表證。而惟胃實。故腸胃畜血多。膀胱畜血少。然抵當湯行瘀逐畜之最者。無分前後二便。並可取用。然畜血結甚者。在桃仁力所不及。宜抵當湯。蓋非大毒猛厲之劑。不足以抵當。故名之。然抵當證所遇亦少。淵雷案。吳氏之意。謂畜血證用桃核承氣不效者。宜抵當湯。蓋桃核承氣主新瘀。抵當湯丸主久瘀。久瘀非桃核承氣所能下。其說是也。又謂腸胃畜血。膀胱畜血。無分前後二便云云。則非是。凡畜血有沈降之性。故證見於少腹。其畜不在膀胱。亦不必在腸胃。惟用相當藥劑下之。其血皆從大便下。不從小便下。若小便帶血。則爲膀胱尿道之病。宜猪苓湯。非桃核抵當所主矣。

方極云。抵當湯抵當丸。治瘀血者。凡有瘀血者二焉。少腹鞕滿。小便快利者。一也。腹不滿。其人言我滿者。二也。急則以湯。緩則以丸。

方機云。抵當湯治小腹鞕滿。小便自利。發狂者。喜忘。大便鞕反易通。色黑者。脈浮數而善飢。大便不通者。經水不利者。

方輿輗云。此方云畜血。（二百四十三條）云少腹鞕滿。比之桃核承氣湯證。其病沈結。根已深蔕已固。至此。非以水蛭蝱蟲之類。則不能攻破之。

類聚方廣義云。腹不滿。其人言我滿者。此不特血塊。而瘀血專在於絡之證也。驗之其證。則自知之。子炳云。心下痞。按之濡。腹不滿。其人言我滿者。於證則同。於方則異。男子必三黃丸。（卽黃鐘丸大黃黃芩黃連）婦人則海浮石丸（卽夷則丸海浮石大黃桃仁）抵當丸。此誤也。心下痞。豈與瘀血壅滯同證哉。況二方（謂三黃與抵當也）之所主治不同。而用方亦不可如此拘泥。

又云。墮撲折傷。瘀血凝滯。心腹脹滿。二便不通者。經閉少腹鞕滿。或眼目赤腫疼痛。不能瞻視者。經水閉滯。腹底有癥。腹皮見靑筋者。並宜此方。若不能煑服者。爲丸。以溫酒送下。亦佳。

淵雷案。本經。水蛭。味鹹平。主逐惡血瘀血。月閉。破血瘕積聚。無子。利水道。蜚蝱。（卽蝱蟲）味苦微寒。主逐瘀血。破下血積。堅痞癥瘕。寒熱。通利血脈及九竅。是二藥之效用略同。西人常用活蛭吮血。以消炎症。日本猪子氏試驗水蛭之浸出液。謂可緩

慢血液之凝固。然則抵當湯用此二藥。蓋取其溶解凝固之血。以便輸送排泄也
柯氏云。蛭。昆蟲之巧於飮血者也。蝱。飛蟲之猛於吮血者也。茲取水陸之善取血
者攻之。同氣相求耳。更佐桃仁之推陳致新。大黃之苦寒。以蕩滌邪熱。
山田氏云。抵當湯及丸。皆破積血之劑。其所以命抵當者。諸家紛然。未有定論也。
余嘗聞之。愧一夫不得其所者。調鼎之任也。患一字不能解者。學者之業也。然則
方名之末。雖匪治術大本。苟私淑仲景氏者。奈之何其可弗考究乎。按爾雅釋蟲
曰。蛭蝚。至掌。名醫別錄亦云。水蛭一名至掌。太平御覽亦引本草經曰。水蛭一名
至掌。因檢韻鏡。至字去聲四寘韻。抵字上聲四紙韻。韻雖不同。均屬開轉齒音淸
行第三等照母。又考之字書。抵通作抵。紙邸二音。擊也。觸也。當也。至也。乃知其訓
抵爲至。亦因同音而然。蓋古昔四聲未判。往往同音通用。如亡名作亡命。智者作
知者。不遑枚舉。此知至抵通用。所謂抵當。卽抵掌之訛。而實爲水蛭之異稱矣。是
方以水蛭爲君。所以命曰抵掌湯已。若其不直曰水蛭湯者。蓋汚穢之物。不欲斥

言。殊取其異稱以爲方名。猶如不言人尿湯而言白通湯。不言大便而言不潔。不云死而云物故。可見其讀抵曰邸。亦是傳習之誤矣。但其號蛭曰抵掌。其義不可得而考。要之方言譫語。不過虎謂於菟。腐鼠謂璞類也。

太陽病。身黃。脈沈結。少腹鞕。小便不利者。爲無血也。小便自利。其人如狂者。血證諦也。抵當湯主之。

錢氏云。此又以小便之利與不利。以別血證之是與非是也。身黃。遍身俱黃也。沈爲在裏。而主下焦。結則脈來動而中止。氣血凝滯。不相接續之脈也。成氏云。身黃脈沈結。小便不利者。胃熱發黃也。可與茵陳湯。身黃脈沈結少腹鞕。小便自利。其人如狂者。非胃中瘀熱。爲熱結下焦而爲畜血也。與抵當湯以下畜血。方氏云。諦。審也。言如此則爲血證審實。無復可疑也。淵雷案。此條身黃。亦是溶血性黃疸。與百一十七條同。若小便不利而發黃。當與茵陳五苓散。

傷寒有熱。少腹滿。應小便不利。今反利者。爲有血也。當下之。不可餘藥。宜

抵當丸。

此證與抵當湯證同。故用藥亦同。不言發狂者。省文也。惟病勢稍緩。故丸以緩之。雉間煥云。陰證傷寒有熱。小腹滿。應小便不利。反利者。宜兼用此方。或單用更無餘藥可救其死者。

抵當丸方

水蛭二十箇熬　蝱蟲二十箇去翅足熬　桃仁二十五箇去皮尖　大黄三兩

右四味。擣分四丸。以水一升。煑一丸。取七合。服之。晬時當下血。若不下者更服。

類聚方廣義云。余家用此方。取右四味。爲末。煉蜜和。分爲八丸。以溫酒咀嚼下。日服二丸。四日服盡。不能酒服者。白湯送下。

又云。產後惡露不盡。凝結爲塊。爲宿患者。平素雖用藥。難收其效。當須再妊分娩後。用此方。不過十日。其塊盡消。

山田氏云。四味分量。宜與抵當湯同。猶理中湯丸半夏散湯例。唯分爲四丸。以用其一丸。此其別也已。張璐傷寒纘論云。煑而連滓服之。與大陷胸同意。淵雷案。證類本草陶弘景云。晬時者。周時也。從今旦至明旦。

以上三條。皆論瘀血證治。百一十二條桃核承氣湯。當廁於此三條之前。

太陽病。小便利者。以飲水多。必心下悸。小便少者。必苦裏急也。

山田氏云。小便利。當作小便不利。病源傷寒悸候引此文。小便利作小便不利。宜從而改焉。小柴胡條云。心下悸。小便不利。眞武條云。心下悸。頭眩。又云。有水氣。茯苓甘草湯條云。厥而心下悸。宜先治水。金匱云。食少飲多。水停心下。甚者則悸。合而考之。飲水多而悸者。以水停心下。小便不利也。小便少。乃不利之甚者。膀胱爲之塡滿。故苦小腹裏急也。裏急謂腹裏拘急。外臺虛勞裏急篇。可參看矣。按此條。承前章。以辨小便不利之由也。蓋茯苓甘草湯證也。

淵雷案。茯苓甘草湯證。蓋因腸之吸水機能有障礙。胃中之水。因而不下於腸胃又不能吸水。故心下悸也。若小便少而裏急者。尿積於膀胱而不得出。乃膀胱尿道之病。宜猪苓湯。故猪苓湯證與茯苓甘草湯證。皆與腎臟無關。前三條。以小便利不利。辨瘀血證。此條連類相及。示小便之利不利。不但可辨畜血。亦有畜水證焉。

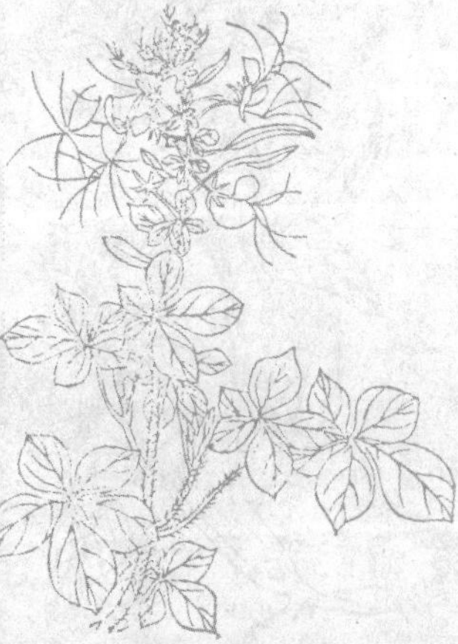

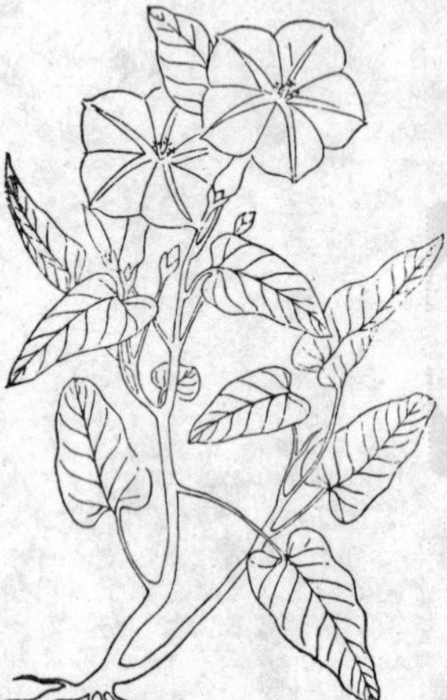

開卷有益・擁抱書香

傷寒論今釋卷四

川沙　陸彭年淵雷　撰述

辨太陽病脈證并治下

問曰。病有結胸。有藏結。其狀何如。答曰。按之痛。寸脈浮。關脈沈。名曰結胸也。何謂藏結。答曰。如結胸狀。飲食如故。時時下利。寸脈浮。關脈小細沈緊。名曰藏結。舌上白胎滑者難治。

何謂藏結以下。趙刻本爲別一條。今從成本合之。此條意欲辨結胸藏結之異。然非仲景文字。何以知之。凡傷寒金匱中。設爲問答。及稱師曰者。非辭旨淺薄。即謬於病理。與全書不類。此條亦設爲問答。一也。王叔和最迷信脈法。故名其書曰脈經。仲景則詳於證而略於脈。此條言脈獨詳。二也。結胸之病苦楚殊甚。而輕輕以按之痛三字了之。試問胸部按之痛者。果皆爲結胸矣乎。三也。若夫藏結。乃是死證。百七十五條有明文。與結胸無相似處。今與結胸相提並論。辨其異同。且曰如結胸狀四也。假令藏結果如結胸狀。亦當苦楚不能食。而曰飲食如故。五也。以是五者。知非仲景之言矣。

元堅云。結胸者。何飲邪相結。以盤踞胸堂。遂及心下是也。蓋陽明之類變。而其證更有等差。（案謂大陷胸湯丸及小陷胸等輕重不侔也）藏結者。何陰寒上結。如結胸狀是也。此亦太陰之類變。乃與寒實結胸（百四十九條）相似而有異。蓋深痼沈著。宗氣亦衰。故不任攻下。要錯惡最極者也。此證僅二條。難精其義。然既名藏結。則其病深重可知。且以理推之。寒實結胸有痰涎相得。藏結則似無痰涎。唯是寒結勢逼君主者乎。吳氏削飲食如故時時下利八字。蓋飲食如故一句難解。待攷。淵雷案。小丹波釋結胸是矣。其說藏結。不據百七十五條。而據本條及次條。後人沾入之文。多作模棱之語。蓋篤守注不破經之例。不敢質言傷寒論中眞僞雜糅。遂不恤囁嚅其詞。亦賢者之一蔽也。

藏結無陽證。不往來寒熱。（一云寒而不熱）**其人反靜。舌上胎滑者。不可攻也。**

元堅云。舌上白胎滑者。舌上胎滑者。就二者字視之。則似藏結有胎不白滑而黃澀者。又似有有陽證。往來寒熱。其人躁者。寒凝豈有此等證狀。然則二者字當虛講。淵雷案。此條亦非仲景文字。古人以府爲陽。藏爲陰。既名藏結。當然陰證。其曰無陽證不往來寒熱。猶無語病也。然陰證本靜。而曰反靜。又著一者字。乃似無陽證云云。不過藏結之一種。而別有有陽證之藏結者。此何說也。小丹波爲之斡旋。乃云者字當虛講。不知如何虛法。

山田氏云。右三條。（問曰一條本爲二條故也）王叔和敷衍之文。劉棟以爲後人之言是也。

病發於陽。而反下之。熱入因作結胸。病發於陰。而反下之。（一作汗出）**因作痞也。所以成結胸者。以下之太早故也。**

痞下。成本玉函並無也字。原注一作汗出者。千金翼作汗之。

錢氏云。發於陽者。邪在陽經之謂也。發於陰者。邪在陰經之謂也。反下之者。不當下而下也。兩反下其義迥別。一則以表邪未解而曰反下。一則以始終不可下。而曰反下也。因者。因誤下之虛也。

山田氏云。陽言結胸。陰言痞。互文言之。其實陰陽皆有痞有結胸也。言熱入而不言寒入者。以結胸得諸外來之邪。痞得諸心氣之結也。言所以成結胸。而不言所以成痞者。以結胸多得諸下早。而痞則不必然也。其所謂病發於陰而反下之因作痞者。如太陰篇首條是也。痞。否也。氣結而否塞之名。周易否卦云。天地不交而萬物不通。又云。天地不交。否。痞名蓋取諸此矣。釋名云。痞。否也。氣否結也。病源云。痞者。心下滿也。字彙云。痞。氣隔不通也。皆是也。故無脹無痛。但心下妨悶而不知饑。亦不欲食也。非若結胸之有物而且鞕且痛也。按痞與結胸。同是心下之病。惟由其氣結與水結。以別之名。已成無已方有執諸人。皆以胸中心下爲之分別。非也。再按。凡傷寒不可下而反下之。熱入因作結胸者。是理之常。固不足怪也。其邪自解於外。而內更生痞病者。何也。蓋以表邪有盛不盛。下劑有峻不峻。今邪自解於外。而內更生痞病者。以邪氣本微。而攻之太峻也。

元堅云。此所謂陰陽。殊爲難解。張氏既疑之。秦氏傷寒大白以爲表熱之輕重。亦未鬯。軒邨（案日人軒邨寧熙字世緝）嘗謂此蓋虛實已。當時不詳其說。今推之意。蓋言就太陽中分其人虛實。其人實有飲。邪激甚。故作結胸。其人虛有飲。邪激微。故作痞。所釋如是。亦頗覺穩貼。

淵雷案。結胸之病。其人膈上本有水飲。因誤下太陽熱陷於裏。與水相結。遂成惡候者也。痞卽胃炎。本無水飲。其成也有由於誤下太陽者。脈浮而緊。而復下之。緊反入裏。則作痞。（百五十九條）傷寒中風。醫反下之。其人下利日數十行。穀不化。腹中雷鳴。心下痞鞕。（百六十六條）傷寒大下後。復發汗。心下痞。惡寒。（百七十二條）皆是也。有由於誤下少陽者。傷寒五六日。嘔而發熱者。柴胡湯證具。而以他藥下之云云。若但滿而不痛者。此爲痞。（百五十七條）是也。亦有不因誤下。自然而成者。傷寒汗出解之後。胃中不和。心下痞鞕。（百六十五條）是也。然未有由於誤下陰證者。陰證誤下。當爲亡陽虛脫。豈但痞而已乎。此條云。病發於陰。而反下之。因作痞。明明錯誤。山田氏知痞之多由於誤下太陽。是矣。乃云誤下陰證亦有結胸與痞。仍誤。小丹波知所謂陰陽之難解。而推軒邨之意。謂陰是其人虛。豈知虛證傷寒。卽是少陰。又何必易陰陽爲虛實耶。要之。此條於文字上整然爲兩扇。於病理上殊不覈實。大類和叔文字。小丹波諸君。於論中可疑之處。慣作模棱之解。固無足怪。山田發奸辨僞。最爲有識。獨於此條不致疑。何也。

結胸者。項亦强。如柔痓狀。下之則和。宜大陷胸丸。

痓。玉函脈經俱作痙。是也。柔痙卽桂枝加葛根湯之證。詳金匱今釋。元堅云。大陷胸丸證。是飲邪併結稍輕於大陷胸湯證。然勢連甚於上者也。項强殊甚。其狀似痙。但非如剛痙之背反張。故云如柔痙狀。柯氏云。頭不痛而項猶强。不惡寒而頭汗出。故如柔痙狀。山田氏云。凡結胸有熱者。宜用大陷胸湯下之。其無熱者。宜用大陷胸丸下之。論云。過經讝語者。以有熱也。當以湯下之。而醫以丸藥下之。非其治也。（中篇調胃承氣湯條）可見丸方本爲無熱者而設矣。淵雷案。有熱之結胸。多由誤下太陽而成。是傷寒之變證。無熱之結胸。則非誤治所致。乃是慢性雜病。本論倶稱結胸而類列者。以其方證略同故也。於此可知傷寒論中正多雜病方。又可知國醫之分科。不從病而從方證也。

和久田氏云。胸骨高起。心下亦按之鞕而不痛。常項背强。俗稱鳩胸。亦所謂龜胸也。此證多得之胎毒。非一時之劇證。（案謂非急性病也）故無伏熱。或手不可近之痛。論曰。結胸者項亦强。如柔痓狀。下之則和。宜大陷胸丸。凡攻胎受之病。或血塊等陳痼之證。湯藥反不能攻其結毒。故以丸藥治之。是故所謂龜胸龜背。及痘瘡等胎毒。其毒漸增。致成傴僂。則終身癈疾。皆大陷胸丸所治也。然此方攻擊之劑。不可日日用之。是當審其外證。每日用小陷胸湯旋復花代赭石湯半夏厚朴湯厚朴生薑半夏甘草人參湯之類。（湯本氏云小陷胸大小柴胡湯之證最多）加以灸灼。隔五日七日。以大陷胸丸攻之。

大陷胸丸方

大黃半斤　葶藶子半升熬　芒消半升　杏仁半升去皮尖熬黑

右四味。擣篩二味。內杏仁芒消。合研如脂。和散。取如彈丸一枚。別擣甘遂末一錢匕。白蜜二合。水二升。煑取一升。溫頓服之。一宿乃下。如不下更服。取下爲效。禁如藥法。

金鑑云。大陷胸丸。治水腫腸澼初起。形氣俱實者。

方極云。大陷胸丸。治結胸。若項背强者。

類聚方廣義云。東洞先生晚年。以大陷胸湯爲丸用之。猶如理中抵當二丸之例。瀉下之力頗峻。然至如毒聚胸背。喘鳴欬嗽。項背共痛者。此方爲勝。（謂大陷胸丸也）又云。治痰飲疝癥。心胸痞塞結痛。痛連項背臂膊者。或隨其宜。用湯藥兼用此方。亦良。

淵雷案。葶藶杏仁甘遂。皆爲逐水藥。而甘遂最峻。其力遍於全身。葶藶較緩。其力限於胸部。浮腫淸涕。欬逆喘鳴者。用葶藶之證也。杏仁之效用。略如葶藶。而性則尤緩。結胸爲水結之大病。故合三味以逐水。佐之以消黃者。引水毒使排泄於大腸。佐之以白蜜者所以助藥毒也。前賢於白蜜甘草。每謂藥力太峻。以此緩之。雖然。果嫌藥力太峻。何不小其劑。減其味。而乃以他藥緩之耶。且如甘草粉蜜湯草蜜之外。僅有一味粉。亦將謂粉之力太峻。而以草蜜緩之耶。斯不然矣。又案本證水毒之所結。未能確知在何處。然多半不在肺中。惟肺病之由於水毒者。亦用葶藶杏仁。說者遂以葶藶杏仁爲肺經藥。市醫遇上氣喘促之病。不問是否水毒。輒用葶藶。爲害甚多。不可不戒。

結胸證其脈浮大者。不可下。下之則死。

結胸是水熱相結在裏。故當用陷胸湯丸下之。脈浮大。則表熱猶盛。恐其乘虛入裏。相結更甚。故不可下。山田氏以爲可與小陷胸湯。愚謂解表藥兼用小陷胸可也。

結胸證悉具。煩躁者亦死。

山田氏云。悉具者。表證皆去。而脈不浮大。心下鞕滿而痛。其脈沈緊者。是也。結胸原非輕證。加以煩躁。不死何俟。喻氏云。亦字承上。見結胸全具。更加煩躁。卽不下亦主死也。

太陽病。脈浮而動數。浮則爲風。數則爲熱。動則爲痛。數則爲虛。頭痛發熱。微盜汗出。而反惡寒者。表未解也。醫反下之。動數變遲。膈內拒痛。（一云頭痛卽眩）胃中空虛。客氣動膈。短氣躁煩。心中懊憹。陽氣內陷。心下因鞕。則爲結胸。大陷胸湯主之。若不結胸。但頭汗出。餘處無汗。劑頸而還。小便不利。身必發黃。

膈內拒痛。玉函脈經千金翼並作頭痛卽眩。

山田氏云。浮則爲風云云三十三字。王叔和注文誤入者也。按盜汗二字。恐六朝以降之名。非漢時語。內經中亦未有之。六元正紀大論則謂之寢汗。膈內拒痛云云二十字。甘草瀉心湯及梔子豉湯條文錯亂入于此者也。今併刪之。陽氣者。謂在表之邪氣。陽。表也。氣。邪也。本篇文蛤散條云。病在陽。應以汗解之。上篇各半湯條云。陰陽俱虛。皆以表稱陽者也。非所謂亡陽之陽也。中篇小青龍湯條云。心下有水氣。本篇甘草瀉心湯條云。客氣上逆。皆於邪稱氣者也。非所謂胃氣之氣也。言太陽病脈浮而動數者。宜發其汗。而醫反下之。浮數變爲沈遲者。此爲表邪乘虛而內陷。必使人心下鞕滿而痛。名爲結胸。所以名之結胸者。以水氣爲邪所團結。而在於胸脅間也。宜以大陷胸湯陷下以平之。若下後不結胸。但頭汗出。劑頸而還。小便不利者。此爲熱不得發越。壅閼在裏。身必發黃也。乃茵蔯蒿湯證。其詳見陽明篇。

淵雷案。數則爲虛。不合脈法。金鑑已疑之矣。動則爲痛。亦無理。雖應下文之頭痛。然動脈不主痛也。上條云。煩躁者亦死。今云短氣躁煩。似以煩躁爲結胸應有之證。其誤顯然。山田氏併删之。是也。水熱相結在裏。則非發汗所能解。所結不在胃中。則吐法亦不適用。當用行水之藥下之。使熱與水皆從陰道出。故主大陷胸湯。祝君味菊嘗謂結胸是胸導管中淋巴液壅結所致。以部位及藥效推之。似是然結胸有胸骨高起者。胸導管之病。不當如此劇烈。西醫書亦無此種病。當再考之。若誤下熱入而不作結胸。則因其人素無水飲之故。雖不結胸。而表熱既陷。亦成陽明。陽明病遍身汗出者。不致發黃。但頭汗出而小便不利者。身必發黃。釋在陽明篇茵蔯蒿湯條。

又案。結胸既因誤下而得。復以大陷胸湯峻下。舒馳遠既疑之。鐵樵先生亦謂大陷胸不可用。太炎先生云。結胸有惡涎。此有形之物。非徒無形之熱也。非更以下救下。將何術哉。然江南浙西妄下者少。故結胸證不多見。而大陷胸湯之當否。亦無由目驗也。吾昔在浙中。見某署攜有更夫。其人直隸人也。偶患中風。遽飲皮硝半盌。卽大下成結胸。有揚州醫以大陷胸下之。病卽良已。此絕無可疑者。

大陷胸湯方

大黃六兩去皮　芒消一升　甘遂一錢七

右三味。以水六升。先煑大黃。取二升。去滓。內芒消。煑一兩沸。內甘遂末。

溫服一升。得快利。止後服。

千金千金翼。大黃下俱無去皮字。一錢匕上俱有末字。

柯氏方論云。以上二方。比大承氣更峻。治水腫痢疾之初起者甚捷。然必視其人之壯實者施之。如平素虛弱。或病後不任攻伐者。當念虛虛之禍。

方極云。大陷胸湯治結胸。若從心下至少腹鞕滿者。

方機云。治結胸心下痛。按之石鞕者。短氣煩躁。心下鞕者。舌上燥而渴。發潮熱。不大便。自心下至小腹鞕滿而痛不可近者。譫語煩躁。心下痛手不可近者。

類聚方廣義云。肩背強急。不能言語。忽然而死者。俗稱早打肩。（當是東邦俗語）急以鈹鍼放血。與此方取峻瀉。可以囘九死於一生。

又云。脚氣衝心。心下石鞕。胸中大煩。肩背強急。短氣不得息者。產後血暈。及小兒急驚風。胸滿。心下石鞕。咽喉痰潮。直視痙攣。胸動如奔馬者。眞心痛。心下鞕滿。苦悶欲死者。以上諸證。非治法神速。方劑駿快。則不能救。宜此方。是摧堅應變之兵也。用者貴能得其肯綮。執其樞機耳。

方函口訣云。此方爲熱實結胸之主藥。其他胸痛劇者有特效。一士人。胸背徹痛。晝夜苦楚不可忍。百治無效。自分欲死。服大陷胸湯三貼而霍然。又脚氣衝心昏悶欲絕者。服此方而蘇。凡醫者臨死地。又不可無此手段也。又因留飲而肩背凝者。有速效。小兒龜背。可用此方。其輕者宜大陷胸丸。又小兒欲作龜胸。早用此方。則能收效。

成氏云。大黃謂之將軍。以苦蕩滌。芒消一名消石。以其鹹能輭鞕。夫間有遂。以通水也。甘遂若夫間之遂。其氣可以直達透結。陷胸三物爲允。淵雷案。玉函又載大陷胸湯一方。無大黃芒消。而有桂枝大棗栝樓實人參。千金翼第九卷澼積門陷胸湯。無芒消。而有栝樓甘草黃連。（案本草謂甘遂反甘草而古方同用者頗多）千金則無甘遂。皆與本論異。故成氏謂三物爲允也。

橘窗書影云。笠間侯臣澤內右內。嘗患腹痛。一日大發。腹堅滿。自心下至少腹刺痛不可近。舌上黃胎。大小便不利。醫以爲寒疝。施藥反生嘔逆。晝夜苦悶不堪。余診爲結胸。與大陷胸湯。爲有嘔氣。不能下利。因以喞筒灌蜜水於穀道。爾後大便快利數十行。嘔止。腹滿痛頓減。後與建中湯而全愈。

又云。通四丁目松屋源兵衞男年十一。腹滿而痛。嘔吐甚。不能納藥。醫以爲疝。療之增劇。胸腹脹痛。煩躁不忍見。余作大陷胸湯。令淡煎冷飲。須臾吐利如傾。腹中煩躁頓減。後與建中湯。時時兼用大陷胸丸而平復。湯本氏云。此病胸腹脹痛煩躁爲主證。嘔吐爲客證。故以主證爲目的。而處本方。客證亦自治。若誤以嘔吐爲主證。而用小半夏湯等鎭吐劑。不特其嘔吐不可治。死期可立而待也。故證有主客。不可不知。

傷寒六七日。結胸熱實。脈沈而緊。心下痛。按之石鞕者。大陷胸湯主之。

脈沈而緊。玉函作其脈浮緊。

此條及下條。皆論不因誤下而自成結胸者。傷寒六七日。乃由表入裏之時。其傳或爲少陽。或爲陽明。若其人本有水飲。則傳變不循常軌。熱與水結而爲結胸矣。病在裏。故脈沈。心下痛。故脈緊。不按自痛。按之石鞕。其證視前條稍重。張兼善云。下早結胸事之常。熱實結胸事之變。所入之因不同。其證治則一理而已。山田氏云。熱實者。有熱而實之謂。對寒實言之。實乃胃家實之實。大便不通是也。

傷寒十餘日。熱結在裏。復往來寒熱者。與大柴胡湯。但結胸。無大熱者。此爲水結在胸脇也。但頭微汗出者。大陷胸湯主之。

大柴胡有心下急。鬱鬱微煩之證。疑於結胸。故此條辨之。傷寒十餘日。爲陽明時期。此時熱已入裏。與腸胃中糟粕相結。本當用承氣下之。若少陽證未罷。則有結勢上連胸脇而滿痛。疑於結胸者。然結胸無往來寒熱。今反往來寒熱。知是所謂少陽陽明合病。其胸脇滿痛。是柴胡證。非水熱相結。故與大柴胡湯。若但心胸滿痛。而外無表熱。則知是水熱相結於胸脇。故主大陷胸湯。山田氏云。但頭微汗出者六字。發黃條內之文。誤入。當刪之。注家成無已諸人。皆謂此是爲一種水結胸矣。果爾。其治亦應用別方。豈均以一大陷胸療之乎。淵雷案。水結在胸脅。正釋結胸之病源。而成氏諸家。謂別有一種水結胸。不與熱結。活人書遂用小半夏加茯苓湯。惟喻氏錢氏辨其非。

太陽病。重發汗。而復下之。不大便五六日。舌上燥而渴。日晡所小有潮熱。（一云日晡所發心胸大煩）**從心下至少腹鞕滿而痛不可近者。大陷胸湯主之。**

此條兼有胃實。爲結胸證中最劇者。喻氏云。不大便。燥渴。日晡潮熱。少腹鞕滿。證與陽明頗同。但小有潮熱。則不似陽明大熱。從心下至少腹手不可近。則陽明又不似此大痛。因是辨其爲太陽結胸兼陽明內實也。緣誤汗復誤下。重傷津液。不大便而燥渴潮熱。雖太陽陽明。亦屬下證。但痰飲內結。必用陷胸湯。由胸脅以及胃腸。蕩滌始無餘。若但下腸胃結熱。反遺胸上痰飲。則非法矣。錢氏云。日晡。未申之時也。所者。卽書云多歷年所之所也。

小結胸病。正在心下。按之則痛。脈浮滑者。小陷胸湯主之。

病。玉函千金翼並作者。是也。浮滑下。玉函千金翼俱無者字。

王氏云。上文云鞕滿而痛不可近者。是不待按而亦痛也。此云按之則痛。是手按之然後作痛耳。上文云至少腹。是通一腹而言之。此云正在心下。則少腹不鞕痛可知矣。熱微於前。故云小結胸也。

喻氏云。其人外邪陷入原微。但痰飲素盛。挾熱邪而內結。所以脈見浮滑也。

山田氏云。結胸雖有輕重之異。俱不可不下。但其脈浮滑。故與小陷胸以和解之也。蓋結胸者。不啻心下。併及兩脅下。所謂水結在胸脅。（百四十三條）及婦人中風。胸脅下滿。如結胸狀。（百五十一條）可見矣。此則不然。正唯在心下。且不按則不痛。實結胸之小者已。故名曰小結胸也。小結胸與痞。其證極相似矣。按之則痛。不欲近手者。小結胸也。按之則痛。雖痛。其人反覺小安。欲得按者。痞也。何者。結胸雖小。其因屬水也。痞雖大。其本屬氣故也。王肯堂以前條兼胃實之證爲大結胸。以唯在心下爲小結胸。非矣。淵雷案。小結胸與痞。俱是胃炎。故其證極相似。但小結胸多粘液耳。

湯本氏云。正在心下。按之則痛者。謂以指頭輕打胸骨劍狀突起部之直下部。其人卽訴疼痛。此輕打與疼痛。間不容髮。非其他壓痛之比。故著則字。

小陷胸湯方

黃連一兩　半夏半升洗　栝樓實大者一枚

右三味。以水六升。先煮栝樓。取三升。去滓。內諸藥。煮取二升。去滓。分溫三服。

黃連。玉函作二兩。三服下。總病論活人書及王氏準繩。俱有微解下黃涎卽愈七字。

內臺方議云。小陷胸湯。又治心下結痛。氣喘而悶者。

丹溪心法云。治食積（緊卽急性胃炎）痰壅滯而喘急。爲末和丸服之。

張氏醫通云。凡欬嗽面赤。胸腹脅常熱。惟手足有涼時。其脈洪者。熱痰在膈上也。小陷胸湯。

方極云。小陷胸湯。治小結胸者。方機云。治結胸有痰飲之變者。兼用南呂姑洗或紫圓。龜背。腹中無積聚者。病聚於胸中而嘔或吃者。胸膈膨脹而發癇者。俱兼用紫圓。

方函口訣云。此方主飲邪結於心下而痛者。栝樓實主痛。金匱胸痺諸方。可以徵焉。故名醫類案。孫主簿述以此方治胸痺。張氏醫通治熱痰在膈上者。其他治胸滿氣塞。或嘈雜。或腹鳴下痢。或食物不進。或胸痛。羽間宗元以此方加芒消甘遂葶藶山梔子大黃。名中陷胸湯。治驚風。方意卻近大陷胸湯。

淵雷案。此方實治胃炎之多粘液者。黃連所以消炎。半夏所以和胃止嘔。栝樓實所以滌除粘液。粘液爲水飲之一。古書稱痰飲水飲。東醫稱水毒。時醫稱痰。其實一而已矣。胃多粘液。往往引起腦證狀。爲癇爲驚風。時醫所謂痰迷心竅者也。別錄云。栝樓實味苦寒無毒。主胸痺。藥徵云。栝樓實主治胸痺也。旁治痰飲。所謂胸痺者。胸膈痞塞是也。傷寒直格云。栝樓實惟剉其殼。子則不剉。或但用其中子者。

非也。
醫學綱目云。工部郎中鄭忠厚因患傷寒。胸腹滿面黃如金色。諸翰林醫官商議。
略不定。推讓曰。胸滿可下。恐脈浮虛召孫兆至。曰。諸公雖疑。不用下藥。鄭之福也。
下之必死。某有一二服藥。服之必瘥。遂下小陷胸湯。尋利。其病遂良愈。明日面色
改白。京城人稱服。淵雷案。小陷胸治胃炎。胃炎連及十二指腸者。可以致黃疸。然
則此案面黃如金色者。黃疸也。黃疸之愈。因血液中膽汁色素之排除。頗需時日。
無倏然而退之理。今云明日面色改白。殊可疑。所以用小陷胸之證候。亦未明載。
錄之。見古方取效之捷而已。
又云。孫主簿述之母。患胸中痞急。不得喘息。按之則痛。脈數且濇。此胸痺也。因與
仲景三物小陷胸湯。一劑而和。二劑而愈。
赤水玄珠云。徐文學三泉先生令郎。每下午發熱。直至天明。夜熱更甚。右脅脹痛。
欬嗽弔疼。坐臥俱疼。醫以瘧治。罔效。逆予診之。左弦大。右滑大搏指。予曰。內經云。

左右者。陰陽之道路。據脈。肝膽之火。爲痰所凝。必勉强作文。過思不決。鬱而爲疼。夜甚者。肝邪實也。乃以仲景小陷胸湯爲主。瓜蔞一兩。黃連三錢。半夏二錢。前胡青皮各一錢。水煎飲之。夜服當歸龍薈丸。（丹溪方治肝臟實熱脇痛當歸龍膽梔子黃連黃芩黃蘗大黃蘆薈青黛木香麝香）微下之。夜半痛止熱退。兩帖全安。淵雷案。左脈弦大。爲少陽。爲柴胡證。右脈滑大。爲食滯痰實。卽胃炎實證。而爲小陷胸湯證也。此證或宜小陷胸合小柴胡。或宜小陷胸合四逆散。或宜大柴胡。詳其舌胎腹候。必有可辨者。若謂勉强作文。過思不決。鬱而爲疼。則因病人爲文學之子。想當然耳。作文過思。何致發熱脅痛哉。引內經。無所主當。尤牽强之極。診脈必兼左右手。脈案將悉引此二句乎。時醫脈案。喜引內經以自重。其割裂不通。更甚孫氏。吾黨之學者。愼勿落此科臼。

建殊錄云。越中小田中村勝樂寺後住。（住持僧之子也日僧亦娶妻生子）年十三。生而病癎。其現住（住持僧也）來謁曰。余後住者。不敢願言語能通。幸賴先生之術。倘得稱佛名足矣。其劑峻烈。非所畏懼。縱及死。亦無悔矣。先生診之。胸肋妨張。如有物支之。乃爲小陷胸湯及滾痰丸與之。月餘。又爲七寶丸飲之數日。如此者凡六次。出入二歲所。乃無不言。

成蹟錄云。一男子六十餘歲。時時飲食窒於胸膈。不得下。狀如膈噎。欬嗽有痰飲。先生與小陷胸湯。兼用南呂丸。卽愈。

又云。丹州一獵夫。乘轎來告曰。一日入山逐獸。放鳥銃中之。獸僵。乃投銃欲捕之。獸忽蘇。因與之鬭。遂克捕之。爾後雖無痛苦。然兩肘屈而不伸。嘗求醫治。不得寸效。先生診之。胸滿太甚。異於他所。乃與小陷胸湯。服之而愈。湯本氏云。余亦隨腹診。用本方治呑酸嘈雜。兩脚攣急。行步難者。得速效。

生生堂治驗云。一婦人產後嘔吐不止。飲食無味。形貌日削。精神困倦。醫者皆以爲產勞。師診之。正在心下。酸痛不可按。曰。水飲也。與小陷胸湯。佐以赫赫圓。乃愈。

痳疹一哈云。一步兵年四十餘。發熱三四日。發疹未半。心下結痛。一日夜。頭出冷汗。兩足微厥。喉中痰鳴。胸滿短氣。大便不通。與小陷胸湯及滾痰丸。下利二三行。

其翌發熱甚大。炎炎如燃。大汗若洗。疹子皆發出而安。

又云。八木傳之允年可二十。發熱無汗。疹欲出不出。心下結痛。肩背強直。因與小陷胸湯。前證漸安。明日以紫圓下之。下利數行。讝語發熱。汗出如流。疹子從汗而出。疹收後。全復故。

方伎雜志云。小西久兵衞之息年十四五。乞診。父母曰。伏枕已三年矣。藥餌祈請無不至。而病加重。羸敗瘦削。至於如此。余診之。薄暮發寒熱。胸骨呈露。肌膚索澤。身面黧黑。眼胞微腫。腹滿。而臍旁之皮。痛不可觸。且每夜腹痛而微利。其狀。腹脹而四肢柴瘦。恰如乾蝦蟆。臥床不能起。飲食不進。舌上黃胎。小溲黃赤。脈沈而微數。仰臥則臍邊攣痛。余告其父母曰。是所謂疳勞重證。非余所能治也。父母愀然曰。固不敢望其生。然僅此一子。舐犢之情。不能自已。猶冀其倖萬死於一生。故舉兒命以託於先生。請垂玉愛恤。懇請不已。余不能辭。乃用小陷胸湯四逆散合方。䗪蟲丸每日五分。每日通利二三行。雜以穢物。飲啖稍進。父母大喜。自冬徂春。仍貫前劑。其間數日。用鷓鴣菜湯下蚘數條。自此腹痛截然而止。腹滿攣急亦大和。能自身上廁。用前方半歲餘。舉動略如意。其父携浴於渾堂。益覺暢快。服藥不怠。初秋始止藥。此兒之得治。眞意外也。湯本氏云。此證。恐是結核性腹膜炎之重證也。余亦嘗治此等篤疾。於其初期中期。用小陷胸湯四逆散合方。兼用大黃䗪蟲丸或起癈丸。（主陳久瘀血乾漆桃仁反鼻霜大黃一方無大黃有地黃）其兼肺及淋巴腺之結核者。用小柴胡湯（或石加膏）小陷胸湯四逆散（或排膿散）合方。兼用前丸及黃解丸。（或第二黃解丸）屢得全效。

橘窗書影云。菅沼織部正。往年任坂府大番頭時。際鹽賊之變。意外勞心。卒役後。內用。又勤勞機務。得胸痺痰飲之證。客冬外感後。邪氣不解。胸痛更甚。加之項背如負版。不便屈伸。倚息不能臥。飲食減少。脈沈微。衆醫以爲虛候。治之不愈。余診之曰。雖老憊。邪氣未解。脈帶數。先解其邪。而後治其本病不遲也。因與柴陷湯（小柴胡小陷胸也）加竹茹。兼用大陷胸丸。服之。邪氣漸解。本病亦隨以緩和。連服二方數日而全愈。

又云。壬申倭鳥井氏之母誠心院。外感後熱氣不解。胸痛短氣欬嗽甚。脈數舌上白胎。食不進。侍醫療之數日。病益重。因走使招余。余診之曰。是飲邪併結之證。然以其人虛弱。不致爲熱結胸也。與柴陷湯加竹茹服之。四五日。胸痛大減。欬嗽亦隨安。後以腹拘急。痰飲不除。用四逆散茯苓杏仁甘草湯合方服之而愈。

太陽病。二三日。不能臥。但欲起。心下必結。脈微弱者。此本有寒分也。反下之。若利止。必作結胸。未止者。四日復下之。此作協熱利也。

玉函脈經千金翼。但欲起下有者字。此本有寒分也。作此本寒也。四日作四五日。外臺。寒分作久寒。神巧萬全方。寒分作寒。故義並較長。山田氏云。此條王叔和敷演之文。劉棟以爲仲景氏之言。可謂暗乎文辭矣。

淵雷案。此條辭理俱不順適。恰甚可疑。今櫽括錢氏汪氏之意釋之。蓋言太陽病二三日。乃表邪未解之時。不能臥。但欲起。殆卽俗所謂豎頭傷寒。所以如此者。心下結故也。心下結。是水飲所致。小丹波以爲桂枝加茯苓朮湯之類證是也。脈微弱者。因水飲內結。雖有表證。不能浮大也。苓桂朮甘證云。脈沈緊。金匱云。脈偏弦者飲也。可徵水飲之病。必見陰脈矣。外有表熱。內有水飲之病。而反下之。若下利自止者。表熱內陷。與水相結。必作結胸。若下後得利而利遂不止。則內陷之熱直下而不留於胸脅。故不作結胸。醫見利不止。以爲下之未盡。於四五日復下之。則一誤再誤。遂作協熱利矣。桂枝人參湯條云。太陽病。外證未除而數下之。遂協熱而利。利下不止。心下痞鞕。表裏不解。是卽協熱利之證候。協玉函脈經千金翼俱作挾。程氏云。裏寒挾表熱而下利。是曰協熱。

太陽病。下之。其脈促。一作縱**不結胸者。此爲欲解也。脈浮者。必結胸。脈緊者。必咽痛。脈弦者。必兩脇拘急。脈細數者。頭痛未止。脈沈緊者。必欲嘔。脈沈滑者。協熱利。脈浮滑者。必下血。**

山田氏云。此條亦叔和所攙。凡由脈以推證。非仲景氏之法也。淵雷案。此條理論不可通。事實無所驗。徒亂人意耳。惟下後脈促。則誠有之。語在太陽上篇。

金鑑云。脈促當是脈浮。始與不結胸爲欲解之文義相屬。脈浮當是脈促。始與論中結胸胸滿同義。脈緊當是脈細數。脈細數當是脈緊。始合論中二經本脈。脈浮滑當是脈數滑。浮滑是論中白虎湯證之脈。數滑是論中下膿血之脈。細玩諸篇自知。丹波氏云。金鑑所改。未知舊文果如是否。然此條以脈斷證。文勢略與辨平二脈相似。疑非仲景原文。柯氏刪之。可謂有所見矣。

病在陽。應以汗解之。反以冷水潠之。若灌之。其熱被劫不得去。彌更益煩。肉上粟起。意欲得水。反不渴者。服文蛤散。若不差者。與五苓散。

潠。全書脈經千金翼並作噀。俗字也。肉上。玉函脈經外臺並作皮上。彌更。玉函作須臾。此條趙刻及成氏本並與次條白散小陷胸合爲一條。今從張氏周氏柯氏金鑑山田氏丹波氏。分爲二條。

穆瀨云。說文。潠。含水噴也。灌。漑也。劫。卽迫脅之意。以威力恐人。謂之迫脅。

淵雷案。病在太陽者。脈浮而熱聚於表。有出汗之傾向。宜因其勢而發汗。使熱從汗解。是爲順自然療能而施治。若見其表熱甚高。而以冷水潠之或灌之。則肌表之知覺神經感寒冷。遂使肌膚收縮。汗腺閉塞。表熱不得放散。體溫愈益集中於肌表。以禦潠灌之寒冷。故彌更益煩也。肉上粟起者。肌膚汗腺收縮而虬結也。意欲得水者。煩熱不得散越故也。反不渴者。熱仍在肌表。不在胃中故也。冷水潠灌之法。古人以治熱鬱不得外越之證。乃利用體工之反射力。使體溫達表而汗解也。千金外臺之治石發。華元化之治寒熱注。皆用此法。若太陽病。則其熱本在肌表。非鬱不外越之比。此法乃不適用。今西醫遇高熱之證。動輒用冰。其失正同。文蛤散當作文蛤湯。說在下文。若不差。謂意欲得水反不渴之證不差也。此與渴欲飲水水入則吐同理。故與五苓散。

文蛤散方

文蛤五兩

右一味。爲散。以沸湯和一方寸匕服。湯用五合。

柯氏云。文蛤一味爲散。以沸湯和方寸匕。服滿五合。此等輕劑。恐難散濕熱之重邪。彌更益煩者。金匱要略云。渴欲得水而貪飲者。文蛤湯主之。兼治微風脈緊頭痛。審證用方。則移彼方而補入於此而可也。其方麻黃湯去桂枝。加文蛤石膏薑棗。此亦大青龍之變局也。元堅云。冷水潠灌。水邪鬱表。故主以驅散之劑。此條從柯氏作文蛤湯證方始對。且金匱渴欲得水而貪飲者。豈發散所宜。一味文蛤自似恰當。蓋其方互錯也。案柯氏小丹波氏說是也。文蛤湯方出金匱嘔吐噦下利篇。文蛤五兩。麻黃甘草生薑各三兩。石膏五兩。杏仁五十箇。大棗十一枚。蓋卽大青龍湯去桂枝加文蛤也。故方後云。汗出卽愈。文蛤散方亦見金匱消渴篇。云。渴欲飲水不止者。文蛤散主之。互詳金匱今釋。

方極云。文蛤湯。治煩渴而喘欬急者。文蛤散。治渴者。

文蛤。本經云。味鹹平無毒。主惡瘡蝕。五痔。別錄云。欬逆胸痺。腰痛脇急。鼠瘻大孔出血。女人崩中漏下。此皆與本條之證不合。惟時珍云。能止煩渴。利小便。化痰軟堅。其下卽引傷寒論文蛤散。蓋據本條之文而爲之說也。又海蛤條。本經云味苦鹹平無毒。主欬逆上氣。喘息煩滿。胸痛寒熱。蘇恭云。主十二水滿急痛。利膀胱大小腸。甄權云。治水氣浮腫。下小便。治欬逆上氣。蕭炳云。止消渴。潤五臟。乃與文蛤散文蛤湯之證正合。蓋海蛤文蛤。治效略同。故方氏云。文蛤卽海蛤之有文理者。王氏準繩云。文蛤卽海蛤粉也。河間丹溪多用之。大能治痰。是也。金鑑襲三因方之說。謂文蛤卽五倍子者。非是。

寒實結胸。無熱證者。與三物小陷胸湯。白散亦可服。一云與三物小白散

玉函千金翼。作與三物小白散。與原注或本同。爲是。小陷胸用黃連栝樓。苦寒之品。與寒實之證不合。白散方亦三味。所服不過半錢匕。謂之三物小白散。亦允。

山田氏云。陷胸湯亦可服六字衍文。宜從玉函及宋版注刪之。寒實對熱實而言。所謂無熱證是也。非有寒證也。如本篇婦人中風。熱入血室條。熱除而身涼。亦唯謂無熱耳。非有寒涼也。實乃胃家實之實。大便不通是也。言結胸無熱證而不大

便者。宜與白散攻下。若有熱者。不宜丸散。宜以湯下之。按此證不同大陷胸丸證者。唯大便不通為異。其無熱證則一也。

元堅云。寒實結胸。蓋係太陰之類變。此膈間素有寒涎。邪氣內陷。相化為實。或是有膈痛心下鞕等證。其勢連及於下。而陽猶持者。故峻利之也。

淵雷案。此證與結胸稍異。其結上迫於咽喉。而不必無熱。亦不必大便不通。徵諸治驗而可知也。經文無熱證句。難解。山田氏以實為胃家實。亦未覈要。之白散之證候。當據方下所引諸家之用法。本條經文。則不足據也。

白散方

桔梗三分　巴豆一分去皮心熬黑研如脂　貝母三分

右三味。為散。內巴豆。更於臼中杵之。以白飲和服。強人半錢匕。羸者減之。病在膈上必吐。在膈下必利。不利。進熱粥一杯。利過不止。進冷粥一杯。身熱皮粟不解。欲引衣自覆。若以水潠之洗之。益令熱劫不得出。當汗而不汗則煩。假令汗出已。腹中痛。與芍藥三兩。如上法。

此方外臺第十卷肺癰門引仲景傷寒論。名桔梗白散。金匱肺癰篇載爲附方。玉函作桔梗貝母各十八銖。巴豆六銖。研下無如脂字。千金翼冷粥一杯下注云。一云冷水一杯。玉函外臺並無身熱皮粟以下四十八字。錢氏柯氏張錫駒氏山田氏注本並删之。案身熱皮粟云云。似是前條文蛤湯下之文。然文義仍不允愜。删之爲是。此方東醫以治喉痺肺癰。今采其治喉痺者入本篇。治肺癰者入金匱今釋。學者參互觀之可也。

方極云。桔梗白散。治毒在胸咽。或吐下如膿汁者。

方機云。有結毒而濁唾吐膿者。毒在胸咽而不得息者。

湯本氏云。如實扶的里（即白喉）性呼吸困難。此方之適例也。余治一小兒。用本病血清無效。將窒息。與本方。得速效。

淵雷案。桔梗排膿。貝母除痰解結。二者皆治胸咽上焦之藥。巴豆吐下最迅烈。合三味以治胸咽閉塞之實證也。和語本草云。巴豆生者有毒甚猛。炒熟則性緩。巴豆須炒熟用之。是純由經驗而得之成績。頗與當時之學理爲一致。湯本氏云。巴豆含有克魯頓油。Croton 瀉下作用甚峻烈。洋醫亦所知悉。惟彼等不知陰陽虛實之法則。不通藥物配合之機微。不過單用於頑固便秘。本藥不當如此狹用。宜熟讀玩味師論及本草諸說。以擴充其用途。然其性峻烈。他藥無與倫比。初學不可輕用。丹波氏云。本草徐之才云。中巴豆毒者。用冷水。

張氏直解云。巴豆性大熱。進熱粥者。助其熱性以行之也。進冷粥者。制其熱勢以止之也。俱用粥者。助胃氣也。

成蹟錄云。浪華賈人巽屋之家僕。卒然咽痛。自申及酉。四肢厥冷。口不能言。如存如亡。（案猶言氣息僅屬耳）衆醫以爲必死。舉家頗騷擾。及戌時。迎先生請治。脈微欲絕。一身盡冷。呼吸不絕如線。急取桔梗白散二錢。調白湯灌之。下利五六行。咽痛始減。厥復氣爽。乃與五物桂枝桔梗加大黃湯。（桂枝　地黃　黃芩　桔梗　石膏　大黃）須臾。大下黑血。咽痛盡除。數日而平復。

古方便覽云。一男子。咽喉腫痛。不能言語。湯水不下。有痰欬。痛不可忍。余飲以白散一撮。吐稠痰數升。痛忽愈。愈後用排膿湯而全愈。

橘窗書影云。篠山侯臣野村周德二男周五郎。一夜咽喉閉塞。不得息。手足微冷。白汗出。煩悶甚。走急使迎余。余診之曰。急喉痺也。不可忽視。製桔梗白散。以白湯灌入。須臾發吐瀉。氣息方安。因與桔梗湯而全愈。世醫不知此證。緩治而急斃者。見數人焉。故記之以爲後鑑。

淵雷案。以上十五條。皆論結胸一類。

太陽與少陽併病。頭項强痛。或眩冒。時如結胸。心下痞鞕者。當刺大椎第一間。肺俞肝俞。愼不可發汗。發汗則讝語。脈弦。五日讝語不止。當刺期門。

五日。玉函成本並作五六日。

太陽與少陽併病。柴胡桂枝湯爲的對之方。或眩冒。時如結胸。心下痞鞕。亦是柴胡桂枝之所主。今云當刺。似非湯藥所能治者。又誤汗而讝語。無非津傷熱結。亦有可用之湯方。今云當刺期門。亦似非湯藥所能治者。皇甫謐謂仲景論廣湯液。明傷寒論用湯爲主。今不用湯而用刺。疑非仲景之言也。俞同腧音庶甲乙經云。大椎在第一椎陷者中。三陽督脈之會。刺入五分。肺俞在第三椎下兩傍各一寸五分。刺入三分。留七呼。肝俞在第九椎下兩傍各一寸五分。鍼入三分。留六呼。氣府論王注云。五藏腧。並足太陽脈之會。（脊椎兩傍爲足太陽脈）成氏金鑑。以大椎第一間卽爲肺俞。非也。

又案。刺灸之術。以經脈爲基礎學說。經脈旣渺不可知。理論卽根本動搖。世所行者。亦但知某穴治某病而已。莫能言其所以然也。愚嘗從師學習。以其術施之病人。驗者半。不驗者半。東邦頗有人研究此道。求得其書。惟經穴圖刻印較精美。鍼用消毒法。此外了無發明。愚因是不敢復磨刀背矣。

金鑑云。太陽與少陽併病。故見頭項强痛。或眩冒。時如結胸。心下痞鞕之證。而曰或曰時如者。謂兩陽歸併未定之病狀也。病狀未定。不可以藥。當刺肺俞以瀉太陽。以太陽與肺通也。當刺肝俞以瀉少陽。以肝與膽合也。故刺而俟之。以待其機也。苟不如此而發其汗。兩陽之邪。乘燥入胃。則發讝語。設脈長大。則猶爲順。可以下之。今脈不大而弦。五六日讝語不止。是土病而見木脈也。愼不可下。當刺期門以直瀉其肝可也。

山田氏云。此條王叔和敷演之文。非仲景氏之言矣。淵雷案。論中太少併病二條。皆用刺法。（本條及百七十九條）殆古有此說。而叔和儳入本論也。

婦人中風。發熱惡寒。經水適來。得之七八日。熱除而脈遲身涼。胸脇下滿。如結胸狀。讝語者。此爲熱入血室也。當刺期門。隨其實而取之。

湯本氏云。山田正珍謂經水適來四字。當在得之七八日之下。又隨其實而取之。成本玉函脈經作隨其實而瀉之。（案成本作寫玉函脈經作隨其虛實而取之）皆是也。言婦人中風。發熱惡寒。得之七八日。經水適來。則表熱內陷於子宮。故外表熱去而身涼。浮數之脈變爲遲脈。遲脈卽胸脇下滿如結胸狀之應徵也。胸脇下滿如結胸狀者。自左肋骨弓下。沿同側直腹筋至下腹部。緊滿攣急之謂。所謂其血必結（次條之文）是也。讝語者。血熱侵頭腦故也。刺期門者。刺期門左穴。隨其瘀血充實之所而瀉之也。本條之證。依師論當刺絡取效。然余遇此證。用小柴胡湯桂枝茯苓丸合方。或加大黃。或加石膏。隨證撰用。不兼刺絡。猶能實驗奏效。此法本諸吳錢二氏。吳氏溫疫論曰。婦人傷寒時疫。與男子無異。惟經水適斷適來。及崩漏產後。與男子稍有不同。夫經水之來。乃諸經血滿。歸注于血室。下泄爲月水。血室者。一名血海。卽衝任脈也。爲諸經之總任。經水適來。疫邪不入于胃。乘勢入于血室。故夜發熱讝語。蓋衞氣晝行于陽。不與陰爭。故晝則明了。夜行于陰。與邪相搏。故夜則發熱讝語。至夜止發熱而不讝語者。亦爲熱入血室。因有輕重之分。不必拘于讝語也。經曰。無犯胃氣及上二焦。必自愈。胸膈併胃無邪。勿以讝語爲胃實而妄攻之。但熱隨血下。則自愈。若有如結胸狀者。血因邪結也。當刺期門以通其結。活人書治以柴胡湯。然不若刺期門之效捷。按吳氏說月經來潮之由來。及晝日明了。至夜發熱讝語之理。不免牽强附會。其他總良說也。然謂小柴胡不若刺期門之效捷。則因但知單用。而不知用合方之故。不可從。錢乙氏曰。案所引係錢潢傷寒溯源集非錢仲陽語湯本誤也小柴胡湯中。應量加血藥。如牛膝桃仁丹皮之類。其脈遲身涼者。或少加薑桂。及酒製大黃少許。取效尤速。所謂隨其實而瀉之也。若不應用補者。人參亦當去取。尤未可執方以爲治也。按小柴胡加牛膝桃仁丹皮之類。不如小柴胡湯合用桂枝茯苓丸爲正。其謂脈遲身涼者加薑桂。且大黃以酒製。又小柴胡湯中去取人參。並誤。不可從。

山田氏云。血室謂胞。卽子宮也。張介賓類經三焦命門辨曰。子戶者。卽子宮也。俗名子腸。醫家以衝任之脈盛於此。則月事以時下。故名之曰血室。明程式醫彀曰。子宮卽血室也。金匱曰。婦人少腹滿。如敦狀。小便微難而不渴。生後者。此爲水與血俱結在血室也。可見血室果是子宮矣。不則何以有少腹滿小便微難之理乎。成無己方有執喩昌之徒。皆以爲衝任之異名。錢潢以爲衝任二脈。希哲以爲血分。皆非也。

婦人中風七八日。續得寒熱。發作有時。經水適斷者。此爲熱入血室。其血必結。故使如瘧狀。發作有時。小柴胡湯主之。

元堅云。熱入血室者。婦人月事與邪相適。熱乘子戶是也。有自適來者。有自適斷者。適來者。得病之際。月事方來也。適斷者。未得病前。月事已來。而得病方斷者也。經水適斷四字。當在七八日之上。倘七八日之後適斷者。則其來必在得病之初。是與適來何別。唯文勢有體。不要錯易。適來血不結。適斷則結。治之之法。適來則曰刺期門。曰無犯胃氣及上二焦。而不示方藥。然除小柴胡。他無相當也。適斷則雖屬血結。而不敢攻之者。以僅是血道爲邪澀滯。非有瘀畜。故小柴胡湯以清其熱。則結自散也。醫學讀書記曰。血結亦能作寒熱。柴胡亦能去血熱。不獨和解之謂也。要之此二證。俱邪遏血而遂拒胸脇。實少陽之類變也。

湯本氏云。治熱入血室。如師論。當用小柴胡湯。然溫疫論曰。經水適斷。血室空虛。

其邪乘虛傳入。邪勝正虧。經氣不振。不能鼓散其邪。爲難治。且不從血泄。邪氣何由卽解。與適來者有血虛血實之分。據此。則此病有血虛血實之別。若但用本方。不兼貧血的或多血的驅瘀血劑。則難收全效。余之經驗。前者當本方加地黃。或本方合當歸芍藥散。或仍加地黃。後者則本方合桂枝茯苓丸。酌加石膏大黃。

淵雷案。注家多以經水適來爲血室空虛。適斷爲血結。程氏方氏馬印麟丹波氏皆如此。惟湯本氏反之。從溫疫論之說。以適來爲實。適斷爲虛。故於前條移經水適來於七八日下。推其立言之意。蓋謂本非經來之時。因病而來。則逼血離經而爲虛。本非經斷之時。因病而斷。則血瘀胞宮而爲實。此程氏方氏等之意也。本是經來之時。與病相値。則經必不暢而爲實。本是經斷之時。與病相値。則胞宮無血而爲虛。此吳氏湯本氏之意也。今味經文適字。是經水之來若斷。適與病相値。非因病而來若斷。則後說爲是。然病變萬狀。非常理所能繩。雖適斷適來。俱爲熱入血室。而血之結否。仍當視其證候。但從適來適斷上懸揣。猶執一而無權也。又案。

傷寒適值經水而熱入血室者。因子宮適營特殊之生理。與平時不同故也。此亦邪之所湊。其氣必虛之理。

婦人傷寒。發熱。經水適來。晝日明了。暮則譫語。如見鬼狀者。此爲熱入血室。無犯胃氣及上二焦。必自愈。

方氏云。無禁止之辭。犯胃氣。言下也。必自愈者。言伺其經行血下。則邪熱得以隨血而俱出。猶之鼻衄紅汗。故自愈也。蓋警人勿妄攻以致變亂之意。程林金匱直解云。上章以往來寒熱如瘧。故用小柴胡以解其邪。下章以胸脇下滿如結胸狀。故刺期門以瀉其實。此章則無上下二證。似待其經行血去。邪熱得以隨血出而解也。山田氏云。此條程林所解。千古確論。實先輩之所未嘗發也。以經水適來。則血室之熱。隨血出而解。故不及湯劑也。無犯胃氣者。以譫語見鬼之似承氣證辨之。期門屬上焦之穴。柴胡治上焦之方。故謂之上二焦也。期門刺法與小柴胡湯。幷非攻擊之術。而謂之犯者。以其攻無辜也。

陳氏婦人良方云。無犯胃氣者言不可下也。小柴胡湯主之。若行湯遲。則熱入胃。令津燥。中焦上焦不榮。成血結胸狀。須當鍼期門也。傷寒類方云。此爲中焦營氣之疾。汗下二法。皆非所宜。小柴胡湯刺期門。則其治也。汪氏云。此言汗吐下三法皆不可用也。必也與小柴胡湯。以和解邪熱。斯不調其經而經血調。譫語等證。可不治自愈。元堅云。病至譫語如見鬼狀。未有勿藥自愈者。必自愈一句。爲無犯胃氣及上二焦而發也。方氏以爲紅汗之類。恐不然。又或曰二焦之二衍文也。案脈經注云二字疑犯胃氣言下。犯上焦言吐。

淵雷案。譫語如見鬼狀。疑於承氣證。故戒之曰無犯胃氣。無犯胃氣謂不可下。諸家無異說。上二焦。山田以爲期門上焦穴。柴胡上焦方。果爾則當云上焦。不當云上二焦矣。上二焦當闕疑。至於治法。或主弗藥以待經行。或主小柴胡。今考熱入血室三條。熱除而脈遲身涼。熱入最深。其病最重。如瘧狀最輕。此條譫語如見鬼狀。故當重於如瘧狀者。如瘧狀猶須小柴胡。而謂譫語可以弗藥乎。且說醫之書。載諸空言。不如見之行事。嘗遇婦人傷寒。起病僅二日。熱不甚高。脈不甚數。舌色腹候俱無異徵。而譫語不知人。因問其家人。是否適當行經。揭被視之。床席殷紅矣。與小柴胡一啜。卽愈。中神琴溪亦有治驗。則方程山田之說。不可信也。

生生堂治驗云。京師間街五條之北。近江屋利兵衞之妻。傷寒。經水適來。譫語若見鬼狀。且渴而欲水。禁弗與。病勢益甚。邀先生診之。脈浮滑。是熱入血室。兼白虎證者也。卽與水。弗禁。而投小柴胡湯。曰。張氏所謂其人如狂。血自下。下者愈。是也。雖病勢如此。猶自從經水而解。果五六日而全愈。

淵雷案。以上三條。論熱入血室。以其證有如結胸狀者。故次於結胸之下。

傷寒六七日。發熱。微惡寒。支節煩疼。微嘔。心下支結。外證未去者。柴胡桂枝湯主之。

王氏云。支節。猶云肢節。古字通也。支結。謂支撐而結。南陽云。（案見傷寒百問經絡圖）外證未解。心下妨悶者。非痞也。謂之支結。

山田氏云。味外證未去四字。是卽太陽少陽併病也。故不舉太陽少陽之名。冠以傷寒已煩疼。謂疼之甚。與煩渴煩驚之煩同。與微嘔之微反對爲文也。支結。乃痞鞕之輕者。支撐之解得之。凡心下之病。其鞕滿而痛不可近者。此爲結胸。其鞕滿而不痛。按之則痛。不欲按之者。此爲小結胸。其鞕滿而不痛。按之則痛。雖痛。其人卻欲得按者。此爲痞。其鞕滿甚微。按之不痛者。此爲支結。支結乃妨悶之意耳。要之。大小結胸與痞鞕支結。俱是一證輕重已。

淵雷案。發熱微惡寒。支節煩疼。是桂枝證。微嘔。心下支結。是柴胡證。心下支結。卽胸脇苦滿心下痞鞕之輕者。山田氏論大小結胸痞鞕支結之異。以按之痛否爲辨。可備一說。大小結胸。俱挾水飲。痞鞕支結則無水飲。縱有之。亦不爲患也。痞固任人揉按。第不當痛耳。

柴胡桂枝湯方

桂枝一兩半去皮　黃芩一兩半　人參一兩半　甘草一兩炙　半夏二合半洗

芍藥一兩半　大棗六枚擘　生薑一兩半切　柴胡四兩

右九味。以水七升。煑取三升。去滓。溫服一升。本云人參湯作如桂枝法。加半夏柴胡黃芩。復如柴胡法。今用人參作半劑。

趙刻本脫桂枝兩數。今據玉函成本補。山田氏云。本云以下二十九字。玉函成本俱無之。全係後人攙入。宜删。蓋此方合柴胡桂枝二湯以爲一方者。已非人參湯變方也。

外臺云。仲景傷寒論。療寒疝腹中痛者。柴胡桂枝湯。說在金匱今釋

三因方云。柴胡加桂湯。即本方 治少陽傷風四五日。身熱惡風。頸項强。脇下滿。手足溫。口苦而渴。自汗。其脈陽浮陰弦。參看百四條

傷寒六書云。陽明病。脈浮而緊者。必潮熱。發作有時。但脈浮者。必盜汗出。柴胡桂枝湯。淵雷案。此陽明篇二百一十條之文。未可遽信。

證治準繩云。柴胡桂枝湯。治瘧身熱汗多。

方極云。柴胡桂枝湯。治小柴胡湯與桂枝湯二方證相合者。方機云。發熱微惡寒。肢節煩疼。微嘔。心下支結者。或腹中急痛。上衝心者。俱兼用應鐘。類聚方廣義云。發汗失期。胸脇滿而嘔。頭疼身痛。往來寒熱。累日不愈。心下支撐。飲食不進者。或汗下之後。病猶不解。又不敢加重。但熱氣纏繞不去。胸滿微惡寒。嘔而不欲食。過數日。如愈如不愈者。間亦有之。當先其發熱之期。用此方重覆取汗。

又云。婦人無故憎寒壯熱。頭痛眩運。心下支結。嘔吐惡心。支體酸輭。或痲痺。鬱鬱惡對人。或頻頻欠伸者。俗謂之血道。（東邦俗名中土未聞）宜此方。或兼服瀉心湯。湯本氏云。此證當用小柴胡湯桂枝茯苓丸合方。或兼用瀉心湯黃連解毒湯合方為正。何則。婦人之病。雖多原因不明。殆未有不因於瘀血者。且合方中亦包含柴胡桂枝湯也。

方函口訣云。此方世醫無不以為風藥之套方。其實乃結胸之類證。心下支結之藥也。但有表證之殘餘。故用桂枝也。金匱用於寒疝腹痛。卽今所謂疝氣者。又腸生癰。腹部一面拘急。肋下强牽。其熱狀似傷寒而非者。宜此方。又世醫用此方之候。當傷寒蘊要之柴葛解肌湯。卽小柴胡湯加葛根芍藥也。又此方加大黃。用於婦人心下支結而經閉者。乃奧道逸法眼之經驗。

溫知堂雜著云。風濕肢節疼痛者。柴桂加蒼朮。多有效。不必拘風濕門諸方。初起多宜葛根加蒼朮。而烏附當麻之類無效者。大抵宜此方。柴胡桂枝湯條云。支節煩疼。外證未去者。蓋以此爲目的也。近來余屢以此方得奇效。

傷寒五六日。已發汗而復下之。胸脇滿微結。小便不利。渴而不嘔。但頭汗出。往來寒熱。心煩者。此爲未解也。柴胡桂枝乾薑湯主之。

山田氏云。胸脇滿微結。卽是胸脇苦滿。結謂鬱結之結。病人自覺者。已非醫之所按而得也。如梔子豉湯條。心中結痛之結。亦然。按此條所說。全係小柴胡證。否者一頭汗已。然其他證候。無復可疑者。則何更以餘藥處之。意者柴胡桂枝乾薑湯。

蓋叔和因小柴胡加減之法而所制。決非仲景氏之方。何以言之。柴胡方後叔和加減法云。不嘔者。去半夏。今此方因不嘔而不用半夏。又云。渴者。加栝樓根。今此方因渴而用之。又云。脇下痞鞕加牡蠣。今此方因胸脇滿微結而用之。又云。外有微熱者。去人參加桂枝。今此方。因頭汗出與爲未解二句。不用人參而用桂枝。由是考之。此方必叔和所制。況方名亦不合他方之例乎。一掃除之可也。

元堅云。此病涉太少而兼飲結。亦冷熱併有者也。此條。諸注爲津乏之解。然今驗治飲甚效。因攷曰微結。曰小便不利。曰渴。俱似水氣之徵。不嘔者。以水在胸脇而不犯胃之故。但頭汗出。亦邪氣上壅之候。蓋乾薑溫散寒飲。牡蠣栝樓根並逐水飲。牡蠣澤瀉散亦有此二味。其理一也。或曰。微結字無著落。蓋心下微結之省文也。淵雷案。柴胡桂枝乾薑湯之證候。爲脇中疼痛。乾欬肩背強痛。寒熱往來。其病古人謂之水飲。當卽肋膜炎之有滲出液者。多半屬於結核性。本條所舉。殊與用法不合。蓋後人因小柴胡方下之加減法。以意爲之。山田氏併其方而刪之。則不知此方之確能取效故也。學者姑置本條原文。留意方後所引用法治驗可也。

柴胡桂枝乾薑湯方

柴胡半斤　桂枝三兩去皮　乾薑二兩　栝樓根四兩

黃芩三兩　牡蠣二兩熬　甘草二兩炙

右七味。以水一斗二升。煑取六升。去滓再煎。取三升。溫服一升。日三服。初服微煩。復服汗出便愈。

乾薑牡蠣。全書及外臺俱作三兩。外臺第一卷傷寒日數門引仲景傷寒論。名小柴胡湯。其主療則太陽中篇百四條之文也。金匱瘧病篇附方引外臺。治瘧寒多微有熱。或但寒不熱者。名柴胡薑桂湯。而外臺瘧門不見。

活人書云。乾薑柴胡湯。郎本方無黃芩　婦人傷寒。經脈方來初斷。寒熱如瘧。狂言見鬼。

方極云。柴胡桂枝乾薑湯。治小柴胡湯證。而不嘔不痞。上衝而渴。腹中有動者。方機云。治瘧疾惡寒甚。胸脇滿。胸腹有動而渴者。兼用紫圓或應鐘。

方輿輗云。此方所主。雖同在胸脇。而較之大小柴胡之證。則不急不鞕。腹中無力而微結。此腹多蓄飲。或帶動悸者也。上古天眞論云。志閒而少欲。心安而不懼。形勞而不倦云云。此養性之要道。延壽之眞訣也。而今天下昇平。萬民形樂志苦。風俗與上古相反。於是乎人多虛怯。而疝癖留飲。無所不至。故此藥自然行世。有故也。

又云。虛勞其初多爲風邪感召。漢土諺云。傷風不醒變成勞。卽此義也。又留飲家數被微風。有遂成勞狀者。此等證。總宜柴胡薑桂湯。余少時。視世醫之治療。値此證。遽投參耆歸地之類。甚則用獺肝紫河車等重藥。余亦同之。今則刀圭之道漸闢。雖俗醫。亦知用薑桂。道亦與時隆汚也。

類聚方廣義云。勞瘵。肺痿。肺癰。癰疽。瘰癧。痔漏。結毒。黴毒等。經久不愈。漸就衰憊。胸滿乾嘔。寒熱交作。動悸煩悶。盜汗自汗。痰嗽乾欬。咽乾口燥。大便溏泄。小便不利。面無血色。精神困乏。不耐厚藥者。宜此方。

方函口訣云。此方亦結胸之類證。治水飲微結心下。小便不利。頭汗出者。骨蒸初起。因外感而顯此證者甚多。與此方加黃耆鼈甲有效。高階（人名也）家加鼈甲芍藥。名緩痃湯。用於肋下或臍傍有痃癖。作骨蒸狀者。此方以微結爲目的。凡津液結聚胸脇。五內不滋。乾欬出者。宜之。固非小青龍湯之因心下水飲而痰欬頻出者比。又非如小柴胡加五味子乾薑湯之胸脇苦滿。胸肋引痛者。唯來自表證。身體不疼痛。雖有熱。脈不浮。或頭汗盜汗乾欬者。用之。又用於瘧寒多熱少者有效。又水腫證。心下不和。築築然動悸者。水氣與積聚相持。合而聚於心下也。宜此方加茯苓。又此方證而左脇下痃癖難緩者。或澼飲之證。加吳茱萸茯苓用之。又婦人積聚兼水飲。時時衝逆。肩背强急者。有驗。

建殊錄云。某生徒讀書苦學。嘗有所發憤。遂倚几廢寢七晝夜。已而獨語妄笑。指摘前儒。罵不絕口。久之。人覺其狂疾。先生診之。胸肋妨脹。臍上有動。上氣不降。爲柴胡薑桂湯。飲之之時。以紫圓攻之。數日。全復常。

又云。京師東洞街賈人大和屋吉五郎。每歲發生之時。頭面必熱。頭上生瘡。痒瘙甚。搔之卽爛。至凋落之候。則不藥自已。如是者數年。來求診治。先生診之。心下微動。胸脇支滿。上氣殊甚。爲柴胡薑桂湯及芎黃散飲之。一月所諸證全已。爾後不復發。

古方便覽云。一婦人。平生月經不調。氣上衝。兩脇急縮。腰痛不可忍。經行時。臍腹疞痛。下如豆汁。或如米泔水。經水纔一日半日而止。如此十二三年。余診之。胸脇苦滿。臍上動悸甚。乃作此方及硝石大圓。（大黃硝石人參甘草又名夾鐘丸）雜進之。時時泄赤黑膿血。服之數月。前證得全愈。

成蹟錄云。遠州一農夫。三十餘歲。去年來。時鬱冒。稍吐血。盜汗出。往來寒熱。微渴。臍傍動甚。就先生請治。與之柴胡薑桂湯而愈。

又云。尾崎侯臣猪瀨氏之女。素有癇證。一時患疫。諸醫療之不差。迎先生乞診治。其腹有動。頭汗出。往來寒熱。大便燥結。時時上衝。昏不識人。日夜如此兩三次。乃與柴胡薑桂湯。及紫圓攻之。不一月。諸證盡除。

又云。備中一村甲。恆易恐驚。胸腹動悸。攣急惡寒。手足微冷。雖夏月。亦複衣。驚後必下利。得大黃劑則利甚。十餘年不差。就先生請診治。與之柴胡薑桂湯而愈。

又云。一男子。平居鬱鬱不娛。喜端坐密室。不欲見人。動輒直視。胸腹有動。不治六年所。先生診之。與柴胡薑桂湯而愈。

又云。長門一士人。居恆口吃。謁先生曰。僕之吃久矣。自知醫治所不及。而亦來叩先生。幸先生勿罪。先生問曰。其吃日日同乎。士曰否。時有劇易。心氣不了了。則必甚。先生曰可。乃診之。心胸下無力。胸腹動甚。因與柴胡薑桂湯。諭之曰。服之勿惰。士受劑而去。後貽書謝曰。積年之病。追日復故。

方輿輗云。信州玄向律師。（佛家之律宗也）上京。寓華項山中。病證多端。所最苦者肩背強痛。日令小沙彌按摩。甚至以鐵槌鐵尺打之。如此二三年。服藥刺絡灼艾千百施治無不至。而無一效。余診之。其病全是柴胡薑桂湯所主。余謂肩背之患。我無術智。只用薑桂湯治本證。肩背亦或可安者耶。卽作劑與之。服僅六七日。諸證十去六七。經久之肩背强痛。不制自愈。其效功實出意表。師大雀躍。贈縉寶以懇謝云。

淵雷案。肩背强痛。多由痰飲。往往驅飲而痛止。惟痰飲何以能使肩背痛。則未知其理。據方函口訣。肩背强痛。正是柴胡薑桂湯之一證。非意外之效也。

痲疹一哈云。山田仁右衛門之女。年可十八。未嫁。發熱蒸蒸。疹子出後。三四日不收。光彩燦爛。兩顴赤如朱。兩耳蟬鳴。頭疼目眩。經水不利者二三月。按其腹狀。胸脇支滿。腹中有動。臍邊凝結而實。按之則痛達腰脚。因爲柴胡薑桂湯及浮石丸服之。大便下利日二三行。經信來倍常。諸證漸減。光彩徐徐而消。疹亦減。無慮二十四五日所。全復故。

橘窗書影云。郡山侯臣留守居瀧內藏之進之妻。年四十餘。臍傍有塊數年。心下時時衝逆動悸。不能行步。腰以下有水氣。面色萎黃。經水不調。先行其水。併利其血。與柴胡薑桂湯加吳茱萸茯苓。兼用鐵砂丸。（蒼朮厚朴橘皮甘草鐵砂乾漆莎草）服之數日。小便夜中快利五六行。臍傍之塊次第減。數旬而諸證全愈。

又云。太田筑前守室。年二十七八。產後發頭眩目痛。一洋醫治之而反甚。胸脇微結。小便不利。腹中動悸。飲食不進。時發寒熱。或身振振搖。每頭眩而目不能開。夜間驚惕不得眠。或如身在大舟中。風波動搖。片時不得安。每令侍婢二人抱持之。衆醫雜投滋血鎮痙抑肝種種藥。凡二歲。依然無寸效。余診之曰。病已沈痼。非急治之候也。先利其胸脇。鎮定動悸。心氣得旺。則上下之氣得交通。頭眩身搖自安矣。主人深諾。因與柴胡薑桂湯加吳茱萸茯苓。夜間服朱砂安神丸。（黃連辰砂地黃甘草當歸）時正嚴冬。其證雖有動靜。主人確乎信服前方。至明春。病自然去。不復臥蓐。

又云。池野新一妻。產後患頭眩。身不能動搖。蓐臥恰如坐舟中。身不得維持。令侍婢扶持之。心下動悸。足心冷汗濈濈然。浸漬蓐上。診之。無血虛之候。飲食如故。脈亦平。經事不失期。因與柴胡薑桂湯加吳茱萸茯苓。兼用妙香散。（黃耆茯苓茯神薯蕷遠志人參桔梗甘草辰砂麝香木香）後頭汗止。心下動收。雖目眩未止。但不俟人扶持而起居矣。身體血氣枯瘦。頭中時如戴百斤石。與聯珠飲。（苓桂朮甘合四物湯）間服辰靈散。（茯苓辰砂）頭眩日減。一日。右足股間腫起。漸如流注狀。余以爲頭中濁瘀下流。必爲腫瘍。乃佳兆也。因貼膏俟膿期。令瘍醫刺之。後瘡口隨收。頭眩全止。前後歷七年而全治。

又云。從五位柳澤光邦。外感後。欬嗽聲啞。久而不愈。將爲肺痿。余與麥門冬湯加桔梗。兼用六味生津煉。（六味地黃丸料加沙草茯苓乾薑爲膏）病減半。一日。冒雨他行。途中卽惡寒甚。歸家則壯熱大渴。身體酸疼。急馳使延余。越翌朝到。則寒熱如失。但脈浮弦。腰以下懈怠耳。余曰。恐成瘧疾。當俟明日。乃可定處方。其翌果振寒。發大熱。渴而引水。汗出如流。卽與小柴胡加知母石膏。服之四五日。瘧邪大解。而頭痛。心下支結。小便不利。自汗不止。因轉柴胡薑桂湯加黃耆鼈甲。諸證漸安。但隔日少覺惡寒。精氣不爽云。乃以拂曉服反鼻霜。瘧全止。後以補中益氣湯加芍藥茯苓調理。欬嗽聲啞共復常。

傷寒五六日。頭汗出。微惡寒。手足冷。心下滿。口不欲食。大便鞕。脈細者。此爲陽微結。必有表復有裏也。脈沈亦在裏也。汗出爲陽微。假令純陰結。不得復有外證。悉入在裏。此爲半在裏半在外也。脈雖沈緊。不得爲少陰病。所以然者。陰不得有汗。今頭汗出。故知非少陰也。可與小柴胡湯。設不了了者。得屎而解。

亦在裏也。玉函作爲病在裏。此條。徐氏傷寒類方以爲壞病之輕者。非藥誤即遷延所致。元堅以爲亦是太少併病。蓋因其序次而推知之。今案頭汗出云云至脈細者。宛然少陰證。惟大便鞕稍涉疑似。仲景蓋屢遇此證。確知其非少陰而小柴胡確能取效。故特出此條。昭示後人。曰可與小柴胡湯也。服湯已。設猶不了了者。以其大便本鞕。故須得屎而解。得屎而解。郭白雲以爲實者大柴胡。虛者蜜煎導。程氏以爲當斟酌於大柴胡與柴胡加芒消湯。要當視其證候以撰用矣。此爲陽微結以下。至非少陰也。理論牽强。文氣闒茸。必是後人傍注。傳寫誤入正文。少陰篇二百八十七條云。病人脈陰陽俱緊。反汗出者。亡陽也。三百四條云。汗出不煩。

三百二十九條云。嘔而汗出。厥陰篇三百五十七條云。大汗出。三百五十八條云。大汗若大下利。三百六十五條云。有微熱汗出。三百七十五條云。汗出而厥者。又霍亂篇用四逆湯者兩條。皆少陰之類證。而云吐利汗出。云大汗出。是皆陰證汗出之明文。且少陰之關鍵。爲亡陽。亡陽由於汗出多。此中工所習知。今謂陰不得有汗。謂頭汗非少陰。謬誤顯然。決當刪剟。注家多曲爲之說。何不思之甚也。

本事方云。有人患傷寒。五六日。頭汗出。自頸以下無汗。手足冷。心下痞悶。大便秘結。或者見四肢冷。又汗出滿悶。以爲陰證。予診其脈。沈而緊。予曰。此證誠可疑。然大便結。非虛結也。安得爲陰脈。雖沈緊爲少陰。多是自利。未有秘結者。予謂此正半在裏半在表。投以小柴胡。得愈。仲景稱傷寒五六日。頭汗出云云。此疾證候同。故得屎而解也。

古方便覽云。一男子。年三十。患傷寒。四肢逆冷攣急。惡寒。其脈沈微。已垂斃矣。諸醫投參附劑。無效。余診之。胸脇苦滿。乃與小胡柴湯二三劑而應。其脈復續。服之二十餘劑而全愈。

淵雷案。觀以上二案。知傷寒病之經過中。往往有此證候。非偶然一見者。仲景特出此條。所以佑啟我後人者。周且至哉。雖然。頭汗出云云至脈細者。無一句是柴胡證。仲景何所據而用柴胡也。曰。用藥從主證。小柴胡湯之主證爲胸脇苦滿。吉益東洞言之諄諄。確不可拔。仲景書有不舉主證者。省文耳。抑惟其主證。然後可省。省主證而詳他證。所以別嫌疑。定猶豫也。明乎此。然後可讀仲景書。不然。傷寒論號稱三百九十七法。設以熟讀强記爲事。安能泛應萬病而曲當哉。許叔微不知據胸脇苦滿之主證。而拘拘於便結之非陰。猶不免爲幸中。六角重任診得胸脇苦滿。遂毅然投小柴胡而無疑。此東洞之賜也。嗟乎。仲景往矣。書闕有間。舍東洞。吾誰與歸。

以上三條。亦論太少併病。蓋自百五十條至此。因有如結胸狀。心下支結。胸脇滿微結。心下滿等證。而連類及之也。

傷寒五六日。嘔而發熱者。柴胡湯證具。而以他藥下之。柴胡證仍在者。復與柴胡湯。此雖已下之。不爲逆。必蒸蒸而振。卻發熱汗出而解。若心下滿而鞕痛者。此爲結胸也。大陷胸湯主之。但滿而不痛者。此爲痞。柴胡不中與之。宜半夏瀉心湯。

柯氏云。嘔而發熱者。小柴胡證也。嘔多。雖有陽明證。不可攻之。（二百一十三條之文）若有下證。亦宜大柴胡。而以他藥下之。誤矣。誤下後有二證者。少陽爲半表半裏之經。不全發陽。不全發陰。故誤下之變。亦因偏於半表者成結胸。偏於半裏者心下痞耳。此條本爲半夏瀉心而發。故只以痛不痛分結胸與痞。未及他證。

魏氏云。結胸不言柴胡湯不中與。痞證乃言柴胡湯不中與者何也。結胸證顯而易認。痞證甚微難認。且大類於前條所言支結。故明示之。意詳哉。

湯本氏云。此條示柴胡劑（胸脇苦滿證）大陷胸湯（結胸）半夏瀉心湯（痞）三證之鑑別法。心下部膨滿而鞕。有自他覺的疼痛者。名結胸。大陷胸湯所主治也。但心下部膨滿。

無他覺的疼痛者。稱痞。柴胡劑主治胸脇苦滿。不主治心下滿。非治痞適中之方。宜用半夏瀉心湯以上鑑別法。臨床上甚緊要。更詳論之。柴胡劑主胸脇苦滿。不主心下。大柴胡湯證雖有心下急。必別有胸脇苦滿。若結胸及痞。則與肋骨弓下無關係。可以區別。結胸證。心下部必膨滿而鞕。有自他覺的疼痛。痞證。心下部膨滿。有自發痛。但不堅鞕。且無壓痛。是三者之別也。

淵雷案。此條論誤下少陽者。或不變壞。或變結胸。或變痞也。大抵正氣充實。臟腑無他種弱點者。雖誤下而不變壞。若其人本有水飲者。誤下則成結胸。若其人胃不健全者。誤下則成痞。痞亦胃炎之一證也。柯氏以偏表偏裏分結胸與痞。近似而未盡然。復與柴胡湯一段。已於中篇百七條下釋訖。半夏瀉心湯。有嘔而腸鳴之證。其病在胃腸。說詳百六十五條。（生薑瀉心）及金匱今釋。本條專論誤下少陽之變。故半夏瀉心湯之證候不具也。

半夏瀉心湯方

半夏（半升洗）　黃芩　乾薑　人參
甘草（炙各三兩）　黃連（一兩）　大棗（十二枚擘）

右七味。以水一斗。煑取六升。去滓再煎取三升。溫服一升。日三服。須大陷胸湯者。方用前第二法。（一方用半夏一升）

成本無須以下十二字。

千金心虛實門云。瀉心湯。治老少下利。水穀不消。腸中雷鳴。心下痞滿。乾嘔不安。（即本方）煑法後云。并治霍亂。若寒。加附子一枚。渴加栝樓根二兩。嘔加橘皮一兩。痛加當歸一兩。客熱以生薑代乾薑。

三因方心實熱門云。瀉心湯。（即本方無大棗）治心實熱。心下痞滿。身重發熱。乾嘔不安。腹中雷鳴。涇溲不利。水穀不消。欲吐不吐。煩悶喘急。淵雷案。此方雖名瀉心。實非心臟之病。與古人所謂君主之心。亦不相涉。千金列入心臟門。三因以為心實熱。皆誤也。

方極云。半夏瀉心湯。治心下痞鞕腹中雷鳴者。

方機云。治心下痞鞕。腹中雷鳴者。嘔而腸鳴。心下痞鞕者。俱兼用太蔟。心中煩悸。或怒或悲傷者。兼用紫圓。

芳翁醫談云。休息痢。世皆以爲難治。蓋亦穢物不盡耳。宜服篤落丸。（大黃一味爲丸）兼用半夏瀉心湯之類。

又云。下利如休息而無膿血。唯水瀉。時或自止則腹脹。瀉則爽然。而日漸羸憊。面色痿黃。惡心吞酸。時腹自痛者。與半夏瀉心湯。兼用篤落丸爲佳。且宜長服。

類聚方廣義云。痢疾腹痛。嘔而心下痞鞕。或便膿血者。及飲食湯藥下腹。每漉漉有聲而轉泄者。可撰用以下三方。（謂本方及甘草瀉心湯生薑瀉心湯也）

又云。半夏瀉心湯。治疝瘕積聚。痛侵心胸。心下痞鞕。惡心嘔吐。腸鳴或下利者。若大便秘者。兼用消塊丸或陷胸丸。

方函口訣云。此方主飲邪併結。心下痞鞕者。故支飲或澼飲之痞鞕者。不效。因飲邪併結。致嘔吐。或噦逆。或下利者。皆運用之。有特效。千金翼加附子。即附子瀉心湯之意。乃溫散飲邪之成法也。淵雷案。胃炎之富有粘液。或有停水者。古人謂之痰飲。此方治胃腸之炎症。故淺田氏云爾。惟西醫所謂胃炎者。不皆是痰飲。古人所謂痰飲者。不皆是胃炎。不可不知。痰飲詳金匱今釋。

和久田氏云。此方以黃芩解心下之痞。黃連去胸中之熱。故名瀉心。然其餘諸味。多以治水。故主半夏以去水。伍乾薑以散結。伍人參以開胃口。甘草大棗和其攣急。相將以退胸中之熱。逐水氣。治嘔。去心下之痞也。金匱云。嘔而腸鳴。其有水氣可知。故雖不下利。亦用此方。傷寒選錄云。凡言瀉心者。少陽邪將入太陰。邪在胸中之下。非心經受邪也。傷寒蘊要云。瀉心非瀉心火之熱。乃瀉心下之痞滿也。

漫游雜記云。一賈豎。病大便燥結。平生十餘日一行。下後肛門刺痛不堪。經數年不愈。余診之。其脈沈勁。臍左右有結塊。結連心下。余曰。此病在腹。不在肛門。服藥不能持久則不愈。賈豎曰諾。乃作半夏瀉心湯。加大黃三分。與之。令日服二貼。數日之後。便利。肛門不痛。賈豎來曰。病已瘳。可休藥否。余按其腹。連結者未解。姑休藥以試之。居數日。病又如舊。於是再服前方。凡經三月。腹候漸穩。灸背數百壯。遂全治。

成蹟錄云。浪華伏見堀賈人平野屋某之子。年十八。嘗患癇。發卽鬱冒。默默不言。但能微笑。惡與人應接。故圍屛風。垂蚊帳。避人蒙被而臥。其時方大汗出。渴而引飲。飲湯水數十盃。小便亦稱之。先生診之。心下痞鞕。腹中雷鳴。乃與半夏瀉心湯。發則與五苓散。大渴頓除。小便復常。續服半夏瀉心湯。久之。癇減七八。爾後怠慢不服藥。不知其終。

又云。伊州一賈人。中鼠毒。微腫微熱。未幾而瘳。瘳後諸證雜出。心氣不定。手足腫。經年不治。就先生求治。診之。心下痞鞕。腹中雷鳴。與半夏瀉心湯。兼用木鼈子大黃甘草三味煎湯。遂愈。

山田業廣云。舊藩渡邊義之助之妻。腹滿經閉數月。氣宇鬱甚。診之。以爲經閉急不得通。不如先瀉其心下痞鞕。用半夏瀉心湯。七八日。經水大利。氣力快然而全愈。

太陽少陽併病。而反下之。成結胸。心下鞕。下利不止。水漿不下。其人心煩。

其人下。玉函脈經千金翼。俱有必字。若無必字。則下文似有脫簡。習於文詞者自知之。

汪氏云。太陽病在經者不可下。少陽病下之。亦所當禁。故以下之爲反也。下之則陽邪乘虛。上結於胸。則心下鞕。下入於腸。則利不止。中傷其胃。則水漿不入。其人心煩者。正氣已虛。邪熱躁極也。條辨云。心煩下似有脫簡。大抵其候爲不治之證。仲景云。結胸證悉具。煩躁者亦死。況兼下利水漿不下者耶。其爲不治之證宜矣。

山田氏云。大抵結胸之證。大便多鞕。或者不通。此之謂常。所謂熱實寒實是也。故用大黃芒消以蕩滌之。此則下利不止。水漿不下而煩。亦結胸中之變局也。此爲下後腸胃受傷。而其裏不得成實。但水結在胸脇之所致。乃十棗湯證也。

淵雷案。前條之中段。言結胸有誤下少陽而致者。此條則由誤下太少併病而致也。其證固非大陷胸所主。十棗峻劑。無的對之證。亦未可漫投。然未必竟是死證耳。

脈浮而緊。而復下之。緊反入裏。則作痞。按之自濡。但氣痞耳。

復。玉函作反。金鑑云。按之自濡者。謂不鞕不痛。但氣痞不快耳。山田氏云。此論下後諸證皆解。但覺氣痞不快者也。緊反入裏四字。蓋後人所攙。宜刪之矣。脈浮而緊。是邪在表之診。而反下之。其人有留飲。則成結胸。無飲則作痞。痞者。心氣鬱結之名。故下文承之云。但氣痞耳。若其濡云但云。俱是示其非結胸。且無水結之辭。對以上論結胸諸章爲言。乃大黃黃連瀉心湯證也。淵雷案。緊反入裏句。不詞之甚。必是後人傍注。傳寫誤入正文。濡。輭也。但氣痞。言是官能上痞滿。非實質上病變。亦無水飲糟粕相結也。心下痞。按之濡。乃大黃黃連瀉心湯證。說詳百六十二條。前賢有以爲生薑半夏甘草三瀉心證者。不知三瀉心雖治痞。按之則鞕。故方中皆有人參此云按之自濡非三瀉心證也。

太陽中風。下利嘔逆。表解者。乃可攻之。其人縶縶汗出。發作有時。頭痛。心下痞鞕滿。引脇下痛。乾嘔短氣。汗出不惡寒者。此表解裏未和也。十棗湯主之。

玉函。乾嘔作嘔卽。無汗出不惡寒者六字。

柯氏云。中風下利嘔逆。本葛根加半夏證。若表既解而水氣淫溢。不用十棗攻之。胃氣大虛。後難爲力矣。然下利嘔逆。固爲裏證。而本于中風。不可不細審其表也。若其人縶縶汗出。似乎表證。然發作有時。則病不在表矣。頭痛是表證。然既不惡寒。又不發熱。但心下痞鞕而滿。脇下牽引而痛。是心下水氣泛溢。上攻于腦而頭痛也。與傷寒不大便六七日而頭痛與承氣湯同。乾嘔汗出爲在表。然而汗出而有時。更不惡寒。乾嘔而短氣。爲裏證也明矣。此可以見表之風邪已解。而裏之水氣不和也。然諸水氣爲患。或喘或渴。或噎或悸。或煩。或利而不吐。或吐而不利。或吐利而無汗。此則外走皮毛而汗出。上走咽喉而嘔逆。下走腸胃而下利。浩浩莫禦。非得利水之峻劑以直折之。中氣不支矣。此十棗之劑。與五苓青龍瀉心等法懸殊矣。

山田氏云。下利嘔逆。有可攻者。有不可攻者。若其表未解者。四肢厥冷者。脈沈遲微弱者。心下不鞕痛者。并不可攻之。急可溫之。如四逆湯眞武湯吳茱萸湯證是也。今此證漐漐然發熱汗出。而發作有時。頭痛。心下痞鞕滿。引脇下痛。乾嘔短氣。不惡寒者。此爲其表已解。而裏有水結。亦結胸之變局也。但以其腸胃不實。反下利嘔逆。故不用大陷胸。只劑逐水之品以攻下之。若唯痞鞕而不痛。嘔逆而不下利。（安山田加不字非）乃屬大柴胡證。見後百七十三條。又按小青龍湯五苓散。皆治表未解不可攻裏之飲證。十棗湯治表已解而有痞鞕滿痛之裏未和。桂枝去桂加白朮茯苓湯。治表未解而有心下滿微痛之裏未和也。其鞕滿痛與微滿痛。亦自有別矣。

淵雷案。此條言外有表證。裏有水飲者。當先解其表。後用十棗湯。攻其裏水也。十棗湯所主。爲漿液性肋膜炎。或胸水。故有欬唾引痛之證。在此條。則心下痞鞕滿。引脇下痛。乾嘔短氣。爲用方之標準。其餘皆辨認表解之法。柯氏所釋者是也。急性肋膜炎初起時。惡寒發熱頭痛。甚似中風。論病理。固因肋膜發炎所致。與傷寒中風之純由外感者不同。論治法。則仍當先解其表。否則表熱入裏。爲禍更烈。古人分表邪裏水爲兩事。是不明病理之過。西醫診明肋膜炎後。不復措意於表證。是不知治法之過也。又十棗湯逐水峻劑。不得名和裏。從文字上觀察。表解裏未和者。以乎小病。不當用此大方。殊不知鞕滿脇痛。乃肋膜積水之候。古人統稱痰飲。金匱云。病痰飲者。當以溫藥和之。蓋逐水稱和。古醫家通行之語。裏未和。猶言裏水未去。非調和之謂也。

醫學綱目云。昔杜壬問孫兆曰。十棗湯畢竟治甚病。孫曰。治太陽中風。表解裏未和。杜曰。何以知裏未和。孫曰。頭痛。心下痞滿。脇下痛。乾嘔汗出。此知裏未和也。杜曰。公但言病證而所以裏未和之故。要緊總未言也。孫曰。某嘗於此未決。願聞開諭。杜曰。裏未和者。蓋痰與燥氣壅於中焦。故頭痛乾嘔短氣汗出。是痰膈也。非十棗湯不治。但此湯不得輕用。恐損人於倏忽。用藥者愼之。

十棗湯方

芫花熬　甘遂　大戟

右三味。等分。各別擣爲散。以水一升半。先煑大棗肥者十枚。取八合。去滓。內藥末。强人服一錢匕。羸人服半錢。溫服之。平旦服。若下少病不除者。明日更服。加半錢。得快下利後。糜粥自養。

外臺第七卷癖飲門。深師朱雀湯。療久病癖飲。停痰不消。在胸膈上液液。時頭眩痛。苦攣。眼睛身體手足十指甲盡黃。亦療脇下支滿。飲輒引脇下痛。方甘遂芫花各一分。大戟三分。爲散。先煎大棗十二枚。內藥三方寸匕。更煎。分再服。

聖濟總錄云。三聖散。即本方治久病飲癖停痰。及脇滿支飲。輒引脇下痛。

汪氏云。陳無擇三因方。以十棗湯藥爲末。用棗肉和丸。以治水氣四肢浮腫。上氣喘急大小便不通。蓋善變通者也。

宣明論云。此湯兼下水腫腹脹。并酒食積。腸垢積滯。痃癖堅積。畜熱暴痛。瘧氣久不已。或表之正氣與邪熱并甚於裏。熱極似陰。反寒戰。表氣入裏。陽厥極深。脈微而絕。并風熱燥甚。結於下焦。大小便不通。實熱腰痛。及小兒熱結。乳癖積熱。作發風潮搐。斑疹熱毒。不能了絕者。

直指方云。治小瘤方。先用甘草煎膏。筆蘸粧瘤四圍。乾而復粧。凡三次。後以大戟芫花甘遂。右等爲細末。米醋調。別筆粧傅其中。不得近著甘草處。次日縮小。又以甘草膏粧小暈三次。中間仍用大戟芫花甘遂如前。自然焦縮。

活人書云。用此湯合下不下。令人脹滿。通身浮腫而死。

方極云。十棗湯。治病在胸腹。掣痛者。方機云。頭痛。心下痞鞕。引脇下痛。乾嘔汗出者。欬煩。胸中痛者。胸背掣痛。不得息者。

類聚方廣義云。十棗湯。治支飲欬嗽。胸脇掣痛。及肩背手脚走痛者。又云。痛風肢體走注。手足微腫者。與甘草附子湯。兼用此方。則有犄角之功。爲丸用之亦佳。

方函口訣云。此方主懸飲內痛。懸飲云者。外邪內陷。而胃中之水引舉於胸。胸有蓄飲之謂也。又有其勢伸張於外表。而兼汗出發熱頭痛等證者。然裏之水氣爲主。表證爲客。故胸下痛。乾嘔短氣。或欬煩。水氣浮腫。上氣喘急。大小便不利者。此方之目的也。痛引缺盆者亦用之。其脈沈而弦。或緊也。此方雖爲峻劑。然欬家之因於水飲者。逡巡失治。則變勞瘵。卽無引痛之證。而見水飲之候者。亦可直用此方。前田長庵之經驗云。一人手腫。他處不腫。元氣飲食如故。用此方得水瀉而速愈。可謂得運用之妙。

湯本氏云。用本方以心下痞鞕滿之腹診。弦或沈弦之脈。爲主證。頻發欬嗽。或牽引痛。爲副證。欬嗽之原因。不問其在枝氣管。抑在肋膜。心臟。神經痛。不問其在肋間抑在四肢。本方悉主之。其治欬嗽及牽引痛。固由諸藥協力之功。亦因君藥爲大棗故也。

淵雷案。芫花大戟。亦是全身性逐水藥。峻烈亞於甘遂。而芫花兼主喘欬咽腫。大棗之用。舊注皆以爲培土健脾。惟吉益氏云。主治攣引強急。旁治欬嗽。今驗十棗湯證。其腹必攣。則吉益之說是也。愚用十棗湯。凡甘遂五分。芫花大戟各錢半。共研末。分三服。得快利。則止後服。方言云。凡以火而乾五穀之類。自山而東。齊楚以往。謂之熬。（以上方言）熬卽炒也。元堅云。平旦服。諸家無解。蓋陰氣未動。飲食未進之時。藥力易以潰結也。本草經曰。病在四肢血脈者。宜空腹而在旦。陶隱居曰。毒利藥皆須空腹。孫眞人曰。凡服利湯。欲得淸早。並宜參商。

醫學六要云。一人飲茶過度。且多憤懣。腹中常轆轆有聲。秋來發寒熱似瘧。以十棗湯料黑豆煮。晒乾研末。棗肉和丸芥子大。而以棗湯下之。初服五分。不動。又治五分。無何腹痛甚。以大棗湯飮。大便五六行。皆溏糞無水。時蓋晡時也。夜半乃大下數斗積水。而疾平。當其下時。瞑眩特甚。手足厥冷。絕而復甦。擧家號泣。咸咎藥峻。嗟乎。藥可輕哉。

成蹟錄云。一婦人。心胸下鞕滿而痛不可忍。乾嘔短氣。顛轉反側。手足微冷。其背强急如入板狀。先生與之十棗湯。一服而痛頓止。下利五六行。諸證悉愈。

生生堂治驗云。一婦人。行年三十餘。每欬嗽。輒小便涓滴下汚裳。醫或以爲下部虛。或以爲蓄血。萬般換術數百日。先生診之。其腹微滿。心下急。按之則痛牽兩乳及咽。至於欬不自禁。與之十棗湯。每夜五分。五六日而差。

太陽病。醫發汗。遂發熱惡寒。因復下之。心下痞。表裏俱虛。陰陽氣並竭。無陽則陰獨。復加燒鍼。因胸煩。面色青黃。膚瞤者。難治。今色微黃。手足溫者。易愈。

山田氏云。此條王叔和所攙。今刪之。丹波氏云。旣云陰陽氣並竭。而又云無陽則陰獨。義不明切。諸家注說。糊塗不通。特柯氏於此二句不敢解釋。豈其遵闕如之

聖訓耶淵雷案太陽病本是發熱惡寒之謂今云發汗遂發熱惡寒則未發汗前是何等證候耶山田氏删之是也

心下痞按之濡其脈關上浮者大黃黃連瀉心湯主之

元堅云此邪熱乘誤下之勢入而著心下以爲痞者唯其無飲故按之濡脈浮而緊而復下之緊反入裏則作痞按之自濡但氣痞耳蓋言此證也痞證因飲結者必云痞鞕此並云濡以爲其別且氣痞之稱似言但是熱結而非飲結

山田氏云其脈關上浮五字後人所攙何者脈分三部仲景氏之所不言況浮而用大黃乎劉棟以爲衍是也

湯本氏云心下痞者胃部有自覺的停滯膨滿亦可他覺的觸知也按之濡者觸診上膨滿部輭弱無力也然非謂自腹壁到腹底輭弱也淺按雖濡深按不濡若使全然輭弱無力無些微抵抗則是純然虛證當絕對禁忌下劑今方中有大黃可知本證有黃連證而淺部輭弱呈膨滿狀深部必有抵抗力也

大黃黃連瀉心湯方

大黃二兩　黃連一兩

右二味以麻沸湯二升漬之須臾。絞去滓分溫再服。臣億等看詳大黃黃連瀉心湯諸本皆二味又後附子瀉心湯用大黃黃連黃芩附子恐是前方中亦有黃芩後但加附子也故後云附子瀉心湯本云加附子也

淵雷案。諸瀉心湯皆芩連合用。千金翼注。亦云此方必有黃芩。金匱驚悸吐衄篇之瀉心湯。大黃二兩。黃連黃芩各一兩。以水三升。煮取一升。東洞類聚方謂煎法當從大黃黃連瀉心湯附子瀉心湯之法。藥徵謂黃連旁治心下痞。黃芩主治心下痞。然則此方當有黃芩。卽金匱瀉心湯也。下文所引用法治驗。皆三味之方。其用二味者。細字注明之。

肘後方云。惡瘡三十年不愈者。大黃黃芩黃連各三兩。爲散。洗瘡淨。粉之。日三。無不差。

千金方云。巴郡太守奏三黃圓。治男子五勞七傷。消渴不生肌肉。婦人帶下。手足

寒熱。有四時加減法從略淵雷案。今驗結核病。宜本方者頗多。

外臺祕要云。集驗療黃疸。身體面目皆黃。大黃散。三味各等分。擣篩爲散。先食服方寸匕。日三服。亦可爲丸服。千金同

聖惠方云。治熱蒸在內。不得宣散。先心腹脹滿。氣急。然後身面悉黃。名爲內黃。二味之方

和劑局方云。三黃圓。治丈夫婦人三焦積熱。上焦有熱。攻衝眼目赤腫。頭項腫痛。口舌生瘡。中焦有熱。心膈煩躁。不美飲食。下焦有熱。小便赤澀。大便祕結。五藏俱熱。卽生痟癤瘡痍。及治五般痔疾。糞門腫痛。或下鮮血。三味各等分。爲細末。煉蜜爲圓。如梧桐子大。每服三十圓。熟水吞下。小兒積熱。亦宜服之。本出聖惠熱病門

活人書云。瀉心三黃湯。婦人傷寒六七日。胃中有燥屎。大便難。煩躁讝語。目赤。毒氣閉塞不得通。淵雷案。胃中有燥屎句誤。果爾。當按之不濡。當用承氣湯矣。

聖濟總錄云。金花丸。治急勞煩躁。羸瘦。面色痿黃。頭痛眼澀。困多力少者。三味等

分爲末煉蜜丸服。

方極云。大黃黃連瀉心湯。（二味）治心煩。心下痞。按之濡者。瀉心湯。治心氣不定。心下痞。按之濡者。方機云。心下痞按之濡者。正證也。心氣不足。（按方極從千金作定）吐血衄血者。心煩。心下痞者。

松原家藏方云。瀉心湯。治卒倒不知人事。心下痞堅。痰喘急迫者。

又云。瀉心湯。卒倒瘈瘲口噤。不知人事。手足逆冷。脈沈遲者。或狂癇癲癇癡癇。皆主之。

芳翁醫談云。凡癇家雖有數百千證。治之莫如三黃瀉心湯。其眼胞惰而數瞬。呼吸促迫如唏之類。用之。效最彰。如其欲令長服。宜作丸與之。然其效稍緩。

又云。癇家衝突甚。（卒然衝膈似衝心而非者）不見異證者。宜辰砂丸。（辰砂大黃鐵粉療驚癇）其自汗甚者。亦因衝突而然。宜三黃瀉心湯。甚者加牡蠣主之。

又云。發狂。無如三黃瀉心湯。兼用瀑布泉爲妙。

又云。小兒驚搐。多宜三黃瀉心湯。如有表證者。宜葛根湯。痘家宜甘連湯。(大黃黃連甘草)

方輿輗云。瀉心湯。治子癇發則目弔口噤。痰涎壅盛。昏暈不省。時醒時作者。又云。子癇者。孕婦卒發癇也。治方宜瀉心湯。或參連與熊膽汁間服。大勢既折。然後視證轉方可也。此病往時世醫通用羚羊角散。不如瀉心湯之單捷矣。

又云。經血錯出於口鼻。稱爲逆經。又謂錯經。(案中土醫工名倒經)先哲說云。此火載血而上也。然龔雲林有治驗。用四物湯。以大黃代生地黃。加童便。載萬病回春。甚有理。往年新街酒家茨木屋某之下婢。(女酒保也)患此疾。初則吐衄。後眼耳十指頭皆出血。至於形體痲木手足强直。余投以瀉心湯。不出十日而血止。後與回生湯調理而復故。此爲錯經中最劇之證。

又云。此方不但治吐血衄血而已。下血尿血齒衄舌衄耳衄等。一身九竅出血者。無一而不治。眞治血之玉液金丹也。

又云。墜打損傷。昏眩不省人事。及血出不已者。大宜此湯。金瘡者。唯用此湯可也。

用方經權云。大黃黃連瀉心湯。（二味之方）氣火上逆。衝於心胸。嘔吐惡心。肩背疼痛。頭旋目眩。舌焦口乾者。或諸氣憤厥。百思輻湊。胸滿氣塞。神情不安。通宵不寐。默默面壁。獨語如見鬼。惴惴然羞明。鬱陶避人。潔癖氣疾。或狂傲妄言。自智自尊。無憂悲之因。而如遇大故。發狂叫號。欲伏刃投井者。或鼻衄咯血。若下血。涉年不愈者。或卒倒口噤。不省人事。湯水不下。半身不隨。手足拘攣。氣上衝胸。痰涎壅盛。眼戴口喎。面如塗朱。脈弦而數。甚則直視不眴。針灸不覺者。東洋先生（山脇東洋與東洞同時）以此方療上述諸證。不惑於他藥。如其氣疾狂癇偏枯。令服此方至一月二月。若二三年。以持重爲要。先生於此方。可謂應妙如神。

又云。瀉心湯。吐血衄血下血。及氣逆血暈。或發狂。或癇癖者。是爲的治。能鎭心氣。理血脈之劑也。故旁治心下鬱熱。上衝至眼。血膜攀睛。或胃火上逆。口臭舌衄牙疳齒痔者。加羌活石膏益妙。餘證與大黃黃連瀉心湯大同。可以互考。

治療雜話云。此方以心下痞。大便祕上氣爲目的。並治一切上焦蓄熱。或口舌生瘡。或逆上。眼目赤者。皆以大便祕爲目的。亦治痔疾。肛門腫痛。下鮮血者。必效。見局方。鮮血之鮮字爲眼目。鮮血者。眞赤色之血也。大抵血證。色黯淡者爲寒。鮮者爲熱。世醫知用此方於吐血證。不知用此方於下血證。亦謙齊（人名）之訣云。過食辛熱厚味。足脛痛者。有效。不可不知。

類聚方廣義云。此方（二味之方）加甘草。名甘連大黃湯。小兒生下時與之。以吐下胸腹之汚穢。若血色黯濁者。更加紅花。酷毒壅閉。不得吐下者。與紫圓。驚風直視上竄。口噤搐搦。虛里跳動者。及疳疾。胸滿。心下痞。不食。或吐食。或好生米炭土等。痞癖作痛者。又治鵝口白爛。重舌木舌弄舌。並加梔子蘗皮。

又云。疳眼生雲翳。或赤脈縱橫。或白眼見青色。羞明怕目者。癇家鬱鬱多顧忌。每夜不睡。膻中跳動。心下痞急迫者。皆宜甘連大黃湯。

又云。（以下三味之方）中風卒倒。不省人事。身熱。牙關緊急。脈洪大。或鼾睡大息。頻頻欠伸者。及省後偏枯。癱瘓不遂。緘默不語。或口眼喎斜。言語蹇澀。流涎泣笑。或神思恍惚。機轉如木偶人者。宜此方。
又云。此方能解宿酲。甚妙。
又云。酒客鬱熱下血者。腸痔腫痛下血者。痘瘡熱氣熾盛。七孔出血者。產前後血暈冒鬱。或如狂者。眼目焮痛。赤脈怒張。面熱如醉者。齲齒疼痛。齒縫出血。口舌靡爛。脣風走馬疳。喉痺焮熱腫痛。重舌痰胞。不能語言者。此一證。以鈹針橫割。去惡血。取瘀液。爲佳。癰疔內攻。胸膈寃熱。心氣恍惚者。發狂。眼光熒熒然。倨傲妄語。晝夜不就牀者。以上諸症。有心下痞。心中煩悸之證者。用瀉心湯。其效如響。
淵雷案。以上諸家用法。病證多端。雜亂難以記憶。其實皆身半以上充血之證也。芩連苦寒。專主上部充血。以心下痞。心中煩悸爲候。大黃瀉下。乃所謂誘導法耳。調胃承氣亦治發狂面赤。齦腫出血諸證。彼兼胃實。故用芒消。此則胃家不實。故單用大黃。不煑但湯漬者。以大黃之樹膠質護膜質。經高熱則分解。此質分解。則大黃之有效成分被胃吸收。腸粘膜之刺激因而減少。腸蠕動不能亢盛。卽不能達誘導之目的故也。錢氏云。麻沸湯者。言湯沸時泛沫之多。其亂如麻也。全生集作麻黃沸湯。謬甚。

漫游雜記云。有一婦人。每年一產。悉不育。或死母胎中。或產畢而死。乞治於余。余按其腹。有巨塊築築然在中脘。乃與瀉心湯方。（二味）並每月二次灸七八腧及十八九腧五十壯。堅制房事。日佐薪炊。如此十日。臨產腹痛一日。無他故。唯新產兒面色青黃而不啼。於是急取大黃甘草黃連三味。下黑便一日夜。面色變赤。啼聲徹四壁。遂爲佳兒。

又云。有一贅壻。新婚後數月。病眩暈。隔日而衄血。欬嗽潮熱。其脈弦數。家人悉以爲腎勞。余診其腹。氣堅實。決非腎勞也。因審問其病因。平生嗜酒。過於衆人。比年來。爲舅姑所制。絕盃酒。故致氣火鬱蒸。乃與大黃黃連瀉心湯。（二味）三十日而全愈。

又云。一男子。病下疳瘡。服水銀而愈。後三年。骨節無故疼痛。肢體有時腫滿。喜怒無常。百事悉廢。請余診之。心下鞕塞。脈弦而澀。蓋驅毒太急。餘毒不盡所致也。乃作再造散（治大風黴毒不拘新久。鬱金皂角刺大黃牽牛子反鼻）數十劑。兼服大黃黃連瀉心湯。（二味）徐徐得瘳。

痳疹一哈云。大久保要人年可二十。疹收後。衄血不已四五日。心下痞悶。身熱不退。因與大黃黃連瀉心湯。（二味）瀉下數行。衄止後。兩目微疼。黃昏不能見物。如雀目。持前劑十四五日所。諸證全復舊。

建殊錄云。京師烏街賈人泉屋伊兵衛年二十有餘。積年患吐血。大抵每旬必一動。丙午秋。大吐。吐已則氣息頓絕。迎衆醫救之。皆以爲不可爲也。於是家人環泣。謀葬事。先生適至。亦使視之。則似未定死者。因著纊鼻間。猶蠕蠕動。乃按其腹。有微動。蓋氣未盡也。急作三黃瀉心湯飲之。（每貼重十五錢）須臾腹中雷鳴。下利數十行。卽寤。出入二十日所。全復。故爾後十餘歲不復發。

芳翁醫談云。江州多羅尾先侯。患失精數歲。與人並坐。不自知其漏泄。諸醫盡其技而不治。因遠道延師。師至。將診之。侯因問曰。寡人之病可治乎。曰可治。侯乃屈一指。尋又問如初。師曰可治。侯又屈一指。如斯不已。遂盡十指。抱劍逕去。師云。是癎也。與三黃瀉心湯。乃全治。侯大悅。服之三歲。且學醫事於師云。

又云。侯夫人嘗患哮喘。平居喜忘。而嫌忌診治。亦知其爲癎也。與同方。至五歲而全已。今侯亦有疾。屬癎。近頃吐血。久不止。自作三黃加地黃湯。服之而不愈。終乃招予。予至。曰此方實適病。豈有他哉。但去地黃加芒消。乃益佳。雖然請言方略。作劑法。以芩連各六分。大黃一錢二分。芒消一錢。爲一劑。以水一合半。小便半合。煮一沸。日服二三劑。三日而全止。

又云。一男子。患齒齦出血。每旦起則出。頃刻而止。雖午睡。寤後亦必出血。無他證可以檢校者。但舌上少有褐色。每勞思則更甚。治方百計。不見寸效。一歲餘。來請治。曰此癎也。不畏下則可治。乃與三黃加芒消湯。三十日許而全治。

漫游雜記云。長門府一男子。患下疳。修治不順。如愈如不愈。荏苒經數月。秋間浴於溫泉二十日。毒氣大發。骨節如刺。遍身腫脹。不能起作。遑遽還家。過十餘旬。經三醫師之手而不治。其兄移居在赤關。就余謀之。於是買舟往訪其居。其人不出一室百餘日。脈數氣促。夜夜不睡。目光瑩然。常懷悲愁。髮亂面腫。潰爛如桃花之新發。診其腹。則膿汁塗手。迺作再造散六十錢。三黃湯二十貼。與之曰。此後十日間須服盡。十日後。一价來乞藥。且曰。曾下穢物六七行。又經十日。往再診之。病形半退。痼疾徐靜矣。謂余曰。今茲七月十六日。爲亡父大祥忌。相距不遠。苟得躬辦供養之事。實非分之幸。豈有速治之術歟。余曰。有。迺作五寶丹。（飛白霜眞珠滴乳粉琥珀朱砂）如法服之。二劑而得愈。既至祭期。拜僧禮賓。陳佛餉。供香花。一一無缺。事竣。延余。喜甚。余曰。吾子勿太喜。五寶丹能散毒。而不能盡毒。今之得愈。非全愈也。乍散而已。偏身猶有多毒。不日必再發。弗信。居三十日。果再發。於是遽服前方。自秋至冬。連延越春夏。漸得剋平。而瘡根堅凝者未散。余曰。是餘毒未盡也。宜益服前方。服之又一年以上。三十餘月而全愈。噫。濕毒之浸潤。難以急除如此。

又云。有一歌姬。患腫毒。左肘腫起。如傅饅頭。徧身無肉。脈數氣急。欬嗽潮熱。一如傳屍。審問其病狀。比年骨節疼痛。腰背冷。月事不下。蓋得之濕毒壅於經脈。乾血攻中也。迺與濕漆丸（生漆 大黃）一錢。十餘日。大便下臭穢物。徧身發赤疹。陰門突出痒痛不堪。而脈數氣急半減。於是作瀉心湯與濕漆丸併進。三十日。覺膚革生肉。欬嗽潮熱徐徐而退。約二月許而全愈。

古方便覽云。一男子年三十餘。患熱病三十日許不愈。背惡寒殊甚。皮膚燥熱。不欲飲食。腹內濡。唯心下滿。按之不鞕。與瀉心湯。汗大出。諸證頓退。十五六日而全愈。

心下痞。而復惡寒汗出者。附子瀉心湯主之。

尤氏云。此卽上條而引其說。謂心下痞。按之濡。關脈浮者。當與大黃黃連瀉心湯。治心下之虛熱。若其人復惡寒而汗出。證兼陽虛不足者。又須加附子以復表陽之氣。乃寒熱並用。邪正兼治之法也。

淵雷案。心胸部充血而心下痞。故用瀉心之苦寒。體溫低落而惡寒。機能衰減。不能收攝汗腺而汗出。故用附子之辛熱。然體溫低落。機能衰減之病。何得同時充血蓋充血必是局部之病。體溫低落與機能衰減。多是全身之病。病未至於死。固無全身絕對虛寒者。此證充血在裏。而虛寒在表。故用藥亦寒溫並進而不相悖也。

程氏云。傷寒大下後復發汗。心下痞。惡寒者。表未解也。不可攻痞。當先解表。表解乃可攻痞。解表宜桂枝湯。攻痞宜大黃黃連瀉心湯。（百七十二條）與此條宜參看。彼條何以主桂枝解表。此條何以主附子回陽。緣彼條發汗汗未出。而原來之惡寒不罷。故屬之表。此條汗已出。惡寒已罷。而復惡寒汗出。故屬之虛。凡看論中文字。須於異同處細細參攷互勘。方得立法處方之意耳。（程說有似是而非者學者當自得之）

附子瀉心湯方

大黃二兩　黃連一兩　黃芩一兩　附子一枚炮去皮破別煮取汁

右四味。切三味。以麻沸湯二升漬之。須臾絞去滓。內附子汁。分溫再服。

附子一枚。成本玉函全書千金翼並同。宋本作二枚。切。玉函作㕮咀。

方極云。附子瀉心湯。治瀉心湯證而惡寒者。

芳翁醫談云。中風卒倒者。最難治。與附子瀉心湯。間得效。然亦多死。

方輿輗云。附子瀉心湯。治瀉心湯證而但欲寐甚者。可以飲食與藥同進而睡。又。手足微冷等證。亦宜此方。

類聚方廣義云。老人停食。瞀悶暈倒。不省人事。心下滿。四肢厥冷。面無血色。額上冷汗。脈伏如絕。其狀髣髴中風者。謂之食鬱食厥。宜附子瀉心湯。淵雷案。急性胃炎。中土名曰傷食。時醫例用山查雞內金神麴麥芽等藥。古方則以芩連為主。諸瀉心湯之證是也。用山查等藥。不過防止胃內容物之醱酵腐敗。必須芩連。方能消除炎症。因發炎部必充血故也。古方時方之優劣。於此可見一斑。

尤氏云。此證邪熱有餘。（局部充血是病理機轉故稱邪熱）而正陽不足。設治邪而遺正。則惡寒益甚。或補陽而遺熱。則痞滿愈增。此方寒熱補瀉。並投互治。誠不得已之苦心。然使無法以制之。鮮不混而無功矣。方以麻沸湯漬寒藥。別煑附子取汁。合和與服。則寒熱異其氣。生熟異其性。藥雖同行。而功則各奏。乃先聖之妙用也。

本以下之。故心下痞。與瀉心湯。痞不解。其人渴而口燥煩。小便不利者。五苓散主之。一方云。忍之一日乃愈。

丹波氏云。脈經無煩字。成本無一方以下九字。而注中釋其義。則係于遺脫。煩字諸家不解。特魏氏及金鑑云。渴而口燥心煩。然則煩字當是一字句。

山田氏云。煩字當在渴字上。否則文不成語。前第七十四條云。脈浮數煩渴者。五苓散主之。是也。煩渴謂渴之甚。非謂且煩且渴也。瀉心湯。蓋指大黃黃連瀉心湯言之矣。

淵雷案。誤下太陽。熱陷而成痞。則大黃黃連瀉心湯爲對證之藥。服湯痞不解。且其人渴而小便不利。則是因泌尿障礙而胃中停水。非氣痞矣。故主五苓。此條語氣。似記臨床事實。夫以仲景之聖。猶有投藥不中病而易方者。醫事之難如此。一方以下九字。係後人校勘之語。小便不利者。不服五苓。殆難自愈。

傷寒汗出解之後。胃中不和。心下痞鞕。乾噫食臭。脇下有水氣。腹中雷鳴。下利者。生薑瀉心湯主之。

胃中不和。非起於汗出解之後。當其未解時。胃中固已不和。但爲傷寒證候所掩。病者醫者皆不措意耳。乾。空也。噫。飽食息也。俗作噯。噯有吐出酸苦水者。今無之。但噯出食臭之氣。故曰乾噫食臭。脇下有水氣者。胃中停水也。何以知其水在胃中。本條之證候。皆是消化器病。消化器病之停水必在胃。以腸無停水之理故也。雷鳴者。鳴且走。有若雷也。此條所論。乃胃擴張兼胃腸之卡他性炎症。何以言之。患急性熱病者。以氣血集中於肌表之故。胃機能常比較的衰弱。於是食物停滯。醱酵分解而成種種瓦斯。凡固體液體變爲氣體。必增大其容積。則令胃腔擴張。而爲心下痞鞕。瓦斯上出於食管。則爲乾噫食臭。患胃擴張者。常因化學的物理的刺激。引起幽門梗阻。於是胃中水分不得下輸於腸。胃又無吸收水分之機能。水遂停而不去。是爲脇下有水氣。停滯之食物腐敗醱酵。產生種種有機物。刺激胃壁。引起胃炎。結果益足減退其運動消化機能。而擴張愈益增大。炎竈蔓延。至於十二指腸小腸。遂爲雷鳴下利。由是言之。生薑瀉心湯者。治胃擴張及胃腸炎之劑也。惟用法標準。仍當據此條之證候。非可用以治一切胃擴張及胃腸炎耳。又百五十七條之半夏瀉心湯證候甚略。學者但記取半夏瀉心方中減乾薑二兩。加生薑四兩。卽爲生薑瀉心湯。方既略同。則半夏瀉心之證候。從可知已。

生薑瀉心湯方

生薑四兩切　甘草三兩炙　人參三兩　乾薑一兩

黃芩三兩　半夏半升洗　黃連一兩　大棗十二枚擘

右八味。以水一斗。煮取六升。去滓。再煎取三升。溫服一升。日三服。附子瀉心湯本云。加附子。半夏瀉心湯甘草瀉心湯。同體別名耳。生薑瀉心湯本云。理中人參黃芩湯。去桂枝朮。加黃連。幷瀉肝法。

附子瀉心以下五十字。玉函成本並無之。蓋妄人沾注之語。

施氏續易簡方云。生薑瀉心湯。治大病新差。脾胃尚弱。穀氣未復。强食過多。停積不化。心下痞鞕。乾噫食臭。脇下有水。腹中雷鳴。下利發熱。名曰食復。最宜服之。

方極云。生薑瀉心湯。治半夏瀉心湯證而嘔者。方機云。若（承半夏瀉心湯而言）乾噫食臭。腹中雷鳴。下利或嘔吐者。生薑瀉心湯主之。

二神傳云。生薑瀉心湯。治卒癇乾嘔。

類聚方廣義云。凡患噫氣乾嘔。或嘈雜呑酸。或平日飲食每覺惡心妨悶。水飲升降於脇下者。其人多心下痞鞕。或臍上有塊。長服此方。灸五椎至十一椎及章門。（穴名在第十二肋軟骨尖端之下）日數百壯。兼用消塊丸消石大圓等。自然有效。

醫事或問云。余前治京師祇園町伊勢屋長兵衛者。病泄瀉。心下痞鞕。水瀉嘔逆。頻死矣。余知其病非大瞑眩不治。乃作生薑瀉心湯三劑與之。是日七時。大吐瀉。病人氣絕。於是家內騷動。集諸醫診之。皆曰已死。因急招余。余又往診之。則色脈呼吸皆絕。然去死後不足二時。以藥灌其口中。仍能通下。其夜九時。病人如夢初醒。開目見族人相集。驚疑莫定。乃言晝間因大吐瀉。乏氣力。自覺神倦入睡。固不知其他也。既而呼飢。食飯三小碗。脈息如常。病已霍然。翌朝更强健。此人幼年有嘔吐癖。常食粥爲生。雖至四十餘歲。偶食未曾經食之物。必嘔吐。自此病愈後。任食何物不吐。享年七十歲。可知病固有置之死地而後生者。

成蹟錄云。一男子年三十餘歲。心下痞塞。左脇下凝結。腹中雷鳴。過食則必下利。如此者六年。先生用生薑瀉心湯而愈。

傷寒中風。醫反下之。其人下利日數十行。穀不化。腹中雷鳴。心下痞鞕而滿。乾嘔。心煩不得安。醫見心下痞。謂病不盡。復下之。其痞益甚。此非結熱。但以胃中虛。客氣上逆。故使鞕也。甘草瀉心湯主之。

素患胃擴張或慢性胃腸炎之人。往往舌上胎厚而大便難。値其人新感傷寒中風。醫惑於厚胎便難而誤下之。則胃機能愈傷。擴張愈甚。內陷之邪熱乘之而下利無度矣。穀不化。外臺作水穀不化非謂下利清穀。謂消化力衰弱之甚耳。若下利清穀。卽宜四逆湯。非瀉心所主矣。誤下後。胃腸之炎症愈劇。故下利日數十行。水氣流走。故腹中雷鳴。時或上逆。故乾嘔。表熱內陷。故心煩不得安。醫以爲病不盡而復下之。痞則益甚。此非熱結糟粕之鞕滿。但以胃機能衰弱。邪熱挾水飲而上逆。故使痞鞕也。治胃擴張胃腸炎之痞鞕。宜瀉心湯。今下利無度。乾嘔心煩。則證頗急迫。故於半夏瀉心方中增甘草之量。作甘草瀉心湯主之。

甘草瀉心湯方

甘草四兩炙　黃芩三兩　乾薑三兩

半夏半升洗　大棗十二枚擘　黃連一兩

右六味。以水一斗。煑取六升。去滓再煎取三升。溫服一升。日三服。臣億等謹按上生薑瀉心湯法本云理中人參黃芩湯今詳瀉心以療痞痞氣因發陰而生是半夏生薑甘草瀉心三方皆本於理中也其方必各有人參今甘草瀉心中無者脫落之也又按千金幷外臺祕要治傷寒䘌食用此方皆有人參知脫落無疑

林億謂本方當有人參。是也。金匱狐惑篇有人參三兩。千金第十卷狐惑門瀉心

湯。兼治下痢不止。腹中愊堅而嘔吐腸鳴者。其方卽半夏瀉心湯。注云。仲景名半夏瀉心。要略用甘草瀉心。千金翼第九卷太陽用陷胸門引此條。方中云。一方有人參三兩。外臺第二卷傷寒狐惑門瀉心湯。兼療下利不止。心中愊愊堅而嘔腸中鳴者。卽本方而有人參三兩。此皆本方有人參之明證。若無人參。無以振起胃機能之衰弱。卽無以止心下之痞鞕也。

傷寒六書云。動氣在上。下之則腹滿心痞頭眩。宜甘草瀉心湯。

張氏醫通云。痢不納食。俗名噤口。如因邪留胃中。胃氣伏而不宣。脾氣因而濇滯者。香連枳朴橘紅茯苓之屬。熱毒衝心。頭疼心煩。嘔而不食。手足溫暖者。甘草瀉心湯去大棗易生薑。此證胃口有熱。不可用溫藥。

方極云。甘草瀉心湯。治半夏瀉心湯證而心煩不得安者。方機云。下利不止。乾嘔心煩者。默默欲眠。目不得閉。起臥不安。不欲飲食。惡聞食臭者。

類聚方廣義云。此方不過於半夏瀉心湯方內更加甘草一兩。而其所主治大不同。曰下利日數十行。穀不化。曰乾嘔心煩不得安。曰默默欲眠。目不得閉。臥起不安。（金匱狐惑篇之文）此皆急迫所使然。故以甘草爲君藥。

又云。慢驚風有宜此方者。

方函口訣云。此方主胃中不和之下利。故以穀不化雷鳴下利爲目的。若非穀不化而雷鳴下利者。理中四逆所主也。外臺作水穀不化。與淸穀異文可從。又用於產後之口糜瀉。有奇效。此等處芩連反有健胃之效。

溫知醫談云。甘草瀉心湯治走馬牙疳。特有奇驗。

元堅云。飲邪併結。有結在心下而冷熱不調者。此其人胃氣素弱。水液不行。而誤治更虛。胃冷（謂胃機能衰減也）熱搏（謂表熱內陷也）以爲痞鞕者是也。蓋虛實相半。（虛謂胃實謂水與熱）故病勢頗緩。實係少陽之類變。如其治法。溫涼並行。以調停之。但其證有別。如半夏瀉心湯證。是飲盛者也。如生薑瀉心湯證。是寒勝者也。如甘草瀉心湯證。是虛勝者也。

山田氏云。大黃瀉心。治心氣痞結而不鞕者。附子瀉心。治大黃瀉心證而挾陽虛者。半夏瀉心。治大黃瀉心證而一等重。按之鞕滿者。生薑瀉心。治半夏瀉心證而挾飲食者。甘草瀉心。治生薑瀉心證而挾胃虛者。證方雖各有異。至其外邪已解。而中氣自結者。則一也。

痲疹一哈云。青山次郎太夫之妻。年可二十。傷寒愈後十四五日。又發熱三四日。疹子欲出不出。心下痞鞕。煩躁不得眠。下利日二三行。因作甘草瀉心湯服之。明日大發汗。疹子皆出。諸證自安。疹收後。健食如舊。

橘窗書影云。福地佐兵衛妻。年二十五六。產後數月。下利不止。心下痞鞕。飲食不進。口糜爛。兩眼赤腫。脈虛數。羸瘦甚。乃與甘草瀉心湯服之。數十日。下利止。諸證全愈。

又云。松平鐵之亟室。年二十五六。妊娠有水氣。至產後不去。心下痞鞕。雷鳴下利。口中糜爛。不能食鹽味。僅啜饘粥。噫氣吐酸水。醫多以爲不治。余以口糜爛爲胃中不和之證。與甘草瀉心湯。數日而痞鞕去。食少進。益連服之。口中和。酸水止。而水氣下利。依然而存。乃與四苓湯（五苓散去桂枝）加車前子。旬餘。兩證全愈。

傷寒論今釋卷四

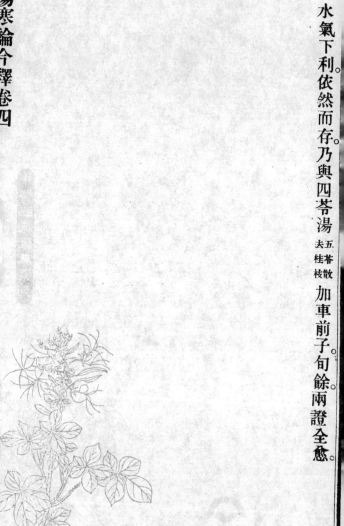

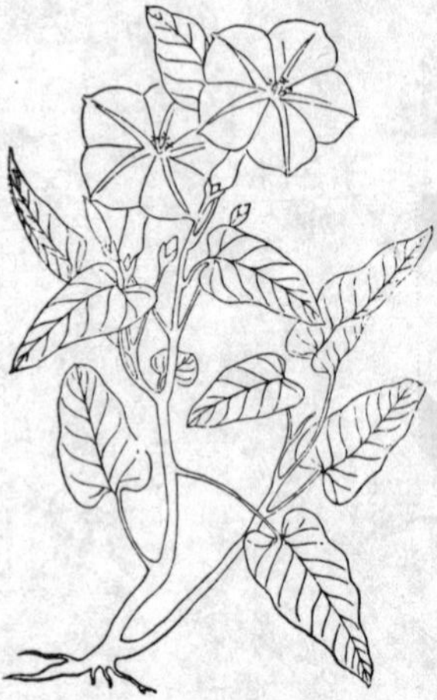

開卷有益・擁抱書香

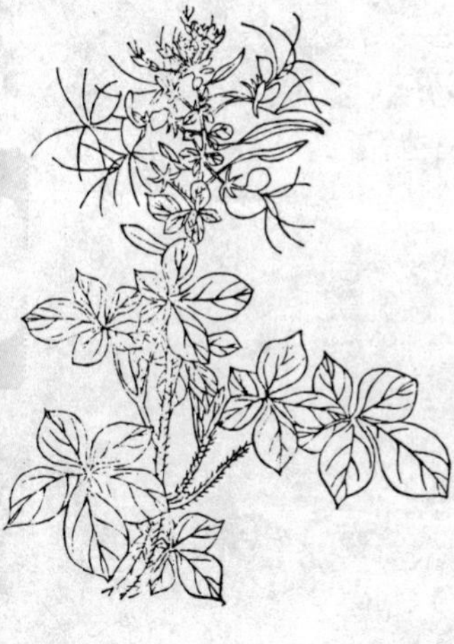

中醫臨床經典㉘

傷寒論今釋(上)

LG028

出版者：文興出版事業有限公司

總公司：臺中市西屯區漢口路2段231號

電話：(04)23160278　傳真：(04)23124123

營業部：臺中市西屯區上安路9號2樓

電話：(04)24521807　傳真：(04)24513175

E-mail：*79989887@lsc.net.tw*

作者：陸淵雷

發行人：洪心容

總策劃：黃世勳

主編：陳冠婷

執行監製：賀曉帆

美術編輯：林士民

封面設計：林士民

總經銷：紅螞蟻圖書有限公司

地址：臺北市內湖區舊宗路2段121巷28號4樓

電話：(02)27953656　傳真：(02)27954100

初版：西元2007年7月

定價：新臺幣450元整

ISBN：978-986-6784-03-3（平裝）

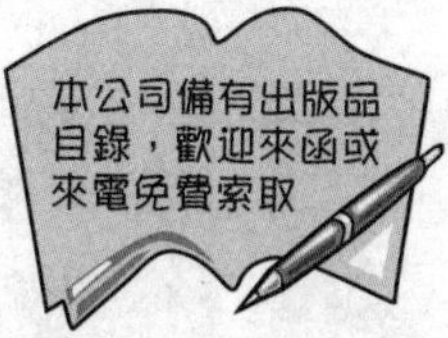

本公司備有出版品
目錄，歡迎來函或
來電免費索取

本書如有缺頁、破損、裝訂錯誤，請寄回更換

郵政劃撥　戶名：文興出版事業有限公司　帳號：22539747

著作權所有．翻印必究

國家圖書館出版品預行編目資料

傷寒論今釋 / 陸淵雷撰.--初版.--
臺中市：文興出版，2007〔民96〕
冊；　公分. --（中醫臨床經典；28-29）
ISBN 978-986-6784-03-3（上冊：平裝）
ISBN 978-986-6784-04-0（下冊：平裝）
1.　傷寒（中醫）
413.32　　　　　　　　　96009847

展讀文化出版集團
flywings.com.tw

展讀文化出版集團
flywings.com.tw

展讀文化出版集團
flywings.com.tw